PATRIC HEIZMANN

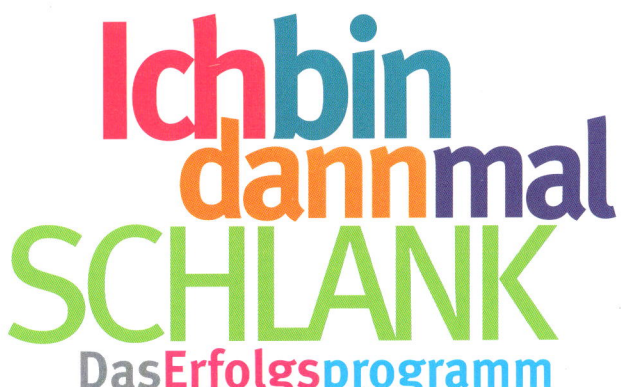

Ich bin dann mal SCHLANK

Das Erfolgsprogramm

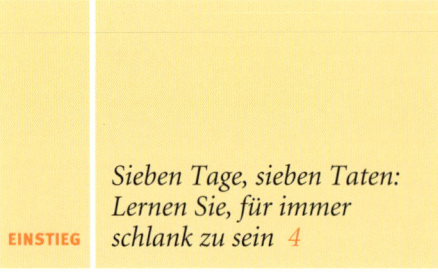

EINSTIEG

Sieben Tage, sieben Taten: Lernen Sie, für immer schlank zu sein 4

1. WOCHE Legen Sie jetzt los!

Wie Sie ohne großen Aktionismus einfach anfangen 11

1_Lernen Sie, die Heizmann-Uhr zu lesen 12

2_Testen Sie sich selbst: Wie fit bin ich? 16

3_Gehen Sie andere Wege 21

4_Kein Multitasking am Tisch 21

5_Üben Sie Abschiednehmen 22

6_Ohne Butterbrot ins Bett 22

7_Naschen mit Genuss und ohne Reue 30

**IHRE ERFOLGS-CHECKLISTE FÜR DIE ERSTE WOCHE 30
DER BÜRO-BERNHARD ERZÄHLT TEIL 1 HUNGER 31**

2. WOCHE Und Sie bewegen sich doch!

Bauen Sie auf Ihre ersten Erfolge auf 33

1_Legen Sie zuckerfreie Zeitzonen ein 34

2_Entdecken Sie den Spaß am Sport 36

3_Gewohnheiten durch neue ersetzen 41

4_Einmal gesund frühstücken 43

5_Räumen Sie Ihren Kühlschrank um 48

6_Ihr erster perfekter Tag 48

7_Nichts tun und Musik hören 49

**IHRE ERFOLGS-CHECKLISTE FÜR DIE ZWEITE WOCHE 50
DER BÜRO-BERNHARD ERZÄHLT TEIL 2 GULP, MÖHREN! 47**

3. WOCHE Wenn der Schweinehund kläfft

Machen Sie Ihren Gegner zum Verbündeten 53

1_Widerstehen Sie Versuchungen 54

2_Steigern Sie sich auf der ganzen Linie 58

3_Fitnesstraining nebenbei 58

4_Überlisten Sie sich doch mal selbst 59

5_Abends und zwischendurch nicht nachgeben 60

6_Zwei perfekte Tage: Jetzt wird es ernst 66

7_Zum Relaxen in die Wanne 66

**IHRE ERFOLGS-CHECKLISTE FÜR DIE DRITTE WOCHE 68
DER BÜRO-BERNHARD ERZÄHLT TEIL 3 MEIN HERZ SCHLÄGT HÖHER 69**

4. WOCHE Fit und gesund ganz nebenbei

Veränderungen im Kombipack 71

1_Neues lernen, Abschied von Altem nehmen 72

2_Fitnesseinheiten sammeln 75

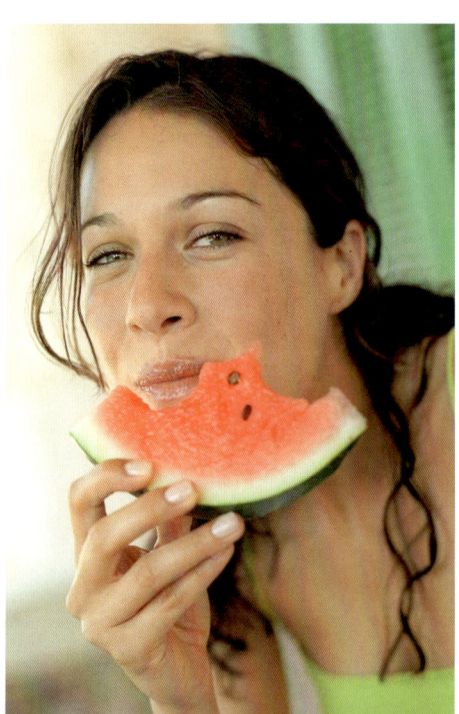

3_Einkaufen mit klarer Ansage 76

4_Aus Übungen werden Regeln 79

5_Nutzen Sie Eiweiß als Sattmacher 79

6_Ein perfekter Restaurantbesuch 88

7_Schlafen Sie gut! 88

IHRE ERFOLGS-CHECKLISTE FÜR DIE VIERTE WOCHE 90
DER BÜRO-BERNHARD ERZÄHLT TEIL 4 DIE HOPS-PHASE 91

5. WOCHE Vorsicht, Fallen!

Lassen Sie sich nicht stressen 93

1_Standhaft bleiben im Alltag 94

2_Das richtige Maß an Bewegung 96

3_Hausputz: Fitnesstraining mit Nebenwirkung 98

4_Lernen Sie das Abgewöhnen 99

5_Der Abend der Verführung 100

6_Gast und Gäste – das große Essen 100

7_Yoga zur Entspannung außer Haus 108

IHRE ERFOLGS-CHECKLISTE FÜR DIE FÜNFTE WOCHE 108
DER BÜRO-BERNHARD ERZÄHLT TEIL 5 ETAPPENSIEG 109

6. WOCHE Achtung, Ausnahmen

Gehen Sie nach einem Schritt zurück wieder einen vor 111

1_Ein guter Plan schützt vor der Pleite 112

2_Nutzen Sie Ihre Muskeln 116

3_Räumen Sie Ihre Wohnung um 117

4_Dosenessen aus der Handtasche 117

5_Mit Butterbrot ins Büro 119

6_Fehltritte ohne Folgen: Ausgleiche schaffen 125

7_Finden Sie Ihre Lieblingsentspannung 125

IHRE ERFOLGS-CHECKLISTE FÜR DIE SECHSTE WOCHE 126
DER BÜRO-BERNHARD ERZÄHLT TEIL 6 KURZE FREIHEIT 127

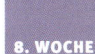

7. WOCHE Mehr Zeit fürs Glück

Bleiben Sie dran – indem Sie Spaß haben! 129

1_Motivieren Sie sich mit neuen Ideen 130

2_Bleiben Sie dran: Jede Anstrengung lohnt 137

3_Gesund essen mit Mehrwert 140

4_Mehr Zeit für mich selbst 143

5_Trinken Sie Gemüse 146

6_Werden Sie Wasserträger 147

7_Knacken Sie Ihre Glücksbox 148

IHRE ERFOLGS-CHECKLISTE FÜR DIE SIEBTE WOCHE 148
DER BÜRO-BERNHARD ERZÄHLT TEIL 7 ICH WILL SO BLEIBEN 149

8. WOCHE Dranbleiben für immer

Legen Sie fest, wie es weitergeht 151

1_Perfekte Tage und erlaubte Sünden 152

2_Mit Trainingspartner bleiben Sie dran 155

3_Auch drinnen aktiv bleiben 156

4_Schließen Sie einen Vertrag mit sich selbst 158

5_Festessen: Ich lade mich ein 159

6_Erste Hilfe bei kleinen Sünden 159

7_Ich gönne mir was zum Anziehen 166

IHRE ERFOLGS-CHECKLISTE FÜR DIE ACHTE WOCHE 166
DER BÜRO-BERNHARD ERZÄHLT TEIL 8 ICH WEISS JETZT, WIE DAS GEHT 167

ANHANG

Bücher und Adressen 168
Sachregister 170
Rezeptregister 173
Impressum 176

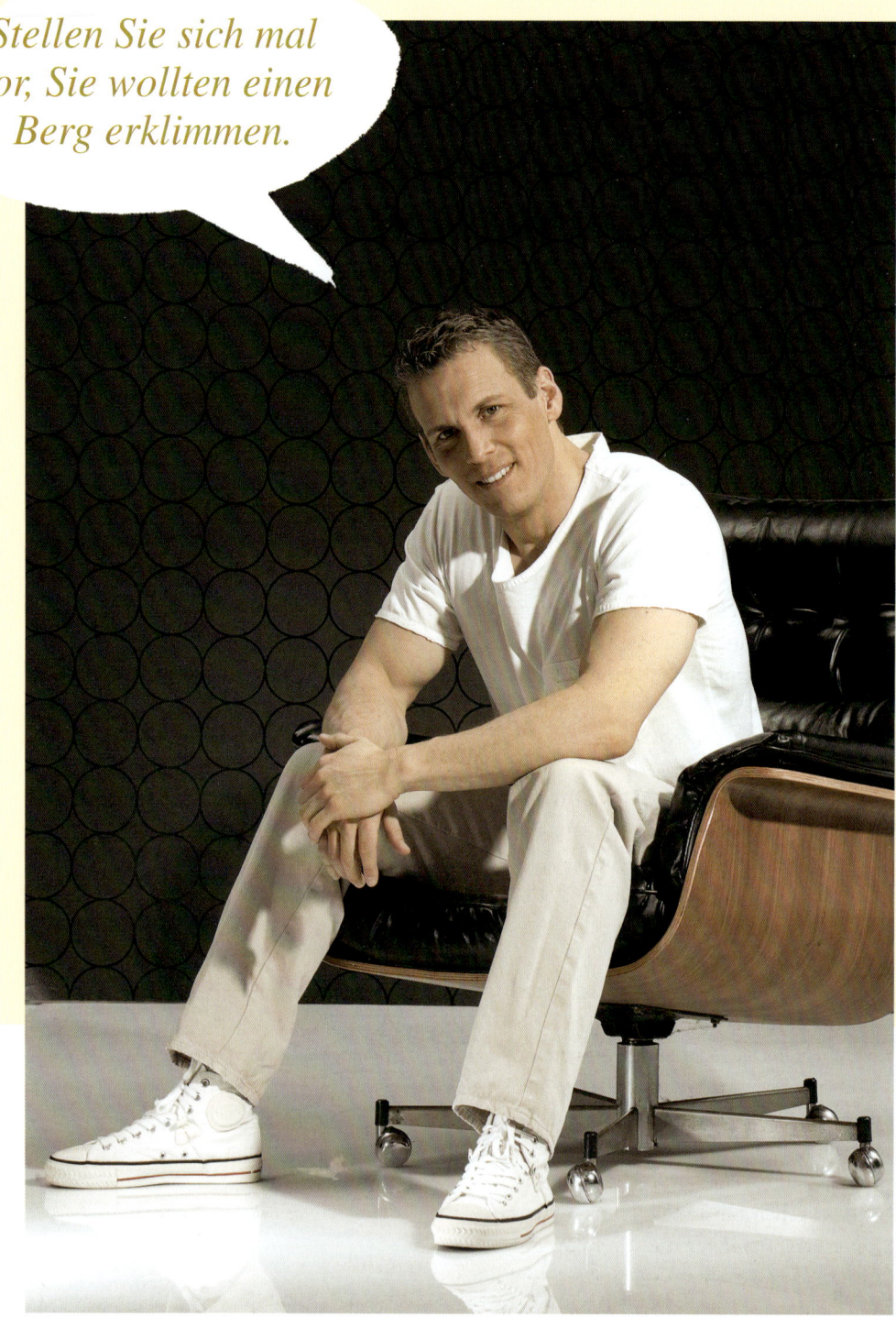

Stellen Sie sich mal vor, Sie wollten einen Berg erklimmen.

So starten Sie durch

Sie können Ihr Leben verändern. Das geht mit dem Acht-Wochen-Programm viel leichter, als Sie denken. Weil Sie dabei mit wenig Aufwand große Wirkung erzielen – und vor allem: weil es Spaß macht.

»SCHON WIEDER EIN NEUES Abnehmprogramm? Warum sollte ich es denn diesmal schaffen?«, fragen Sie sich möglicherweise, wenn Sie dieses Buch in den Händen halten.

Ich kann Ihre Zweifel gut verstehen. Die meisten Menschen, die ein paar oder mehr Pfunde loswerden wollen, probieren im Laufe ihres Lebens so ziemlich alles aus, was irgendwo angepriesen wird – in der Regel jedoch ohne langfristigen Erfolg. Achtzig Prozent aller Diäten scheitern erfahrungsgemäß, weil wir dabei Dinge von uns verlangen, die (fast) unmöglich sind.

Stellen Sie sich mal vor, Sie wollen auf einen Berg steigen. Mehr als 2000 Meter hoch – und das an einem Tag. Sie sind weder Kletterer noch Leistungssportler und müssen sich entscheiden zwischen »Das versuche ich gar nicht erst« oder »Okay, ich laufe mal los und gucke, wie weit ich komme«. Weil Sie Ihre guten Vorsätze nicht sofort über Bord werfen wollen, wählen Sie Lösung zwei. Sie legen munter los, stapfen die ersten Etappen eifrig nach oben, bis Sie nicht mehr können und aufgeben: »Das ist ja Wahnsinn, ich höre auf, bevor ich zusammenklappe.«

Der Gipfel bleibt für Sie so unerreichbar wie der Traum, zehn Kilo leichter durchs Leben zu gehen. Sie fühlen sich als Versager, Sie glauben, dass Ihnen nur der nötige Biss fehlt und dass Sie es mit mehr Selbstdisziplin wohl schaffen würden. Aber der Gedanke an noch mehr Quälerei hält Sie davon ab, ein zweites Mal den Gipfelsturm zu wagen.

Jeden Tag ein Spaziergang? Das klingt doch ganz nett

Dann begegnet Ihnen plötzlich jemand, der sagt: »Es ist überhaupt nicht schwer, da hoch zu kommen. Du musst nur in kleinen Etappen gehen. Jeden Tag ein Spaziergang – und du bist bald oben. Dauert ein bisschen länger als der eintägige Gewaltmarsch, aber dafür macht es Spaß.« Einen kleinen Spaziergang schaffen Sie auch sonst jeden Tag. Das klingt doch ganz nett. Also legen Sie los. Tatsächlich erreichen Sie gesund und zufrieden Ihr Ziel. Sie mussten dafür nicht mehr tun, als ein paar Gewohnheiten zu ändern. Ein bisschen bergauf zu gehen, statt im Kreis durch den Stadtpark. Aber – das müssen Sie nun zugeben – schwer war es wirklich nicht. Sie hatten ein klares Ziel (der Gipfel), klare Aufgaben (jeden Tag ein Spaziergang), schnelle Erfolgserlebnisse (jede Etappe ein Triumph) und waren am Ende der Gewinner – vor dem Gipfel und vor sich selbst.

Jeder Weg, egal wie kurz oder lang er ist, beginnt mit dem ersten Schritt!

Genauso soll es Ihnen mit diesem Buch gehen. Sie müssen dabei keine langen Erklärungen lesen, auf nichts verzichten und nicht nach strengen Plänen kochen. Sie müssen weder stundenlang herumhopsen noch exotische Turnübungen absolvieren. Sondern Sie legen einfach in kleinen Schritten los, wie ich es Ihnen empfehle. Die Lebens- und Ernährungsumstellungen, die ich Ihnen vorschlage, sind erst einmal so klein, dass Sie die Veränderung zuerst fast nicht bemerken – oder erfreut feststellen: »Ups, das hat ja gar nicht wehgetan.«

Checklisten und Zahlen zeigen: Ich kann das wirklich schaffen

Mein Programm basiert auf meiner langjährigen Erfahrung als Fitnesstrainer und Ernährungsberater. Viele tausend Menschen konnten mithilfe meiner Bücher und im Rahmen meiner Bühnenshow bereits davon profitieren, weil dieses Programm ganz besonders praxistauglich ist. Weil man dabei mit wenig Aufwand große Wirkung erzielt. Und vor allem: weil es Spaß macht.

In den kommenden acht Wochen werden Sie Ihr Leben umstellen. Sie werden Neues lernen und dieses Neue jeden Tag wiederholen – so lange, bis es von allein sitzt. Bis Sie gar nicht mehr darauf verzichten möchten. Gut vier Wochen brauchen Menschen erfahrungsgemäß, bis sie etwas Neues als Gewohnheit empfinden.

Da Sie nicht alles auf einmal machen werden, empfehle ich acht Wochen zur Umstellung. So haben Sie genug Zeit für kleine Schritte. Mein Programm ist so angelegt, dass Sie Ihre Erfolge messen können – mit kurzen Checklisten am Ende jeder Woche, mit Zahlen, die Sie selbst ermitteln und die Ihnen schnell bestätigen: Ich kann das schaffen.

»Ich bin dann mal schlank mit Heizmann« – das heißt, dass Sie (fast) alles essen dürfen, lediglich nicht alles zu jeder Tageszeit und nicht in jeder Kombination. So tun Sie alles dafür, dass Ihr Körper optimal Fett verbrennt, gesund bleibt und leistungsfähiger wird. Auf meiner Heizmann-Uhr (siehe Seite 13) können Sie schön übersichtlich sehen, was Sie am besten morgens, mittags, abends und zwischendurch essen und trinken sollten, wenn Sie heute mal nicht nach den Rezepten in diesem Buch kochen oder einkaufen wollen.

Auf den ersten Blick wirkt das für Ihren Geschmack vielleicht ein bisschen bedrohlich gesund. »Wo sind denn meine heiß geliebten Chips?«, werden Sie womöglich fragen. Doch haben Sie keine Sorge, bald werden Sie auch Tage ohne Chips prima überstehen. Dabei helfen Ihnen zum Beispiel die Tipps und die gesunden Naschrezepte für die dritte Woche des Programms.

Bei diesem Programm gibt es grundsätzlich kein Scheitern

Ich zeige Ihnen, wie Sie Schwung und Bewegung in Ihren Alltag bringen und wie Sie sich Muskeln aufbauen, die Sie nicht nur knackiger aussehen lassen, sondern auch dafür sorgen, dass überflüssige Pfunde schneller schmelzen und dauerhaft fernbleiben.

Nach meinem Prinzip der perfekten Tage müssen Sie nicht immer alles richtig machen. Es reicht, wenn Sie anfangs nur einmal in der Woche perfekt essen und sich bewegen. Das wird Ihnen nicht schwerfallen, wenn Sie Ihren Schweinehund dabei zum freundlichen kleinen Begleiter dressieren. Ab jetzt versperrt er Ihnen nicht länger den Weg, sondern geht »bei Fuß« und lässt sich lieb von Ihnen streicheln!

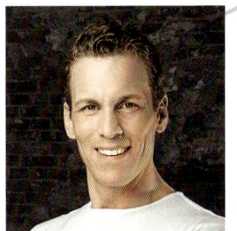

*Was ist Ihnen lieber:
fünf absolute Lieblings-
klamotten – oder hundert
Kompromisse?*

Nach dem Motto »Jede Woche ein bisschen mehr« verläuft die Umstellung sanft und ohne Versagensgefühle. Denn bei meinem Programm gibt es kein Scheitern. Wenn Sie Ihre guten Vorsätze einmal nicht umgesetzt haben, machen Sie am nächsten Tag trotzdem weiter und geben keinesfalls auf, wie Sie es zum Beispiel bei einer reinen Ananas-Bananen-Kaugummi-Diät tun würden. Denn manchmal hat man eben doch Lust auf etwas anderes als Ananas, Bananen oder Kaugummi!

Kleinigkeiten zu ändern führt langfristig ans Ziel

Machen Sie sich doch gleich mal ein paar Gedanken, die Sie motivieren, einen weiteren – und endlich erfolgreichen – Versuch zu starten, um gesünder zu leben, fitter und schlanker zu werden:

Stellen Sie sich mal vor, Sie könnten ein rundum erfülltes Leben führen. Aufstehen mit Lust auf jeden neuen Tag. Sich wohl fühlen in Ihrer Haut, Spannendes erleben, sich anregend mit anderen austauschen, Krisen überwinden und gestärkt daraus hervorgehen, schneller denken und sich beflügelt an die Arbeit machen. Sie könnten nervenden Überforderungsstress in beglückende »Ich schaff das«-Adrenalinausstöße verwandeln. Sie wären anerkannt und bewundert, zufrieden

mit sich selbst und deshalb auch mit anderen. »Puh, so ein Überflieger-Strebertyp kann ich doch nie werden«, sagen Sie jetzt vielleicht und schieben sicherheitshalber nach: »Das will ich ja eigentlich auch gar nicht.«

Eigentlich? Na, kommen Sie, seien Sie ehrlich: Eigentlich wollen wir alle erfolgreich sein – und jeder kann es schaffen. Sie haben Recht, wenn Sie sich an alle gescheiterten Versuche Ihres Lebens erinnern und dann aus Erfahrung sagen: Ich habe mir schon so viel vorgenommen und nie was geschafft. Aber was haben Sie sich denn vorgenommen? Mal eine Nulldiät von Weihnachten bis zum ersten Wochenende nach Neujahr durchzuhalten? Den Iron Man zu machen? Mit einem Marathon Ihre Mitmenschen zu verblüffen? Jeden Tag drei Stunden auf dem Fahrrad zu strampeln oder nie wieder Schokolade zu essen? Dann ist Scheitern kein Wunder. Aber überlegen Sie mal: Wenn Sie nur jeden Tag eine Kleinigkeit ändern, kommen Sie ans Ziel. Mehr müssen Sie nicht tun.

Es fehlt nicht an Informationen, sondern wir haben zu viele davon

Wie die meisten Menschen haben Sie sicher nichts dagegen, gesund zu bleiben, besser auszusehen, ein bisschen schicker durchs Leben zu gehen, sich wohl zu fühlen und einfach in vielerlei Hinsicht erfolgreicher zu sein. Sie sind sogar motiviert, dafür etwas zu tun? Aber Sie wissen nicht was, obwohl die Möglichkeiten schier unbegrenzt sind – und das ist das Problem. Es mangelt uns keineswegs an Informationen. Nein, wir werden damit sogar überschwemmt und wissen vor lauter Angeboten nicht, was wir zuerst nehmen sollen. Psychologen haben es bewiesen: Je mehr Angebote uns zur Verfügung stehen, desto weniger schaffen wir, weil wir uns verzetteln. Zu viele gute Vorsätze sind nämlich gefährlich, denn gerade sie führen am Ende zum Nichtstun. Je größer die Auswahl, desto geringer die Erfolgsaussichten.

Ein Beispiel: Wissenschaftler stellten hungrige Leute vor zwei Regale: eins mit einer Riesenauswahl an bestem Bioessen und eins mit Fastfood. Alle kamen mit dem guten Vorsatz, auf jeden Fall etwas Gesundes zu nehmen – was bei einer solchen Auswahl ja kein Problem sein dürfte, dachten sie, bis die schwierigen Fragen kamen: Was soll ich bloß wählen? Wie stelle ich das zusammen? Was macht satt? Was schmeckt? Was passt? Wie viel brauche ich davon? Am Ende entschieden die meisten sich doch fürs Fastfood, weil die große Bio-Auswahl sie schlicht überforderte. Hätten sie nur zwischen einem fertig zubereiteten knackigen Salat und einer Schale Pommes wählen müssen, hätten die guten Vorsätze sich wohl gehalten, und die Mehrzahl hätte tatsächlich ohne Auswahlstress zum Salat gegriffen. Doch ohne Klarheit klappt es nicht mit der richtigen Auswahl.

Erfüllen Sie acht Wochen lang jeden Tag eine klare Aufgabe

An der Geschichte mit den beiden Regalen können Sie sehen, wie wichtig es ist, sich an ein eindeutiges Prinzip zu halten – das ist nicht nur leichter, sondern gleichzeitig auch viel effektiver. Dabei sollten Sie sich nicht nur aufs Essen, nur aufs Bewegen oder nur auf Wellness-Programme stürzen. Ernährung, Fitness und Wohlfühlen – diese drei Bereiche müssen im Einklang sein.

Ich schlage Ihnen für jeden Tag eine Aufgabe vor – manche davon sind etwas größer, manche etwas kleiner, aber alle sind machbar. Für manche müssen Sie sich neues Wissen anlesen, bei anderen schreiten Sie gleich zur Tat. Am Anfang üben Sie neue Verhaltensweisen nur einmal in der Woche, später wiederholen Sie sie mehrmals, und nach ein paar Wochen werden sie zur Gewohnheit. Das Tempo bestimmen Sie. Mehr machen dürfen Sie immer. Wenn Sie weniger machen, ist das auch nicht schlimm, aber Sie werden dann auch erst später Erfolge sehen, was Ihre Motivation schwächen könnte.

Versuchen Sie dabei nicht, Ihr Gewicht schnell zu reduzieren, um möglichst bald zu ihren alten Gewohnheiten zurückkehren zu können. Versuchen Sie lieber, Ihre neuen Gewohnheiten so lieb zu gewinnen, dass Sie sie gar nicht mehr missen möchten. Ausreden wie »Keine Zeit« oder »Ich bin zu müde« gelten nicht mehr, wenn es Ihnen gelingt, Bewegung und gesunde Ernährung zu einem Teil Ihres Lebens zu machen. Ich helfe Ihnen dabei.

Übrigens: In welcher Reihenfolge Sie Ihre sieben Wochenaufgaben erledigen, können Sie sich selbst aussuchen. Machen Sie es einfach so, wie es am besten in Ihren Alltag passt, wie Sie Lust haben. Entscheiden Sie selbst, was Sie sich wann zutrauen. Nur die Nummer sieben sollten Sie jeweils am Schluss machen. Das sind nämlich die »Leckerlis«, mit denen Sie sich belohnen und auf die Sie sich die ganze Woche über freuen können.

»ICH BIN DANN MAL SCHLANK« IM INTERNET

IHR ERFOLGSPROGRAMM MIT ONLINE-ERNÄHRUNGS-COACH

Beim Online-Ernährungs-Coach »Ich bin dann mal schlank« geht es nicht in erster Linie darum, möglichst schnell möglichst viele Pfunde loszuwerden, sondern um eine nachhaltige Veränderung der Lebensgewohnheiten. Klicken Sie doch mal rein unter: www.ich-bin-dann-mal-schlank.de

Die meisten Abnehmprogramme im Internet sind ziemlich kompliziert. Man muss erst einmal Grafiken studieren, Tabellen ausfüllen, Werte eintragen und vergleichen – da geht die Lust auf Veränderungen schnell verloren. Das Ich-bin-dann-mal-schlank-Erfolgsprogramm im Internet funktioniert ohne Zahlen und Tabellen. Nutzen Sie es, um sich auf unkomplizierte Weise Anregungen, Motivation und sinnvolle

Begleitmaßnahmen auf dem Weg in ein gesünderes Leben zu holen.

Bis dahin finden Sie unter www.ich-bin-dann-mal-schlank.de immer wieder neue Ideen für Rezepte und Übungen oder Tipps von Profis und Gleichgesinnten. Im Forum (auch unter www.patric-heizmann.de/facebook) können Sie sich mit anderen Teilnehmern und natürlich auch mit mir austauschen.

Profi- und Hobbyköche verraten ihre Rezepte: Ob zum Start der Grillsaison, zum Frühstück, zur figurgefährlichen Weihnachtszeit, fürs »Shaken« mit gesunden Proteinen zwischendurch oder als Anregung für die Notfälle des schlanken Lebens – auf den beliebten Rezeptseiten stellt der Fitnesskoch Sebastian Benthe Rezepte vor, die der Heizmann-Methode entsprechen.

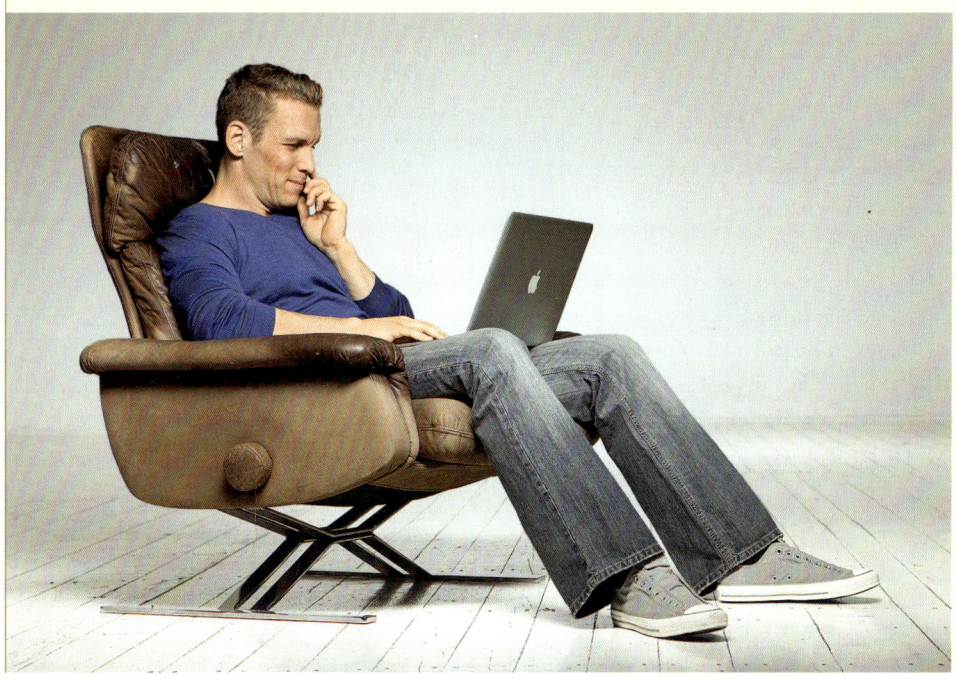

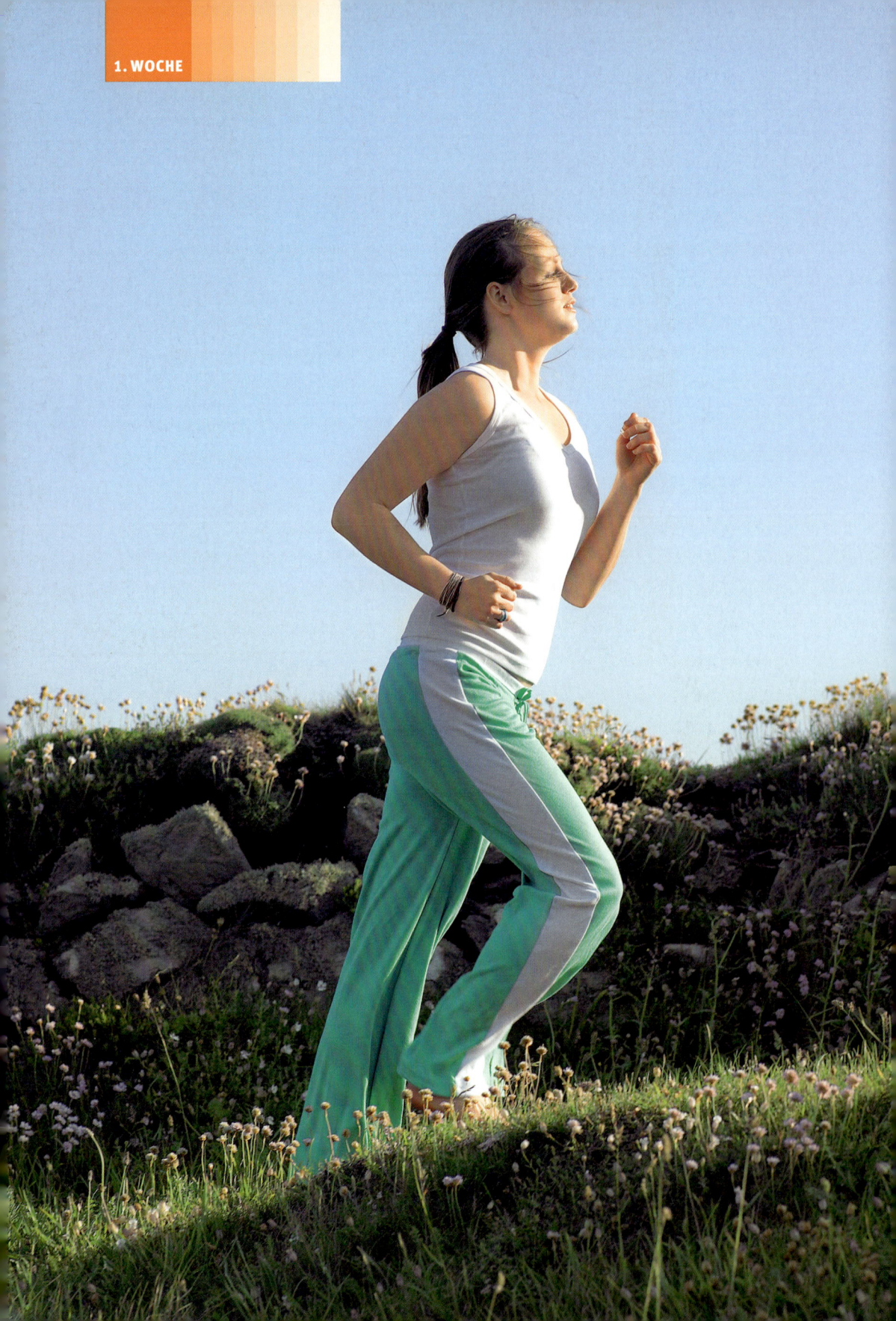

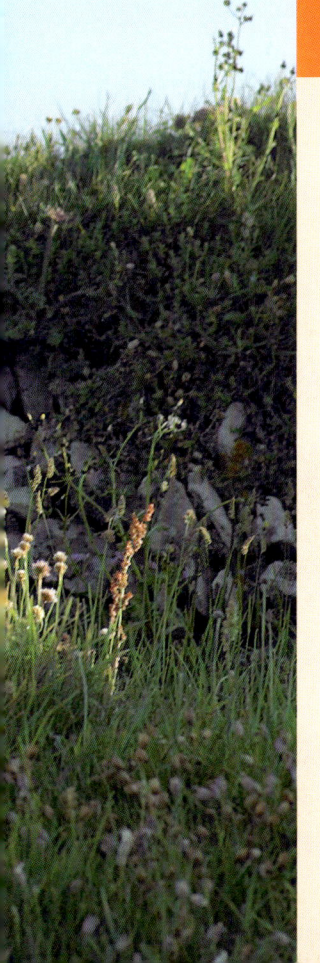

Legen Sie jetzt los!

Wie Sie ohne großen Aktionismus einfach anfangen

»Ich soll jetzt anfangen? *Einfach so?*
Soll ich nicht lieber vorher noch meine Vorräte aufessen,
Online-Foren durchsurfen und mir sündteure Sportschuhe
kaufen? Ich bin außerdem gerade echt im Stress. Soll ich nicht
besser erst loslegen, wenn ich demnächst Urlaub habe?« Nein!
Genau das sollen Sie diesmal nicht: weil es gar nicht notwen-
dig ist. Sie können sofort mit dem ersten Schritt beginnen.
Auf den folgenden Seiten machen Sie sich erst mal ein bisschen
schlau. Dann testen Sie Ihre Fitness, nehmen sich die eine oder
andere Gewohnheit vor – und kochen sich was Leckeres!

1_Lernen Sie, die Heizmann-Uhr zu lesen

FÜR MEINEN ACHT-WOCHEN-PLAN müssen Sie nur ein paar Kleinigkeiten beachten und können dann sofort loslegen. Den ersten Schritt haben Sie übrigens schon getan: Sie haben sich dieses Buch gekauft und bis hierher gelesen. Der Anfang ist gemacht. Herzlichen Glückwunsch!

Über gesunde Ernährung ist so viel gesagt und geschrieben worden, dass die meisten die Basics kennen: Obst und Gemüse sind gesund, Frisches ist besser als Konserviertes und Fertiggerichte. Fisch sollte öfter mal auf den Tisch. Wer schlank bleiben will, muss weniger Fett und/oder Kohlenhydrate essen. Süßigkeiten sind ungesund. Alles, was an der Imbissbude besonders gut schmeckt, macht dick und auf Dauer krank. Doch warum verfallen wir immer wieder all den Dingen, von denen wir wissen, dass sie nicht gut für uns sind? Meist stecken einfach Gewohnheiten oder ein vermeintlicher Mangel an Alternativen dahinter. Beides lässt sich ändern. Fangen Sie damit an, indem Sie aufhören, sich nur Gesundes zu »erlauben« und gleichzeitig Ungesundes mit schlechtem Gewissen zu verdrücken. Verteilen Sie alles, was Sie mögen, lieber so auf den Tag, dass Ihr Körper es optimal schlank machend verarbeiten kann.

Mein Programm basiert auf einem einfachen Grundgedanken, der inzwischen vielfach wissenschaftlich bestätigt wurde: Nachmittags und abends keine Kohlenhydrate zu essen macht schlank. Wer nach 16 Uhr auf Zucker, Brot, Pommes, Süßigkeiten oder Cola verzichtet, kann abnehmen, ohne sich dafür anzustrengen. Ich vergleiche den Vorgang der Fettverbrennung mit einem Ofen, in dem dicke Briketts verbrennen sollen. Genauso soll unser Körper Fett abbauen, damit es sich nicht festsetzt und uns dick macht. Wenn wir uns nun wünschen, dass sich unsere »Briketts« auflösen, verhindern wir genau das, indem wir ständig Kohlenhydrate essen – selbst wenn es nur kleine Mengen sind. Denn die verbrennen im Körper wie Papier im Ofen: immer sofort in lodernden Flammen. Erst wenn kein Papier mehr nachgelegt wird, entzünden die Flammen die Briketts und verglühen sie. Das dauert länger und wird sofort wieder unterbrochen, wenn man doch noch mal eine gezuckerte Limonade trinkt und das Feuer dadurch wieder neu mit Papier füttert. Das ungeliebte Fett bleibt wie Briketts im Speicher liegen.

Behalten Sie das im Hinterkopf, wenn Sie Ihren bisherigen Essplan notieren (ab Seite 14) und mit der Heizmann-Uhr abgleichen, die ich in diesem Sinne entwickelt habe.

Auf der Heizmann-Uhr können Sie ablesen, was Sie wann essen sollten. Sie müssen auf nichts verzichten, trotzdem müssen Sie sich wahrscheinlich umstellen – vor allem abends. Lesen Sie meine Uhr im Uhrzeigersinn von oben nach unten.

Den ganzen Tag über gilt die Devise: Trennen Sie Fette und Kohlenhydrate so oft wie möglich. Teilen Sie alles, was Sie essen und trinken, gedanklich in fünf Gruppen ein.

DIE HEIZMANN-ERNÄHRUNGS-UHR

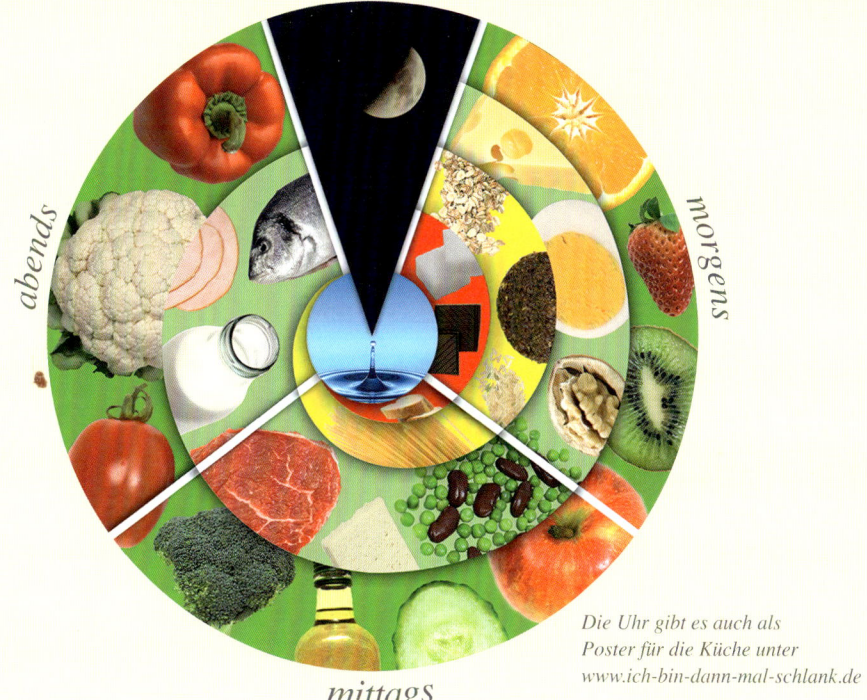

abends

morgens

mittags

Die Uhr gibt es auch als Poster für die Küche unter www.ich-bin-dann-mal-schlank.de

Gruppe 1: Gemüse, Obst, Öl

- Gemüse, Salat und Obst: alle Sorten.
- Öle/Gewürze: Lein-, Oliven-, Raps- und Walnuss-Öl / alle Gewürze (mäßig Salz)

Gruppe 2: Eiweiß

- Ei, Milchprodukte (mager, natur), Frischkäse und Käse bis 20 Prozent Fett i. Tr.
- Fisch: Seefisch aus Wildfang
- Fleisch: magere Stücke; bei Aufschnitt Lightprodukte wählen; Geflügel ohne Haut; Wild
- Hülsenfrüchte: alle Sorten
- Sojaprodukte
- Nüsse

Gruppe 3: Gute Kohlenhydrate

- Getreide: alle echten Vollkornprodukte, kurz gegarte Kartoffeln, Hirse, Naturreis

Gruppe 4: Schlechte Kohlenhydrate

- Getränke: alle gesüßten Getränke, Milch-Fruchtgetränke, Obstsaft(schorlen), Smoothies
- Getreide: alle Produkte aus weißem Mehl, Cornflakes, Frühstückscerealien und Müsli auf Maisbasis/mit Zucker, süßes/pikantes Gebäck, Mehl unter Typ 1050, polierter Reis
- Kartoffelprodukte: Bratkartoffeln; Kartoffelbrei, Kartoffelchips, Pommes frites
- Süßes: Eis, Fruchtjoghurts und -quark, Fertigdesserts, Marmelade, Süßigkeiten, Schokolade, Süß- und Zuckeraustauschstoffe, Trockenobst, alle Zuckerarten

Gruppe 5: Getränke

- Gemüsesäfte, Tee (ungesüßt), Wasser (still und halbstill)

Sie brauchen Süßigkeiten? Dann möglichst früh am Tag

Es ist Nacht. Sie schlafen und essen nichts. Morgens zum Frühstück geht es dann rechts oben in der Heizmann-Uhr los. Sie dürfen alles, zum Beispiel Müsli mit Milch oder Joghurt oder Brot – am besten jeweils die Vollkornvariante. Dann ein Frühstücksei, Käse, Nüsse oder frisches Obst. Davon dürfen Sie sich auch im Laufe des Vormittags einen Snack genehmigen. Wenn Sie auf Süßes nicht verzichten wollen, greifen Sie möglichst früh am Tag zu. Achten Sie aber darauf, dass Sie nicht nur Schokolade vertilgen oder Ihre Kaffeetasse mit Zuckerwürfeln pflastern: Sie sehen, dass der rote Bereich in der Uhr schon morgens kleiner ist als der gelbe und der grüne. Das heißt, dass Sie davon im Verhältnis zu den anderen Gruppen weniger essen dürfen.

Mittagessen: Trennen Sie Fett und Kohlenhydrate

Mittags gibt's viel Gemüse oder Salate mit Fleisch oder Fisch und wenig Nudeln oder Reis – möglichst die Vollkornvarianten. Meiden Sie Fertiggerichte, bei denen sich Weißmehl, Gemüse und Fleisch nicht trennen lassen (zum Beispiel Pizza). Ein Grillteller mit Tsatsiki und Salat hingegen ist erlaubt. Wer's süß mag, gönnt sich nach dem Essen ein kleines Stück Kuchen. Wer Weißbrot braucht, nimmt es zum Mittagessen. Danach ist Schluss mit Schleckereien: Der rote Bereich der Uhr verdünnisiert sich langsam und ist am frühen Nachmittag verschwunden.

Abends: Brot, Nudeln, Kekse und Obst sind jetzt tabu

Süßigkeiten, Weißbrot, Kuchen, Kekse & Co sind nun tabu für den Rest des Tages (keine Sorge, im Laufe dieses Buches werden Sie lernen, Ersatzbefriedigungen dafür zu finden). Übrigens sollten Sie jetzt auch auf Obst verzichten, wegen des hohen Gehalts an Fruchtzucker. Die größte Umstellung ist für die meisten der Abend: Statt des gewohnten Butterbrots essen Sie sich satt an Gemüse, Rohkost, Fisch, Fleisch oder auch mit eiweißreichen Milchprodukten. Ob Suppe, Salat, Ofengericht ... Fisch-Fleisch-Gemüse-Kombinationen sind in allen Varianten abends erlaubt. So kann der Körper über Nacht effektiv Fett verbrennen.

Vorsicht vor Zucker in Getränken

Die größten Fehler werden beim Trinken gemacht. »Ist ja nur was zu trinken, das rutscht durch« – mit diesem Gedanken schlucken wir häufig flüssige Süßigkeiten, welche Fettverbrennung kräftig ausbremsen. Limonade, Saft, Alkohol, Wellnessdrinks, Kaffee oder Tee mit Zucker – wer sich gesund und schlank ernähren will, sollte darauf verzichten. Durst löschen Sie am besten mit Wasser oder mit Tee ohne Zucker.

Essfehler identifizieren

Gleichen Sie Ihre Essgewohnheiten mit der Heizmann-Uhr auf Seite 13 ab – dabei finden Sie schnell Ihre Essfehler. Nehmen Sie sich erst einmal bitte nur einen von möglicherweise vielen vor, und vermeiden Sie diesen Fehler an einem Tag dieser Woche. Klingt doch ganz einfach, oder?

Wenn Sie zum Beispiel jeden Nachmittag zwei Stücke Butterkuchen brauchen, ersetzen Sie die mal probeweise durch ein Stück Käse oder einen Becher Naturjoghurt. Kommen Sie an keiner Pommesbude vorbei? Dann gehen Sie mal einen anderen Weg und reden sich fest ein: »Die Bude ist heute geschlossen, zu Hause koche ich mir einen leckeren Eintopf.«

Für den ersten Tag Ihres neuen Lebens benötigen Sie also nur einen Stift und einen Zettel. Setzen Sie sich damit in Ruhe hin und gehen Sie in Gedanken einmal Ihren Tag durch:

- Was essen Sie wann?
- Was gibt es zum Frühstück?
- Wie überstehen Sie normalerweise den kleinen Hunger zwischendurch?
- Wie sieht Ihre Mittagsmahlzeit aus?
- Gönnen Sie sich zum Nachmittagskaffee regelmäßig auch ein, zwei Stück Kuchen?
- Machen Sie nach dem Abendbrot tatsächlich Schluss mit Essen oder wird später noch einmal Süßes aufgefahren, wenn der Fernsehabend beginnt?
- Was trinken Sie im Laufe des Tages und vor allem abends?
- Wenn Sie heute einen prima Tag hatten, nicht frustriert, gelangweilt oder gestresst waren, sollten Sie sich bei diesen Überlegungen gedanklich auch einmal in andere Tage hineinversetzen. Essen Sie anders, wenn die Stimmung mies ist?

Schreiben Sie alles auf und vergleichen Sie Ihre Essgewohnheiten mit der Heizmann-Uhr. Wo und wie oft weichen Sie ab? Könnten Sie das verhindern? Wenn ja, wie schwer würde es Ihnen fallen? Was würden Sie leicht schaffen, was gelingt Ihnen schon? Darauf können Sie aufbauen. Sie müssen die Uhr nicht auswendig lernen. Sie werden sich in den nächsten Wochen alles von ganz allein merken, weil diese Uhr Ihr neues Leben begleiten wird.

Wahrscheinlich wissen Sie ohnehin, was Sie falsch machen. Denn das sind meist die Dinge, die Sie sich schon länger abgewöhnen wollten, aber Sie haben es bisher einfach nicht geschafft. Zum Beispiel:

- Das abendliche Um-den-Kühlschrank-Schleichen, wenn die Küche eigentlich schon geschlossen ist.

- Die unbändige Lust, gemütlich auf dem Sofa zu sitzen, einen Film anzugucken und dabei Schokolade oder Chips zu knabbern – und zwar immer mehr, als Sie sich vorgenommen haben.
- Die Heißhungerattacken, bei denen Sie alles Mögliche in sich hineinstopfen, obwohl Sie stattdessen eigentlich mal einen Apfel essen wollten.
- Der Verzicht aufs Frühstück unter dem guten Vorsatz »Heute mal weniger«. Sie hungern sich durch den Tag und schlagen dann abends gleich doppelt zu!
- Das Pflichtgefühl, das Sie dazu zwingt, den Teller leer zu essen, auch wenn Sie längst satt sind, einfach weil man Ihnen das als Kind eingetrichtert hat.
- Die Tasse Kaffee mit viel Zucker, die im Büro meist auf dem Schreibtisch steht, oder das hastige Essen nebenbei.
- Der Griff zum Naschteller: »Ist ja nur eine Kleinigkeit. Das macht ja nicht dick!«

Es muss nicht immer Wasser pur sein. Minze und Zitronenschnitz zum Beispiel machen auch Leitungswasser zur aromatischen Erfrischung.

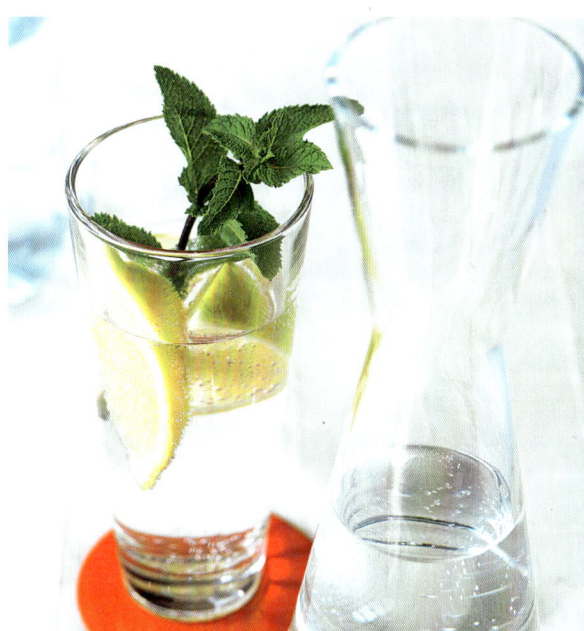

2_Testen Sie sich selbst: Wie fit bin ich eigentlich?

IHRE ZWEITE TAT beginnt mit einem Selbsttest: Wie fit sind Sie in Sachen Ausdauer, Kraft, Beweglichkeit und Koordination? Wenn Sie ein paar kleine Tests machen, wissen Sie mehr – nämlich, ob Sie sich durch dieses Buch besser als Einsteiger oder schon als Geübter hindurcharbeiten sollten. Die Übungen, die Sie später jede Woche wiederholen, sind so aufgebaut, dass Sie sich in kleinen Schritten steigern können, ohne zu viel von sich zu verlangen. Probieren Sie es ruhig; es guckt ja keiner zu.

Ausdauer – was Ihr Puls verrät

● Setzen Sie sich in Ruhe auf einen Stuhl und messen Ihren Puls an der Halsschlagader. **1** Stellen Sie sich eine Uhr mit Sekundenzeiger, sodass Sie 15 Sekunden verfolgen können. Zählen Sie dabei Ihre Herzschläge und multiplizieren Sie das Ergebnis mit vier. Das ist Ihr Ruhepuls, in Herzschlägen pro Minute.

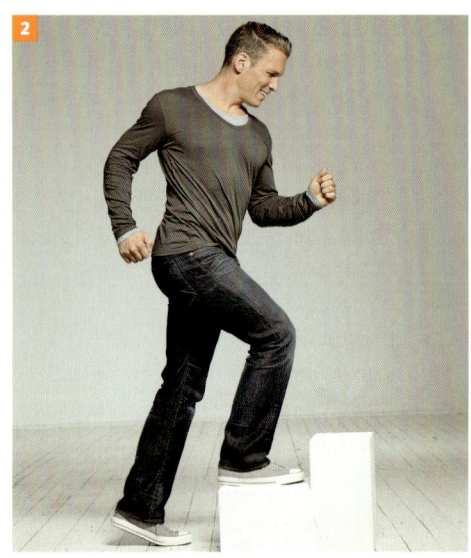

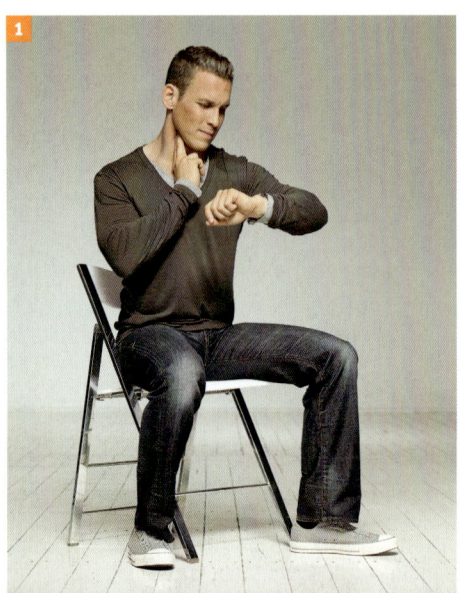

● Nun steppen Sie drei Minuten lang auf der ersten Stufe einer Treppe oder auf einem anderen etwa 20 Zentimeter hohen Gegenstand. **2** Danach messen Sie wieder 15 Sekunden lang wie oben beschrieben Ihren Puls, multiplizieren das Ergebnis mit vier und erhalten so Ihren Belastungspuls.

● Nun ziehen Sie die Ruhepulszahl von der Belastungspulszahl ab und kommen (wahrscheinlich) auf ein Ergebnis zwischen 40 und 80. Je kleiner die Zahl, desto besser: Liegen Sie im oberen Bereich (zwischen 61 und 80 oder drüber), kommen Sie recht schnell außer Atem und sollten sich als Einsteiger einstufen. Im mittleren Bereich zwischen 40 und 60 schneiden Sie durchschnittlich ab. Unterhalb 40 sind Sie auf jeden Fall schon ein Geübter.

Kraft – besitzen Sie noch jugendliche Muckis?

Liegestütz – wie fit sind Ihre Brust- und Armmuskeln?

● Gehen Sie in den Vierfüßlerstand. Stützen Sie sich auf Ihre Hände und Knie – um die Knie zu schonen, legen Sie sich ein gerolltes Handtuch darunter. Die Finger zeigen dabei nach vorn, die Daumen zeigen zur Mitte. Ihre Hände und Ihre Knie sind jeweils in schulterbreitem Abstand. Strecken Sie Ihren Körper durch und richten Sie den Blick zum Boden, sodass Ihr Körper eine Linie bildet. **3**

● Nun beugen Sie die Arme und senken den Oberkörper in einer kontrollierten, fließenden Bewegung ab, bis Ihre Oberarme auf einer Ebene mit dem Oberkörper sind. **4**

● Schaffen Sie wie in Ihrer Schulzeit auch heute noch zwei saubere Stütze mit schön gestrecktem Oberkörper, für die Sie damals eine glatte Eins

bekommen hätten? Wenn ja, gehören Sie eindeutig zu den Geübten. Wenn Sie vorher aufgeben müssen, steigen Sie neu ins Training ein!

Einbeinstand – sind Ihre Beinmuskeln in Form?

● Setzen Sie sich auf eine Stuhlkante, und legen Sie die Hände auf den Po. Nehmen Sie ein Bein in die Luft und versuchen Sie nun, ganz langsam nur auf dem anderen Bein aufzustehen. **5**

● Danach senken Sie sich genauso langsam zurück auf die Stuhlkante. Lassen Sie sich nicht einfach draufplumpsen, sondern arbeiten Sie mit Kraft. Anschließend wechseln Sie die Seite.

● Haben Sie es geschafft? Dann sind Ihre Beinmuskeln in Könner-Form. Falls das Aufstehen und Hinsetzen auf einem Bein dagegen Probleme bereitet, fangen Sie erst mal als Einsteiger an.

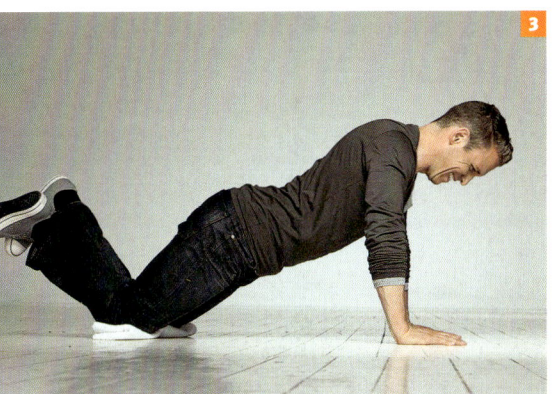

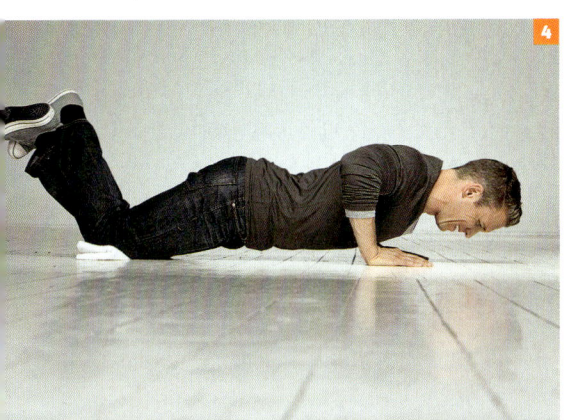

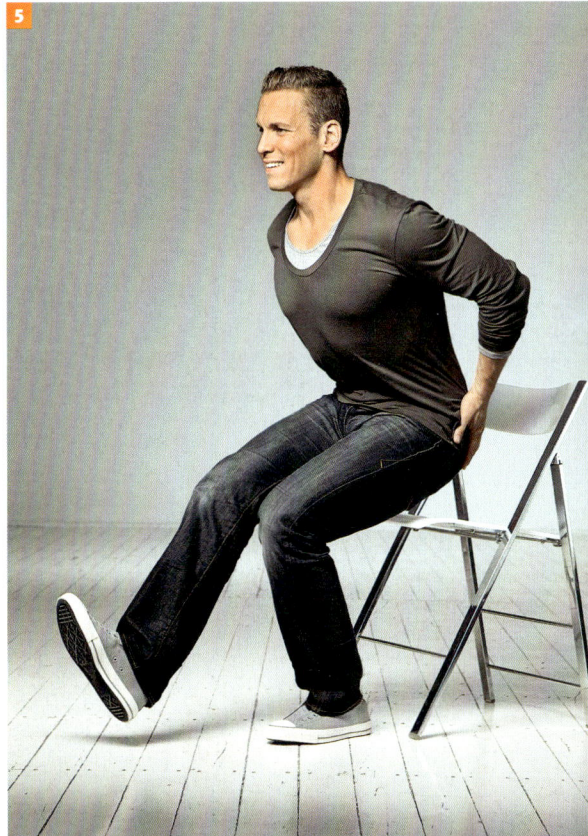

Unterarmstütz – können Ihre Bauchmuskeln mithalten? Legen Sie sich auf den Bauch und stützen Sie sich auf den Unterarmen und auf den Zehen ab. **1** Ihr Körper bildet dabei eine Linie. Wie lange können Sie diese Position halten?

● Wenn Sie länger als 30 Sekunden durchhalten, sind Ihre Bauchmuskeln in Topform und Sie steigen als Geübter ein. Gehen Sie deutlich früher zu Boden, halten Sie sich zunächst an die Einsteiger-Varianten.

Koordination – haben Sie alles unter Kontrolle?

● Stellen Sie sich (am besten ohne Schuhe) fest mit beiden Beinen auf den Boden. Stützen Sie die Hände locker in die Hüften und heben Sie ein Bein. Nun schließen Sie die Augen und versuchen, diese Position so lange wie möglich zu halten. Zählen Sie die Sekunden selbst oder bitten Sie einen Partner, die Zeit zu stoppen. **2**

● Wenn Sie sich nicht mehr halten können und mit dem gehobenen Bein den Boden berühren müssen, brechen Sie ab. Sie haben zwei Versuche.

● Haben Sie 30 Sekunden oder länger die Balance gehalten? Dann sind Sie schon ein Koordinations-Crack. Je weiter Sie darunter liegen, umso mehr sollten Sie Ihr Gleichgewicht schulen.

Beweglichkeit – sind Sie schön geschmeidig?

● Stellen Sie sich gerade und locker hin. Versuchen Sie nun, mit durchgedrückten Knien den Fußboden mit den Händen zu berühren.

● Sie kommen locker mit den Fingerspitzen auf den Boden, ohne in den Beinen einzuknicken? **3** Dann sind Sie schon sehr beweglich.

● Wenn Sie nur mit Mühe knapp bis unter die Knie kommen, zählen Sie zu den Einsteigern und können und sollten sich auf jeden Fall steigern.

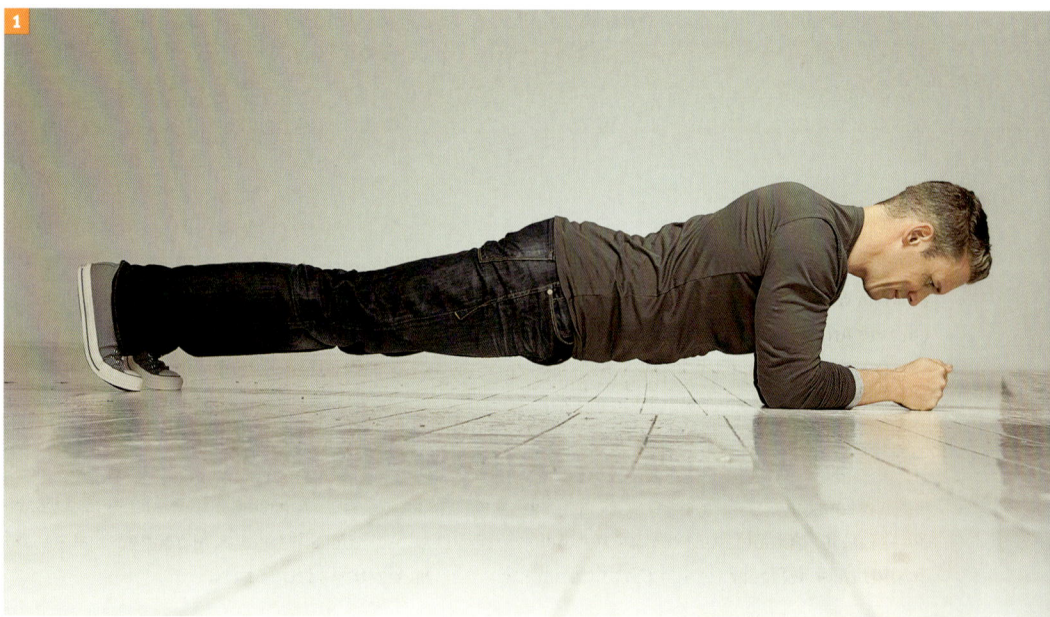

1

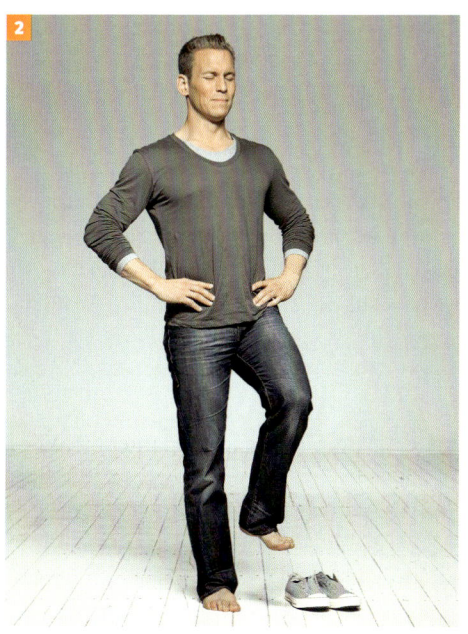

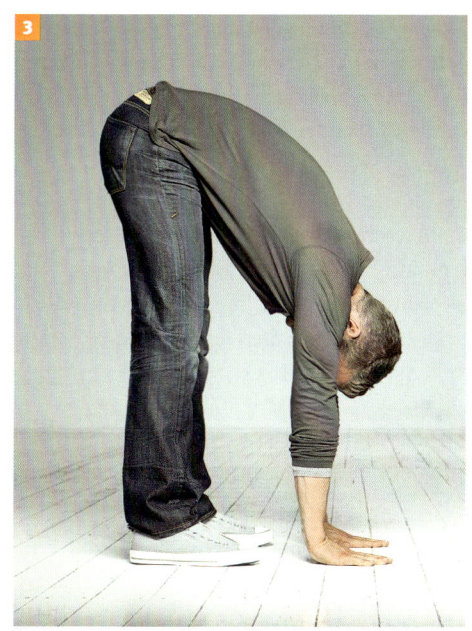

EIN SCHRITTZÄHLER BRINGT SIE AUF TRAB

Gehen Sie gesünder durchs Leben und zählen Sie mal Ihre Schritte! Dabei kommen Sie auch im Alltag ganz nebenbei in Schwung.

Die Strecken zwischen Küche, Fernseher und Sofa reichen nicht aus. Sie sollten etwas mehr tun und zum Beispiel mal mitzählen, wie oft Sie auf dem Weg zum Bus, zum Auto, zum Einkaufen oder zur Arbeit einen Fuß vor den anderen setzen. Versuchen Sie in den nächsten Wochen, sich zu steigern. Besonders gut können Sie Ihre Erfolge ablesen, wenn Sie sich einen Schrittzähler in die Tasche stecken und sich vornehmen: Der soll jeden Abend ein bisschen mehr anzeigen! Ein gutes Ziel für Untrainierte: »Ich möchte, dass mein Schrittzähler auf mehr als 3000 Schritte am Tag

kommt. Dafür drehe ich auch noch eine Runde zusätzlich um den Block.«

Schrittzähler – sogenannte Pedometer – sind eine prima Erfindung für jeden, der sich steigern will und konkrete Zahlen braucht, um sich zu motivieren. Ein einfaches kleines Gerät für die Hosentasche oder den Gürtel, das Schritte und Entfernungen zählt, gibt es schon für ein paar Euro. Etwas bessere Pedometer rechnen auch die verbrauchten Kalorien aus, messen Gesamtdistanzen, speichern Vergleichswerte und haben auch eine Alarmfunktion für Notsituationen. Ganz schlaue Schrittzähler geben auch noch Ernährungs-, Motivations- und individuelle Trainingstipps. Pedometer gibt es in Sportgeschäften und im Elektronikfachhandel.

Figur-Test

BIN ICH EIGENTLICH ZU DICK?

Wer sagt mir eigentlich, ob ich zu viel Gewicht mit mir herumschleppe oder nicht: die Waage, irgendeine Formel – oder der mutige Blick in den Spiegel?

Wir alle kennen Leute – insbesondere Frauen mit Modelmaßen –, die ständig jammern »Ich bin ja so dick«, aber nachweislich kein Gramm zu viel haben. Orientieren Sie sich nicht an denen. Meist machen die das vor allem, um ein bisschen nach Komplimenten zu fischen. Wollen Sie herausfinden, ob Sie selbst zu viel Gewicht mit sich herumtragen, sollten Sie sich nicht auf die anderen verlassen. Wem der Blick in den Spiegel (die Herren bitte auch mal von der Seite betrachten) oder die Orientierung am Hosenbund nicht reicht, der kommt um die Waage nicht herum.

Der Body-Mass-Index (BMI) gibt anhand von Körpergröße und -gewicht Auskunft, wo Sie stehen in Sachen Gewicht. Sie nehmen Ihr Körpergewicht in Kilogramm und teilen es durch Ihre Größe in Metern zum Quadrat. Der BMI gilt aber mittlerweile als veraltet, weil er nur das Gewicht und nicht die kalorienverbrauchende Muskelmasse berücksichtigt.

Da ist die sogenannte Waist-to-Height-Ratio aussagekräftiger. Sie bewertet außerdem das Herz-Kreislauf-Risiko mit. Dafür bringen Sie Ihren Taillenumfang in Relation zur Körpergröße. Wer beispielsweise einen Taillenumfang von 90 Zentimetern hat und 1,70 Meter groß ist, rechnet 90 : 170, kommt auf 0,52 und liegt noch im gesunden Bereich (optimal sind 0,5). 0,6 und drüber gelten als Krankheitsrisiko.

Gegenüber der Waist-to-Hip-Ratio (Taillenumfang in Zentimetern geteilt durch Hüftumfang in Zentimetern, sollte bei Frauen weniger als 0,85 und bei Männern weniger als 1,0 ergeben) hat die Berechnung Waist-to-Height-Ratio einen klaren Vorteil: Sie müssen nicht Taille und Hüfte messen, sondern haben zumindest eine feste Größe in der Formel. Denn unsere Körperlänge steht fest, während Bauch und Becken beim Messen Spielraum lassen.

Wer es noch genauer wissen will, erfährt mithilfe sogenannter Fettwaagen und Fettmonitore, wie hoch der Wassergehalt im Körper ist, und kann daraus Rückschlüsse auf das Verhältnis zwischen Muskel- und Fettgewebe schließen.

Ganz Mutige stellen sich aber einfach mal nackt vor den Spiegel und sind ehrlich zu sich selbst. Ich halte nichts vom Messen, Wiegen, Tabellenablesen und Vergleichen. Jeder Mensch hat ein anderes Traumgewicht und sollte individuell entscheiden, was ihn am besten motiviert. Und: Jeder hat individuelle Erfahrungen mit der Waage gemacht. Manche kommen prima damit klar (»Die sagt mir wenigstens gnadenlos die Wahrheit«), andere treibt zu häufiges Wiegen zum Wahnsinn und frustriert nur (»Vier Tage Tapferkeit und kein Gramm weniger«). Beim Wiegen wird leicht vergessen, dass man oft erst einmal zunimmt, wenn man fitter wird, weil die Muskeln mehr Gewicht auf die Waage bringen.

Langfristig spielt es keine Rolle, ob Sie mit oder ohne Waage, mit BMI, Fettmonitor oder Waist-to-Height-Ratio abnehmen.

Blicken Sie zurück: Mit welcher Figur haben Sie sich am wohlsten gefühlt und hatten die meiste Energie? Folgen Sie beim Abnehmen vor allem Ihren persönlichen Vorstellungen.

3_Gehen Sie andere Wege

PROBIEREN SIE EINFACH MAL, wie es sich anfühlt, eine Gewohnheit zu ändern. Das muss zunächst gar nichts mit Essen zu tun haben. Es gibt Gewohnheiten, die sich leicht ändern lassen: einfach mal einen anderen Weg zur Arbeit oder in ein anderes Geschäft zum Einkaufen gehen. Und es gibt schwierigere: mal nett zu jemandem sein, den man nicht sonderlich mag, oder einen Abend lang nicht fernsehen. Was Sie zuerst machen, ist gleichgültig. Hauptsache Sie verändern etwas und merken dabei: Geht doch! Erwarten Sie aber bitte nicht, dass Sie davon abnehmen. Das tun Sie erst, wenn aus kleinen Veränderungen große werden.

4_Kein Multitasking am Tisch

AUCH DIESE ÜBUNG gehört zum Programm Ihrer ersten Woche. Testen Sie, wie es ist, eine Mahlzeit ganz bewusst und ohne Ablenkung einzunehmen. Wer beim Essen mit einem Auge das Handy beobachtet, mit dem anderen versucht, auf den Fernseher zu schielen, und dazwischen noch die Zeitung überfliegt, kriegt kaum mit, was er nebenbei verdrückt. Denn während wir uns fröhlich ablenken, merken wir gar nicht, wann wir satt sind, schlingen zu schnell und ohne Genuss. Das Gehirn bekommt dann keine Sättigungssignale aus dem Magen, und wir essen einfach immer weiter.

Es ist nicht nur eine gute alte Familientradition, gemeinsam fernseh-, radio-, handy- und computerfrei am Tisch zu sitzen – es ist auch ein sicherer Weg, bewusster und langfristig besser zu essen. Setzen Sie sich in der ersten Woche einmal an den schön gedeckten Tisch und essen Sie in aller Ruhe mit viel Zeit und ohne Ablenkung. Kein Multitasking, kein Telefonieren und möglichst auch kein Krach von der Straße. Sie sollten

Kennen Sie die beste Art, schnell satt zu werden? Langsam genießen!

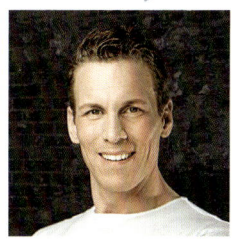

dabei nicht einmal etwas lesen. Vielleicht fällt es Ihnen gar nicht so leicht, auf Ihr gewohntes »Begleitprogramm« zum Essen zu verzichten. Kleiner Trost: Zum Lernen dürfen Sie bei dieser Übung sogar eine Currywurst verdrücken. Hauptsache, Sie essen langsam und genießen in aller Ruhe.

5_Üben Sie Abschiednehmen

... NICHT FÜR IMMER, sondern nur fürs Erste zum Gewöhnen ans Abgewöhnen. Trennen Sie sich von Knabbereien und Süßigkeiten, die in Ihren Schubladen schlummern. Denn diese sind nachtaktiv, sie werden also erst abends aus ihren Löchern geholt, wenn Sie eigentlich gar nicht mehr naschen wollen. Sie tun es trotzdem immer wieder – so tapfer Sie den ganzen Tag über auf alles Mögliche verzichtet haben.
Packen Sie alles in eine Tüte und verstecken Sie die vor sich selbst. Am besten in einem ungemütlich hohen Küchenschrank, den Sie nur mit Trittleiter erreichen. Wenn zu später Stunde die Knabberlust kommt, nagen Sie an einem Knäckebrot mit Frischkäse.

Sie glauben, Ihre Sehnsucht nach Süßem sei unwiderstehlich? Halten Sie trotzdem durch – das schaffen Sie leichter, wenn Sie wissen: Morgen darf ich wieder dran. Das Gleiche gilt übrigens für Alkohol: Darauf sollten Sie ebenfalls an einem Abend komplett verzichten, an dem sonst immer eine Flasche Wein geköpft wird. An allen anderen Tagen dürfen Sie wieder so essen und trinken, wie Sie es gewohnt sind. Wir haben zu jedem Rezept den Gehalt an Kalorien (kcal), Kohlenhydraten (KH), Einweiß (E) und Fett (F) angegeben, damit Sie einen Überblick und Vergleich haben, was eine durchdachte Mahlzeit so bietet. Diese Angaben sind aber keinesfalls zum Kalorien- und Fettaugenzählen da!

6_Ohne Butterbrot ins Bett

JETZT KOMMT DIE HIGH-END-ÜBUNG für Ihre erste Lektion. Das gute alte »Abendbrot« kommt nicht mehr auf den Tisch. Sie werden einen Abend ohne Kohlenhydrate verbringen, sprich ohne Butterbrot, ohne Pommes, Pizza, Pasta, Chips und süßes Betthupferl. Stattdessen kochen Sie sich ein Gemüsegericht oder machen sich einen frischen Salat zu Fleisch oder Fisch. Sie können auch Naturjoghurt, Quark, Käse oder Rohkost essen. Oder sich eins von meinen Abend-Rezepten zubereiten, die ich Ihnen auf den folgenden Seiten vorstelle. Anfangs werden Sie nach dem Essen vielleicht das Gefühl haben »Ich bin ja gar nicht richtig

satt«, doch auch das ist Gewohnheit. Sie sind einfach nur nicht »voll« so wie Sie es bisher gewohnt waren.

Wenn vor dem Schlafgehen noch der kleine Hunger nervt, stillen Sie ihn mit einem Stück Käse oder einem Knäckebrot oder einem Nachschlag von Ihrer selbst gekochten Gemüsesuppe. Dass bei dieser Übung nach dem Abendessen weder genascht noch Alkohol getrunken wird (siehe auch Übung 5), ist wohl klar, oder?

Das Beste kommt zum Schluss: Schauen Sie sich mal die Abendrezepte auf den folgenden Seiten und die »Belohnungsaufgabe« 7 an. Entschädigen die nicht für so manches?

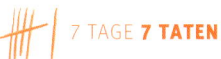

Radieschen-Möhren-Rohkost

Zubereitungszeit: ca. 12 Minuten

Für 2 Portionen: 1 Bund Radieschen (alternativ 1 mittelgroßer Rettich) | 3 Stangen Staudensellerie | 4 große Möhren | 1 rote Zwiebel | 1 Bund Schnittlauch (oder die frischen Radieschenblätter) | 2 EL Pinienkerne | 2 EL roter Balsamicoessig | 1 EL Walnussöl | 1 EL saure Sahne | 1 TL Dijon-Senf | Salz | schwarzer Pfeffer | Kreuzkümmel | 150 g Gouda oder Edamer am Stück

1. Radieschen, Staudensellerie und Möhren putzen und waschen, die Möhren schälen oder mit der Gemüsebürste abbürsten, längs halbieren und alles in dünne Scheiben schneiden. Die Zwiebel schälen und fein würfeln, den Schnittlauch waschen, trocknen und in kleine Röllchen schneiden.
2. Die Pinienkerne in einer kleinen Pfanne bei mittlerer Hitze etwa 1 Minute rösten.
3. In einer Schüssel aus dem roten Balsamico, dem Walnussöl, der sauren Sahne und dem Senf ein Dressing rühren und mit Salz, Pfeffer und Kreuzkümmel würzen. Das vorbereitete Gemüse untermischen.
4. Den Käse in mundgerechte Würfel schneiden. Den Salat auf Tellern anrichten, den Käse und die gerösteten Pinienkerne darüberstreuen.

Pro Portion (ca. 380 g): 437 kcal | 10 g KH | 25 g E | 33 g F

Gemüse-Varianten: Kombinieren Sie zu den Radieschen auch mal Gurken, Zucchini, Kürbis, Kohlrabi oder Staudensellerie. Auch Rucola, Feldsalat, Löwenzahn, junger Blattspinat, Chinakohl und/oder Chicorée passen gut dazu.

Eiweiß-Varianten: Statt dem Käse können Sie auch gekochte Eier und Schinkenstreifen oder gebratene Putenstreifen, Brattofu oder Bratkäse verwenden. Ebenso passen Räucherlachs, gebratene Garnelen, Jakobsmuscheln oder Meeresfrüchte.

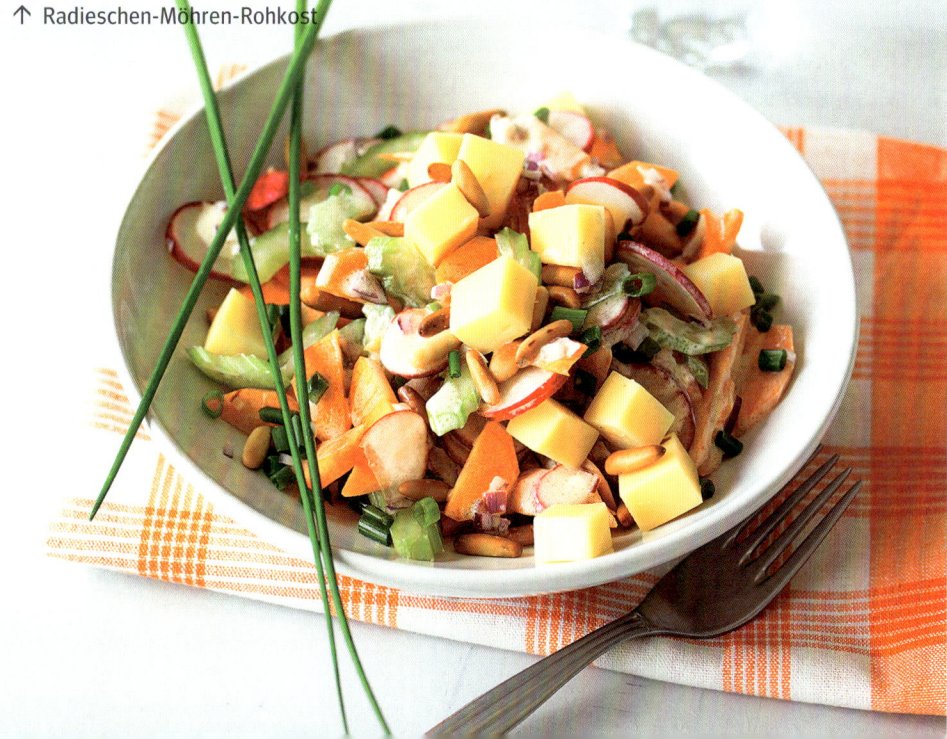
↑ Radieschen-Möhren-Rohkost

Gebratene Dorade auf Zucchini-Curryrahm

Zubereitungszeit: ca. 12 Minuten

Für 2 Portionen: 1 große Zucchini | 1 rote Paprika | 3 Stangen Staudensellerie | 4 Doradenfilets | Saft von 1 kleinen Zitrone | Salz | schwarzer Pfeffer | 1 EL Rapsöl | 2 EL Olivenöl | 1 TL Currypulver | ½ TL Kurkumapulver | 1 EL fettarmer Frischkäse | 100 ml Gemüsebrühe | ½ Bund Dill

1. Das Gemüse waschen und putzen, jeweils längs halbieren und in dünne Scheiben beziehungsweise Streifen schneiden.
2. Die Fischfilets waschen, trockentupfen, mit der Hälfte des Zitronensafts rundum beträufeln, salzen und pfeffern. Das Rapsöl in einer Pfanne erhitzen und den Fisch darin bei mittlerer Hitze von jeder Seite 1 Minute braten.

3. Den Fisch aus der Pfanne nehmen, diese mit Küchenpapier grob ausreiben und das Olivenöl darin erhitzen. Das Gemüse 1 Minute scharf anbraten, mit Curry und Kurkuma würzen.
4. Inzwischen den Frischkäse mit der Gemüsebrühe verquirlen. Die Hitze reduzieren, das Gemüse mit der Mischung aufgießen und zum Kochen bringen. Die Filets auf das Gemüse legen und alles bei geschlossenem Deckel etwa 4 Minuten dünsten.
5. Den Dill abbrausen, trockenschütteln, die Blättchen abzupfen und fein hacken. Die Filets vorsichtig an den Pfannenrand setzen und das Gemüse mit dem restlichen Zitronensaft und dem Dill würzen. Filets und Gemüse zusammen anrichten.

Pro Portion (ca. 400 g): 376 kcal | 13 g KH | 36 g E | 20 g F

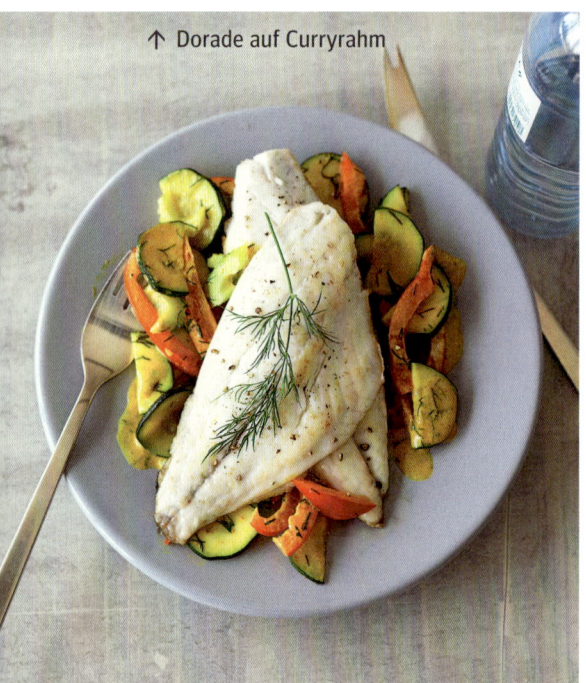

↑ Dorade auf Curryrahm

Fisch oder Fleisch: Statt der Doradenfilets können Sie Lachsfilets, Shrimps, Meeresfrüchte oder Jakobsmuschelfleisch verwenden, aber auch Hähnchenbrust, Putenschnitzel, Truthahn, Tatar oder zartes Rindfleisch.
Statt Frischkäse: Als Alternativen zum Frischkäse passen auch Kräuterquark, saure Sahne oder Dickmilch.
Gemüsevielfalt: Greifen Sie auf dem Gemüsemarkt mal richtig »in die Vollen« und ersetzen Sie die Paprika durch Möhre, Kürbis oder Radieschen, die Zucchini durch Champignons, Porree, Steckrübe, Kohlrabi oder Romanesco, den Staudensellerie durch Fenchel oder Frühlingszwiebeln. Oder probieren Sie einfach eine Sorte aus, die Sie gerade besonders »anlacht«.
Für Hungrige: Wenn Sie am Abend großen Hunger haben, sollten Sie mehr Frischkäse unter das Gemüse rühren.

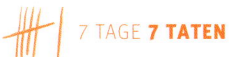

Püree aus Sellerie und Lauch mit Zwiebelfleisch

Zubereitungszeit: ca. 12 Minuten

Für 2 Portionen: ½ kleine Sellerieknolle | ½ Stange Porree | 4 Zwiebeln | 200 ml Gemüsebrühe | 2 Schweineschnitzel, alternativ Bratkäse, Räuchertofu, Veggie-Würstchen | Salz | schwarzer Pfeffer | 1 EL Olivenöl | 1 TL Tomatenmark | 1 TL Paprikapulver edelsüß | 200 ml Fleischbrühe | 100 ml fettarme Milch | Muskat | Kreuzkümmel | Worcestershiresauce

1. Den Sellerie schälen, abbrausen und klein würfeln. Den Porree waschen, putzen, längs halbieren und in dicke Ringe schneiden. Die Zwiebeln schälen, halbieren und in dünne Streifen schneiden. Die Brühe in einem Topf aufkochen, Sellerie und Lauch hineingeben und etwa 8 Minuten garen.
2. Inzwischen die Schnitzel abbrausen, trockentupfen, salzen und pfeffern. Das Öl in einer Pfanne erhitzen, das Fleisch darin 2 Minuten pro Seite anbraten. Die Schnitzel aus der Pfanne nehmen und die Zwiebeln etwa 2 Minuten in der Pfanne braten. Mit Salz und Pfeffer würzen. Tomatenmark und Paprikapulver zugeben und unter Rühren noch 1 Minute mitbraten. Die Brühe angießen, die Schnitzel wieder in die Pfanne geben und alles 2 Minuten bei geschlossenem Deckel garen.
3. Die Brühe vom Herd nehmen, mit der Milch pürieren, mit Salz, Pfeffer, Muskat und Kreuzkümmel würzen. Das Fleisch mit Salz, Pfeffer und Worcestershiresauce abschmecken und mit dem Gemüsepüree servieren.

Pro Portion (ca. 600 g): 400 kcal | 12 g KH | 52 g E | 16 g

Varianten: Statt Schnitzel passen Lamm, Kalb, Rind oder Huhn sowie Rostbratwürstchen oder fettarme Hackfleischbällchen.

Für Allergiker: Wer keinen Sellerie verträgt, nimmt Steckrübe, Kohlrabi, Kürbis.

Ragout fin mit Spargel und Pilzen

Zubereitungszeit: ca. 15 Minuten

Für 2 Portionen: 6 weiße Spargelstangen | 10 Champignons oder andere Pilze | 1 Zwiebel | 2 Kalbsschnitzel, alternativ Tofu | 2 TL Butter | Salz | schwarzer Pfeffer | Koriander | 100 ml Gemüsebrühe | 1 EL gehackte Petersilie | 1 EL fettarmer Frischkäse | 3 EL Worcestershiresauce | Saft von ½ Zitrone | 60 g geriebener Leerdamer

1. Den Backofen auf 220 °C (Umluft) vorheizen. Den Spargel schälen und in kleine Stücke schneiden. Die Pilze mit Küchenpapier säubern und klein schneiden, die Zwiebel schälen und klein würfeln. Die Schnitzel waschen, trockentupfen und klein würfeln.
2. Die Butter in einem Topf erhitzen und Fleisch, Pilze und Zwiebeln etwa 2 Minuten darin anbraten. Mit Salz, Pfeffer und Koriander würzen. Gemüsebrühe und Spargel hinzugeben, etwa 1 Minute kochen lassen.
3. Vom Herd nehmen, Petersilie, Frischkäse, Worcestershiresauce und Zitronensaft unterrühren. In eine mittelgroße Auflaufform geben, mit dem Käse bestreuen. Auf der mittleren Schiene des Backofens in 10 Minuten fertig garen.

Pro Portion (ca. 370 g): 391 kcal | 3 g KH | 43 g E | 23 g F

Tipp: So wird aus dem Ragout ein Auflauf: Nehmen Sie mehr Gemüse und verrühren alles mit 2 Eiern und 100 g Schmant.

Pollo Tonnato – Hähnchenbrust mit feiner Thunfischmayonnaise

Zubereitungszeit: ca. 5 Minuten

Für 2 Portionen: 1 kleine Dose Thunfischfilet im eigenen Saft (150 g) | 50 g Mayonnaise light | 1 EL Balsamicoessig | Saft von 1 Limette | 2 EL Kapern | 1 TL Salz | 1 Messerspitze schwarzer Pfeffer | 200 g Hähnchenbrustaufschnitt | 1 große Strauchtomate

1. Den Thunfisch abgießen, in eine Schüssel geben und mit der Light-Mayonnaise, dem Balsamicoessig, dem Limettensaft und 1 EL Kapern fein pürieren, mit dem Salz und dem Pfeffer würzen.
2. Die Hähnchenbrustscheiben flach auf zwei Tellern anrichten und anteilig mit der Thunfischmayonnaise bestreichen.
3. Die Tomate waschen, gut abtrocknen, vierteln, von Kernen und Stielansatz befreien. Das Fruchtfleisch mit einem sehr scharfen Messer in feine Würfel schneiden und mit den restlichen Kapern über das Pollo Tonnato streuen.

Varianten: Wer keine Mayonnaise mag, kann stattdessen ebensogut auch Buttermilch verwenden.
Grill-Tipp: Die Thunfischmayonnaise passt auch hervorragend als Dip zu Rinderhüftsteaks oder Minutensteaks. Marinieren Sie das Fleisch vorher mit einem Schuss Olivenöl und einer halben Knoblauchzehe. Sie können statt Fleisch aber auch Zucchinischeiben und kleine Tomaten grillen, die Sie mit Knoblauch, grobem Meersalz und geschrotetem Pfeffer würzen.

Pro Portion (ca. 300 g): 330 kcal | 6 g KH | 40 g E | 16 g F

Beefsteak alla Caprese mit Kräuterquark

Zubereitungszeit: ca. 12 Minuten

Für 2 Portionen Beefsteak: 1 kleine Zwiebel | 2 Strauchtomaten | 250 g mageres Rinderhackfleisch | 1 TL Kreuzkümmel | 1 TL Currypulver | ½ Laib Mozzarella | 2 TL Tomatenmark | 1 Ei | 6 EL Haferflocken | Salz | schwarzer Pfeffer | 200 ml Olivenöl zum Braten

Für 2 Portionen Kräuterquark: 10 EL Magerquark | 2 EL Branntweinessig | ½ Bund Dill | ½ Bund Basilikum | Salz | weißer und schwarzer Pfeffer

1. Für das Beefsteak die Zwiebel schälen und in kleine Würfel schneiden. Die Tomaten waschen, vierteln, von Stielansatz und Kernen befreien und mit einem sehr scharfen Messer ebenfalls klein würfeln. Mit dem Hackfleisch in eine Schüssel geben und alles zusammen mit dem Kreuzkümmel und dem Currypulver gut verrühren.
2. Den Mozzarella mit den Händen fein zerzupfen (eventuell mit dem Messer nachhelfen) und zusammen mit dem Tomatenmark, dem Ei und den Haferflocken in die Schüssel zu der Hackfleischmasse geben. Mit den Händen gut verkneten. Mit Salz und Pfeffer würzen.
3. Aus der Gemüse-Hackfleisch-Masse nun 6 flache Frikadellen formen. Das Öl in einer Pfanne bei mittlerer Temperatur erhitzen und die Frikadellen darin von jeder Seite 3 Minuten braten.
4. Für den Kräuterquark den Magerquark mit dem Essig und 2 EL Wasser glattrühren. Den Dill abbrausen, trockenschütteln, die Blättchen abzupfen und fein hacken. Das Basilikum abbrausen, trockenschütteln,

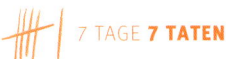

die Blättchen abzupfen und mit einem sehr scharfen Messer in feine Streifen schneiden. Die Kräuter unter den Quark heben und mit Salz und Pfeffer würzen.

5. Die Frikadellen aus der Pfanne nehmen, auf Küchenpapier etwas abtropfen lassen und zusammen mit dem Kräuterquark auf Tellern anrichten.

Pro Portion Hackfleischbällchen (ca. 210 g): 542 kcal | 20 g KH | 39 g E | 34 g F

Pro Portion Kräuterquark (ca. 180 g): 67 kcal | 10 g E | 6 g KH | 0,3 g F

Tipp: Sie können auch mehr vom Kräuterquark zubereiten und im Kühlschrank 4 bis 5 Tage als Brotaufstrich lagern.
Varianten: Statt Rinderhackfleisch können Sie zur Abwechslung auch Puten- oder Lammhackfleisch verwenden.

Für Kräuter-Fans: Wer mag, kann den Quark noch mit weiteren Kräutern verfeinern: Kerbel, Kresse, Koriander, Schnittlauch, Zitronenmelisse …

Gemüsequark: Wenn Sie mögen, können Sie noch in kleine Würfel geschnittenes Gemüse wie Radieschen, Gurken, Zucchini oder Paprika unter den Kräuterquark heben.

Bei Laktose-Unverträglichkeit: Wenn Sie unter einer Laktoseintoleranz leiden, können Sie den Kräuterquark auch mit Tofu beziehungsweise Seidentofu zubereiten. Den Tofu pürieren Sie zusammen mit den Kräutern und etwas Soja- oder Hafermilch. Den Seidentofu können Sie wie Quark behandeln (er ist übrigens auch eine feine Grundlage für süße Desserts).

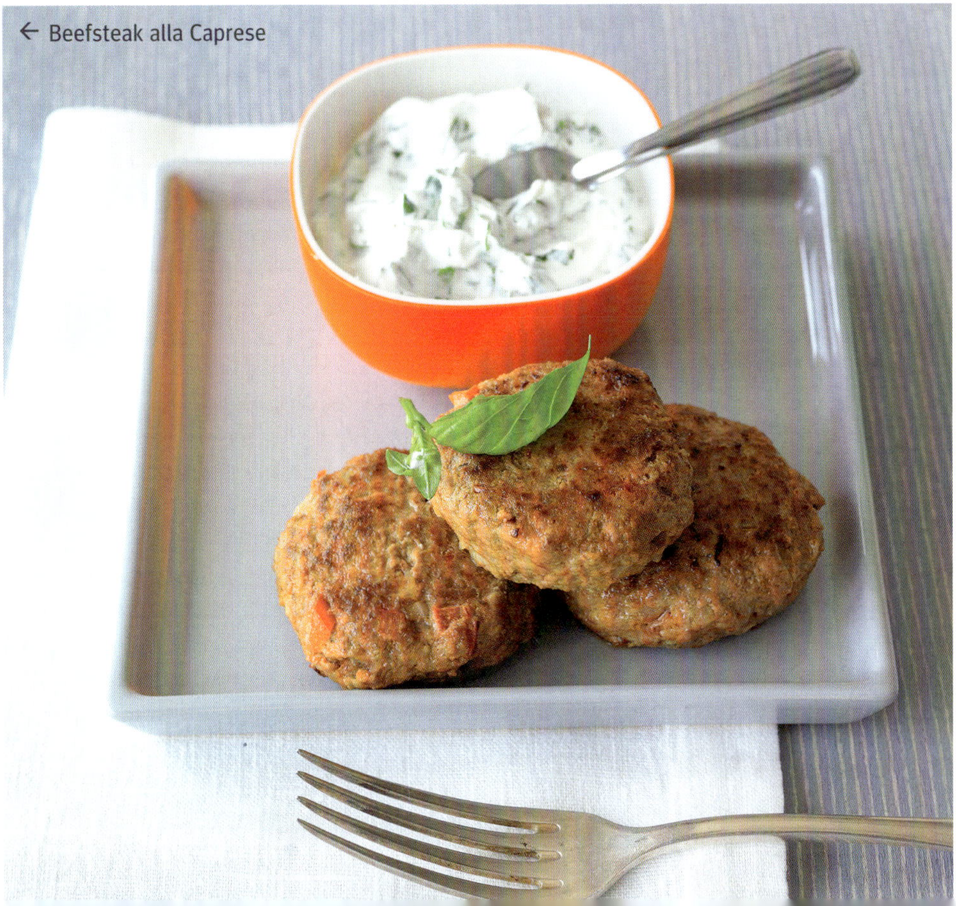

← Beefsteak alla Caprese

Bohnensuppe mit Tatar und Schafskäse

Zubereitungszeit: ca. 11 Minuten

Für 2 Portionen: 1 große Dose weiße Bohnen | 1 rote Paprikaschote | 1 Knoblauchzehe | 2 Frühlingszwiebeln | 1 EL Rapsöl | Salz | schwarzer Pfeffer | Kreuzkümmel | Muskat | Majoran | 800 ml Gemüsebrühe | 50 g Schafskäse | 200 g Rindertatar

1. Die Bohnen in einem Sieb abtropfen lassen. Die Paprika waschen, trockentupfen, von Samen und Scheidewänden befreien und klein würfeln. Den Knoblauch schälen und ebenfalls klein würfeln. Die Frühlingszwiebeln waschen, putzen und in feine Röllchen schneiden.
2. Das Öl im Topf erhitzen und die Paprika mit dem Knoblauch etwa 1 Minute anbraten. Mit Salz, Pfeffer, Kreuzkümmel, Muskat und Majoran würzen. Die Bohnen, die Frühlingszwiebeln und die Gemüsebrühe dazugeben und bei mittlerer Hitze etwa 2 Minuten bei geschlossenem Deckel kochen.
3. Den Schafskäse mit den Händen zerbröseln. Die Suppe vom Herd nehmen und mit dem Pürierstab grob zerkleinern. Anschließend das Tatar und den Schafskäse unterrühren und weitere 2 Minuten kochen lassen. Die Suppe nochmals abschmecken und heiß servieren.

Pro Portion (ca. 680 g): 414 kcal | 25 g KH | 47 g E | 14 g F

Tipp: Wer die Suppe sämiger haben möchte, rührt noch 2 TL pflanzliches Bindemittel wie Johannisbrotkernmehl oder Pfeilwurzelmehl unter.
Gemüsevielfalt: Nach Belieben können Sie auch anderes Gemüse mit den weißen Bohnen kombinieren, etwa Aubergine, Möhren, Kürbis, Tomate oder Zucchini.
Viele feine Hülsenfrüchte: Die weißen Bohnen lassen sich auch prima durch rote Bohnen, Kichererbsen oder Linsen ersetzen.
Statt Tatar: Zu der Bohnensuppe passen auch gebratene Riesengarnelen, Meeresfrüchte, Lachs oder Kabeljau. Wer mehr Zeit einsparen möchte, kann eingelegte oder tiefgefrorene Meeresfrüchte, Shrimps oder Fisch verwenden.
Für Vegetarier: Lassen Sie das Hackfleisch weg und nehmen dafür mehr Schafskäsewürfel. Statt Schafskäse können Sie auch geriebenen Emmentaler, Edamer oder Parmesan hinzutun.

Gebackene Chinakohl-Hackfleisch-Röllchen

Zubereitungszeit: ca. 8 Minuten

Für 2 Portionen: 1 Kopf Chinakohl | 2 Knoblauchzehen oder 1 große Zwiebel | 300 g mageres Rinderhackfleisch | 1 Ei | 1 EL Haferflocken | ½ TL Salz | ½ TL schwarzer Pfeffer | ½ TL Muskat | 2 TL mittelscharfer Senf | 2 TL Sojasauce | 300 ml passierte Tomaten | 150 ml Gemüsebrühe | Garam Masala (indische Gewürzmischung) | Oregano | Currypulver | Kurkuma | Koriander

1. Den Backofen auf 175 °C (Umluft) vorheizen.
2. Die äußeren welken Blätter vom Chinakohl entfernen und den Strunk herausschneiden. 10 große Chinakohlblätter vorsichtig vom Strunkansatz abpflücken und in eine Schüssel legen. 1 l kochendes Wasser über die Kohlblätter geben, sodass sie gut bedeckt sind, und darin etwa 2 Minuten einweichen.

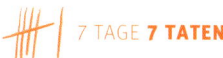
← Gebackene Chinakohl-Hackfleisch-Röllchen

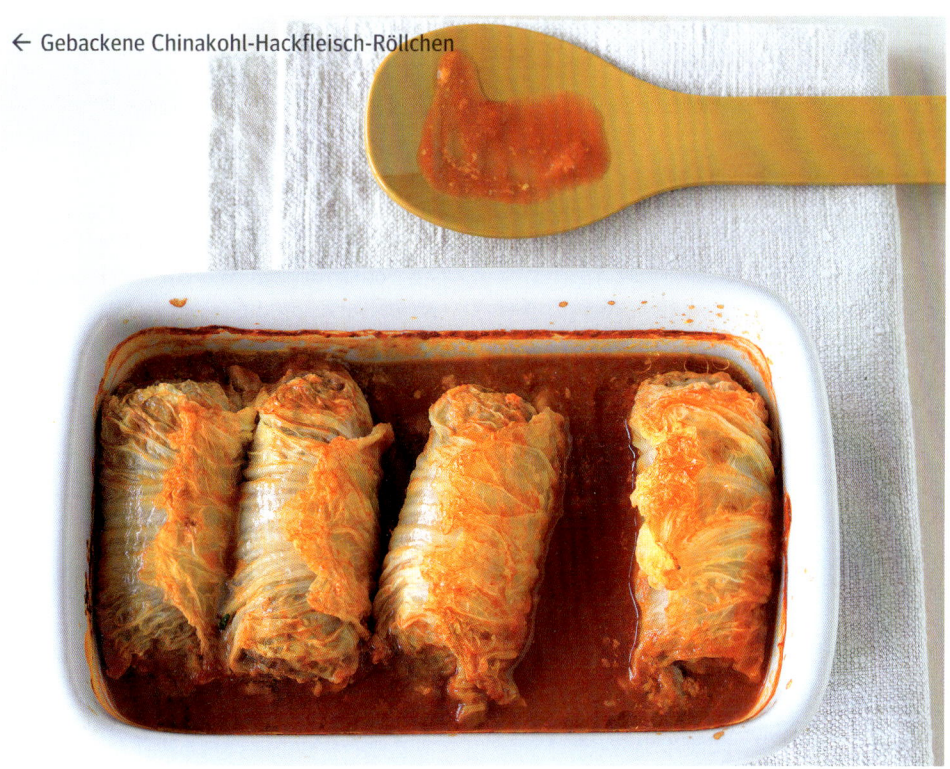

3. Für die Füllung den Knoblauch oder die Zwiebel schälen und klein würfeln. Das Hackfleisch mit dem Knoblauch, dem Ei und den Haferflocken glattrühren. Mit dem Salz, dem Pfeffer, dem Muskat, dem Senf und der Sojasauce würzen und noch mal gründlich verrühren.

4. Die Chinakohlblätter aus dem Topf nehmen, auf Küchenpapier abtropfen lassen und auf einer festen Arbeitsfläche oder einem großen Schneidbrett auslegen. Das Hackfleisch zu 10 kleinen Bällchen formen und diese auf die Chinakohlblätter verteilen. Die Blätter von der Blattspitze zum Strunkansatz vorsichtig einrollen. Die Chinakohlröllchen eng nebeneinander in eine Auflaufform legen.

5. Die passierten Tomaten mit der Gemüsebrühe und 150 ml Wasser verrühren und mit Garam Masala, Oregano, Currypulver, Kurkuma und Koriander würzen. Die Tomatensauce gleichmäßig über die Chinakohlröllchen verteilen und im vorgeheizten Backofen in 25 bis 30 Minuten backen.

Tipp: Aus den übrigen, zarten Chinakohlblättchen können Sie sich einen leckeren Salat machen: Einfach in feine Streifen schneiden, ein Dressing aus Erdnussöl, ein wenig Erdnussmus, Zitrone, Salz, Pfeffer und Currypulver dazu rühren.

Pro Portion (ca. 360 g): 475 kcal │ 13 g KH │ 36 g E │ 31 g F

7_Naschen mit Genuss und ohne Reue

WENN SIE IHRE WOCHENAUFGABEN in anderer Reihenfolge erledigt haben, weil es besser in Ihren Alltag gepasst hat, ist das wunderbar – nur diese Nummer sieben, die sollten Sie unbedingt am Schluss machen. Auf diese Aufgabe können Sie sich freuen!

Sie haben es geschafft – eine Woche lang jeden Tag eine gute Tat für Ihre Gesundheit vollbracht! Jetzt belohnen Sie sich. Zum Beispiel mit einem Kurzbesuch am Küchenschrank, wo Ihre Knabbertüte liegt. Der Griff in die Tüte ist gleichzeitig eine Übung. Am besten machen Sie die direkt nach Mittagessen: Sie holen sich nur eine Handvoll Leckerlis heraus, drapieren die hübsch auf einem kleinen Teller auf dem Esstisch, zünden feierlich eine Kerze an und genießen jeden Bissen. Sobald der Teller leer ist, pusten Sie die Kerze aus. Denken Sie nicht darüber nach, ob Sie wohl noch mehr nehmen könnten. Ziehen Sie einen klaren Schlussstrich – am besten für den Rest des Tages. Die angebrochene Tüte kommt zurück in den hohen Hochschrank und bleibt dort – als Beweis für Ihren Erfolg.

Mit der Checkliste unten können Sie sich Ihre Erfolge noch einmal schwarz auf weiß vor Augen führen. Herzlichen Glückwunsch – Sie haben schon ganz schön viel geschafft!

Das habe ich in den letzten sieben Tagen geschafft:

ERFOLGS-CHECKLISTE FÜR DIE ERSTE WOCHE

○ Ich habe meinen persönlichen Essplan geschrieben und mit der Heizmann-Uhr analysiert, einen Essfehler erkannt und vermieden.

○ Ich habe die Fitnesstests gemacht, gezählt, wie viele Schritte ich pro Tag gehe, und mindestens einmal versucht, mich zu steigern.

○ Unabhängig vom Essen habe ich einmal meine Gewohnheiten geändert.

○ Eine Mahlzeit habe ich ohne Ablenkung am Tisch eingenommen.

○ Ich habe einmal auf Naschkram und Alkohol am Abend verzichtet.

○ An einem Abend habe ich keine Kohlenhydrate gegessen.

○ Ich habe ein Tellerchen mit Süßigkeiten ohne schlechtes Gewissen gegessen.

Wenn Sie sieben Haken machen können, haben Sie Ihre erste Woche schon erfolgreich bewältigt.
Belohnen Sie sich (siehe Seite 60)!

Wenn es nicht so gut gelaufen ist, starten Sie einfach noch mal neu in die erste Woche.

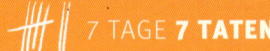 7 TAGE **7 TATEN**

Der Büro-Bernhard erzählt Teil 1

HUNGER – WIE BEKLOPPT IST DAS EIGENTLICH?

Bernhard (41) sitzt den ganzen Tag am Schreibtisch, hat keine Zeit für Sport und keine Lust auf Diät, aber eine kleine Sehnsucht: Er wäre gern zehn Kilo leichter. Da können die meisten nur müde lächeln, geht ihnen schließlich genauso. Doch dank Heizmann hat Bernhard noch Hoffnung. Hier erzählt er jede Woche von seinem schaurig-schönen Abenteuer Abnehmen.

Ich bin ein Diäten-Greenhorn und machte einen Schnuppertag in Sachen Abnehmen mit denkwürdigen Folgen ...

Es begann heimlich, geradezu hinterhältig, weil ich nicht darauf vorbereitet war. Seit ich zur Gattung der Sesselsitzer gehöre, nehme ich zu. Langsam, aber sicher. Jedes Bürojahr ein bisschen. Vorher waren Kalorien für mich kein Thema. Ich war ein dünnes, langes Kind und konnte noch in Studentenzeiten futtern, ohne anzusetzen. Rad fahren, hin und wieder eine Hantel heben, am Wochenende bei Umzügen helfen, zum Geldverdienen Postsäcke wuchten – ich aß und aß und blieb bei 1,89 Metern immer unter 85 Kilo. Aus Mangel an Bewusstsein genoss ich's nicht. Abnehmen – das war für Frauen. Aber wie viele von ihnen schaffen es schon? Ich hatte also keine brauchbaren Vorbilder und stapfte als Greenhorn in meine erste Diät, nachdem ein ehemaliger Kollege unser Wiedersehen mit einem charmanten »Bist dicker geworden« eröffnet hatte. Kein Problem, dachte ich, dann esse ich einfach ab morgen weniger. Meine Frau lächelte mitleidig: »Das sagen sie alle.«
Weiß eigentlich jemand, wie bekloppt Hunger ist? Ich dachte, ich spinne. Einmal ohne Essen ins Bett, und alle meine guten Vorsätze waren futsch.

Es war nicht auszuhalten. Ich verlagerte die Lösung meines Problems sofort auf die nächsten Ferien. Die Aussicht darauf machte mich zufrieden – und hungrig. Wohl wissend, dass ich bald nicht mehr dürfen würde, wollte ich es noch mal richtig wissen. 94 Kilo waren die Quittung auf der Waage, die ich fünfzehn Jahre nicht betreten hatte. Jetzt war ich ein Ernstfall ohne Illusionen. Die Herren-Figur im höheren Alter (Modell schwangerer Storch – Riesenbauch auf Stelzenbeinen) rückte unaufhaltsam ran.
In jenen Tagen kam meine Frau von einem Vortrag mit Patric Heizmann und behauptete, die Lösung für mein Problem gefunden zu haben: Der Typ habe von einer hungerfreien Mampf-Methode erzählt, mit der ich nicht viel mehr machen müsste, als mich ein bisschen umzugewöhnen, morgens ein paar Liegestütze und abends Gemüsesuppe essen – und zwar so viel ich will. Dabei würde ich dann von allein abnehmen, weil die Muskeln nachts mein Fett fressen. Oder so ähnlich. Verstanden habe ich's nicht, aber schick fand ich's schon. Ich hatte nämlich mal gelesen, dass Fußballprofis echte Fresssäcke sind, dank ihrer Muckis aber nie zunehmen. Das erschien mir überzeugend. Ich wünschte mir für den nächsten Abend Gemüsesuppe.

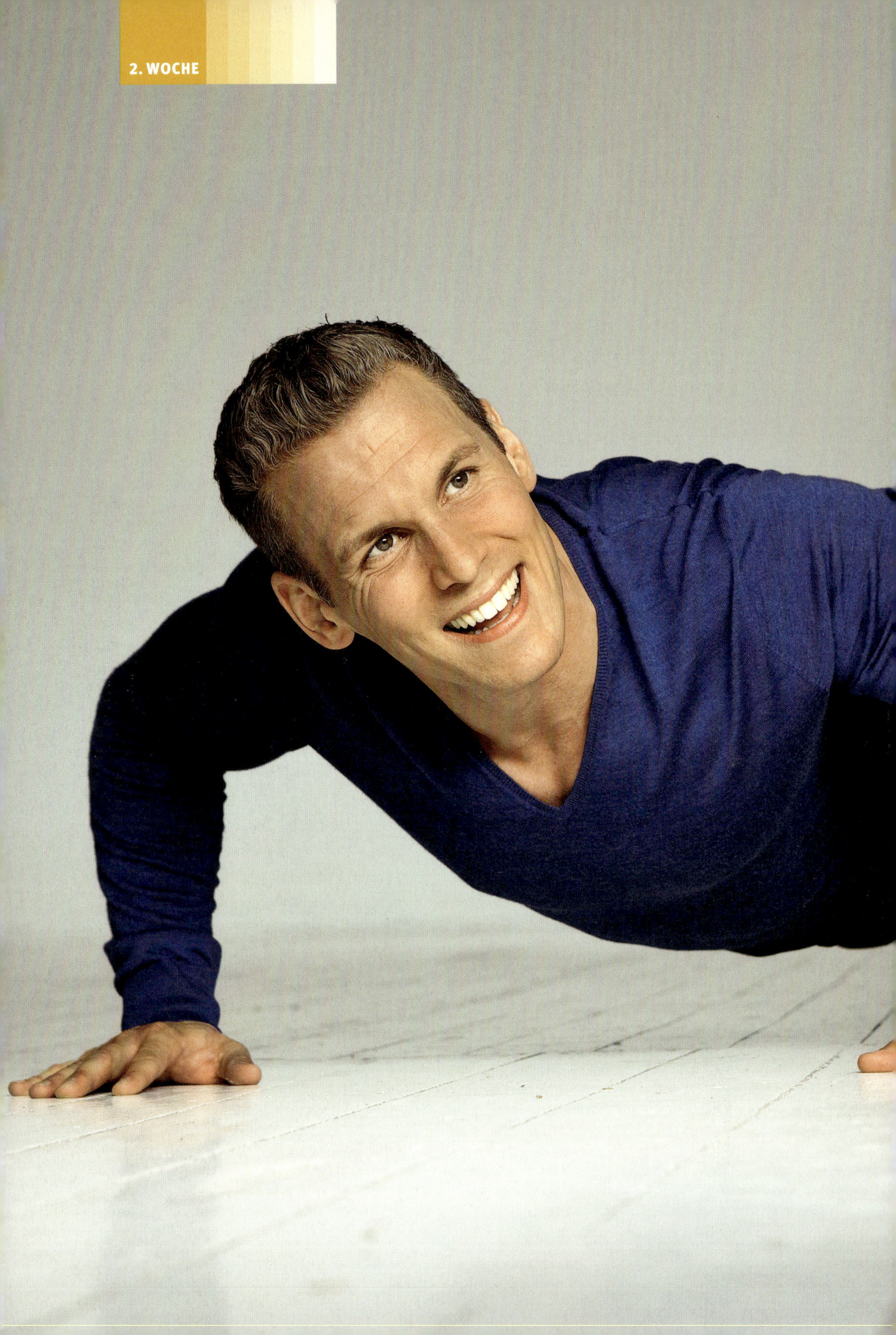

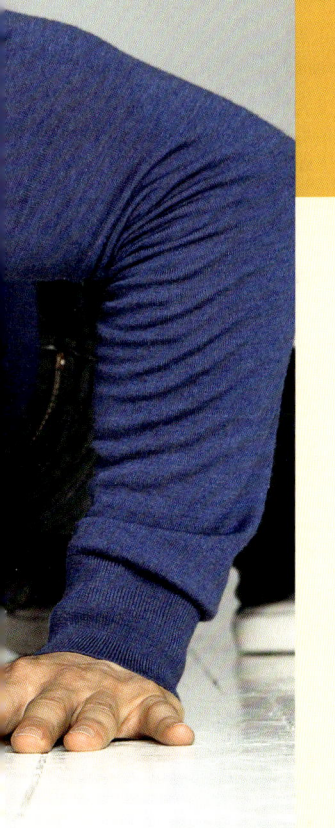

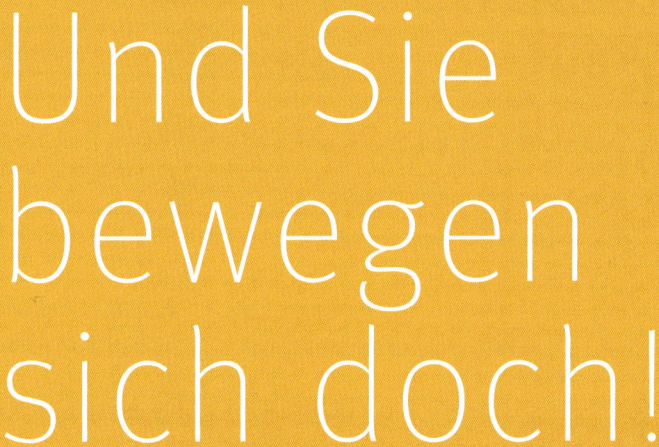

Und Sie bewegen sich doch!

Bauen Sie auf Ihre ersten Erfolge auf

»Sport treiben mit Schwitzen und Schnaufen? Das ist ja wie früher in der Schule, wenn Zirkeltraining und Tausendmeterlauf auf dem Stundenplan standen. Das tue ich mir nicht noch mal an«, schwören Sie sich vielleicht und meiden deshalb alles, was irgendwie anstrengend sein könnte. Schade! Denn ohne Bewegung ist Abnehmen viel, viel schwerer. Raffen Sie sich auf. Sport kann auch Spaß machen! Sie müssen kein Intensivtraining betreiben, um optimal in Form *zu kommen. Mehr Bewegung im Alltag, zusätzlich ein paar hilfreiche Kniffe und gute Rezepte bewirken schon viel.*

1_Legen Sie zuckerfreie Zeitzonen ein

FRÜH AM MORGEN ist die Welt noch in Ordnung. Sie stehen auf und sind voller guter Vorsätze: »Heute wird ein prima Tag«, denken Sie. »Ich werde mich gesund ernähren, nicht dauernd zwischendurch naschen und das auch wirklich mal durchhalten.« Zuerst klappt alles wie am Schnürchen. Sie frühstücken wie immer, packen sich in Anbetracht der guten Vorsätze kein Butterbrot, kein Croissant für zwischendurch ein und freuen sich auf den Salat in der Kantine, mit dem Sie heute Mittag durchhalten wollen.

So weit, so gut – Sie haben nur vergessen, dass am späten Vormittag der Heißhunger kommt und alle guten Vorsätze vertreibt. So wie er es auch gestern gemacht hat. Und vorgestern, und vor zwei Wochen genauso wie vor drei Monaten und vielleicht auch schon vor zwanzig Jahren.

Einmal zugegriffen?
Der Schweinehund will mehr

Wenn Sie ehrlich sind, gestehen Sie sich ein: »Okay, der Hunger wird kommen, und ich werde wohl auch diesmal wieder schwach werden.« Doch statt sich gleich gut satt zu essen, lassen Sie den nächsten Fehler zu: Sie beschließen, dass eine Kleinigkeit ja nicht schadet, und greifen munter in die Schublade mit den Schokotäfelchen. Mit dem Satz »Eine Kleinigkeit schadet nicht« liegen Sie gar nicht einmal so falsch. Theoretisch haben Sie damit recht, praktisch gibt es aber ein kleines Problem: Ihr Hunger ist schon so weit fort-

geschritten, dass es nicht bei einer Kleinigkeit bleibt. Nach der ersten Schokorippe flüstert der Schweinehund, dass Sie noch eine zweite zum richtigen Glück brauchen und dass es danach auch keine Rolle mehr spielt, ob Sie nach der dritten oder nach der fünften aufhören – flugs sind die guten Vorsätze für den ganzen Tag dahin.

Vielleicht schaffen Sie es ja tatsächlich, nach einer Kleinigkeit wieder aufzuhören, was sicherlich schon ein Erfolg ist. Aber danach drohen wieder neue Gefahren: So ein kleiner Happen zwischendurch macht ja nicht satt. Eine halbe Stunde später ist der Heißhunger wieder da. Mit dem bewährten Argument »Eine Kleinigkeit schadet nicht« greift man erneut beherzt zu. Das Naschen setzt sich im Halbe-Stunden-Rhythmus fort. Aus der Schokorippe wird eine Tafel, aus einer Handvoll Gummibärchen eine ganze Tüte. All diese Kleinigkeiten, die sich durchs Hintertürchen eingeschlichen haben, lähmen die Fettverbrennung. Wer in diese Falle hineintappt, wird sogar schneller dick als jemand, der sich mehr als eine Kleinigkeit gönnt und dann

Versuchen Sie im Alltag möglichst oft, drei bis vier Stunden lang nichts Süßes zu essen.

wieder Pause macht. Wer das Naschen nicht lassen kann, sollte lieber einmal richtig zulangen als dreimal ein bisschen.

Drei bis fünf Mahlzeiten sind optimale Schlankmacher

Warum funktioniert das? Es hängt vor allem mit unserem Stoffwechsel zusammen: Optimal dafür (und zum Schlankwerden) sind drei bis fünf gut sättigende Mahlzeiten am Tag, mit Esspausen von mehreren Stunden. Wichtig ist, dass diese wirklich zuckerfrei bleiben, denn jede gesüßte Limonade, jeder Kaffee mit Zucker, jeder Fruchtsaft und jeder Schokoriegel setzen auch in kleinen Mengen Insulinausschüttungen in Gang, die langfristig dick machen.

   Das Hormon Insulin sorgt nämlich dafür, dass Nährstoffe, die sich nach dem Essen im Blut befinden, in die Zellen gebracht werden. Die Zellen nehmen aber nur so viel auf, wie sie brauchen. Wird ihnen zu viel geliefert, verschließen sie ihre Schleusen. Die Nährstoffe bleiben im Blut und gelangen nicht mehr in die Zellen. Je mehr wir essen und je kürzer die Zeitabstände dazwischen sind, umso schneller stauen sich Zucker, Fett und Eiweiß im Blut. Auch das Insulin steckt dann im Stau und kann seinen wichtigen Job nicht mehr erledigen, obwohl die Bauchspeicheldrüse mit neuen Ausschüttungen drängelt. In seiner Bedrängnis beginnt das Insulin, Fettgewebe zu mästen. Je häufiger und regelmäßiger das passiert, desto dicker wird der Mensch: In seinem Körper verfetten die Zellen von innen.

Wie schütze ich mich am besten vor Hungerattacken?

»Aber was soll ich denn tun, wenn der Heißhunger kommt?«, werden Sie sich jetzt fragen. Es gibt verschiedene Möglichkeiten:

● Wer morgens um neun Uhr gut frühstückt (mit Eiweiß, hochwertigen Kohlenhydraten aus Vollkornprodukten und Vitaminen aus Obst) und satt in den Tag geht, kann meist gut bis mittags durchhalten, ohne zwischendurch irgendetwas zu essen. Die Gefahr, von Fastfood-Verlockungen, Riesenkuchen oder Schokolade tafelweise überfallen zu werden, ist viel geringer, wenn Heißhunger gar nicht erst aufkommt.

● Wer früher isst und entsprechend Energie verbraucht, sollte sich mit einem gesunden Snack am späten Vormittag vor Hungerattacken schützen. Gut geeignet sind dafür Nüsse, ein Stück Käse oder Wurst, ein zuckerfreier Joghurt oder ein hartgekochtes Ei für unterwegs. Auch ein Vollkornbutterbrot ist besser als jeder Kuchen.

● Für alle, die etwa eine Stunde vor dem Essen mit knurrendem Magen umherschleichen und sicher sind, dass sie nicht bis zur nächsten Mahlzeit durchhalten, empfehle ich kleine Überbrückungshilfen. Zum Beispiel ein Glas Milchkaffee (natürlich ohne Zucker und ohne Apfelkuchen). Das verbreitet wohlige Wärme, befriedigt die Sehnsucht nach Entspannung und Belohnung, die oft zu Naschanfällen führt, und tut deshalb einfach gut. Die Milch sättigt ein bisschen, aber nicht so intensiv, dass das Mittagessen danach nicht mehr schmeckt. Auch eine große Tasse Tee besänftigt den knurrenden Magen eine Weile. Ein Glas Wasser wirkt ebenfalls als kurzfristige Schmachtbremse. Probieren Sie es mal aus: Wenn der Hunger kommt und die nächste Mahlzeit nicht allzu fern ist, greifen Sie zur Wasserflasche. Die energiefreie Flüssigkeit beschäftigt den Magen – und Sie schaffen es auf diese Weise viel leichter, jeden Tag zwei bis drei Liter Wasser zu trinken.

2_Entdecken Sie den Spaß am Sport

OB SIE WALKEN, radeln, langsam joggen, hin und wieder einen Sprint einlegen oder einen Hügel mitnehmen, eine Treppe mit Riesenschritten emporsausen oder schon froh sind, die Stufen gehend zu schaffen, ob Sie im Schwimmbad Bahnen ziehen oder bei der Bauch-Beine-Po-Gymnastik Ausdauer, Beweglichkeit und Muskelaufbau gleichzeitig trainieren – letztendlich spielt es keine Rolle, was Sie tun, sondern nur, dass Sie was tun. Probieren Sie ruhig ein paar Sachen aus, bevor Sie sich festlegen. Denn Sie sollten daran denken, dass Sie nur dranbleiben, wenn Sie etwas finden, das Ihnen gefällt. Einmal in der Woche eine halbe Stunde Ausdauer ist ab heute Pflicht.

Ausdauerübungen sind prima für Ihre Gesundheit und Ihr Wohlbefinden, sie führen aber häufig zu Enttäuschungen in Sachen Gewichtsabnahme. Da haben Sie sich kräftig abgestrampelt, sind herumgelaufen, haben Zeit und Energie ins Walken gesteckt, doch auf der Waage tut sich fast nichts. Deshalb sollten Sie zusätzlich Ihre Muskeln in Form bringen. Der effektivste Abnehmsport ist und bleibt Muskelaufbautraining, denn die kleinen Kraftwerke im Körper verbrauchen auch dann Energie, wenn Sie selbst nichts tun – sogar noch im Schlaf.

Leider gibt es nur einen einzigen Weg zu kräftigen Muskeln: Sie müssen sie sich selbst machen. Ganz ohne Anstrengung geht das nicht. Vor allem Frauen haben häufig Berührungsängste, wenn es um Kraftübungen geht. »Dann werde ich ja dicker statt dünner.«

Solche Bedenken hören Fitnesstrainer regelmäßig. Tatsächlich kann es sein, dass Sie am Anfang etwas an Gewicht zulegen, doch werten Sie das als ersten Erfolg. Denn danach werden Sie schnell belohnt: Muckis verstärken die Fettverbrennung, sorgen für Kraft und Spannung im Körper, lassen Sie besser und straffer aussehen und verhelfen damit zu mehr Selbstbewusstsein.

Am besten gewöhnen Sie sich an ein kleines Programm, mit dem Sie viele Muskeln gleichzeitig betätigen und deshalb wenig Zeit investieren müssen. Die Übungen, die ich Ihnen hier vorstelle, reichen zum Einstieg völlig aus. Sie können sie zu Hause machen und so zügig absolvieren, dass Sie sich bald daran gewöhnt haben.

Bevor Sie loslegen, sollten Sie sich immer ein bisschen warm und locker machen. Sie können auf der Stelle schnell walken, laufen (die Knie dabei hochziehen), tanzen oder hüpfen (wenn die Gelenke das zulassen). Dieses kleine Warm-up muss nicht länger als zwei Minuten dauern.

Mit einer einfachen Übung geht's anschließend los mit dem Krafttraining – jeweils mit Varianten in unterschiedlicher Intensität für Einsteiger und Geübte.

Übrigens: Der beste Zeitpunkt für Muskelaufbautraining mit Schlankeffekt ist abends vor dem kohlenhydratfreien Abendessen. Dabei können Sie auch Ihre im Büro angestaute Energie loswerden und sich bestens auf den Abend einstimmen.

Der Beinformer als Multi-Mucki-Macher

Der große Vorteil dieser Übung: Sie stärken nicht nur die Beinmuskeln (auch wenn Sie es dort am meisten merken), sondern verlangen von über der Hälfte aller Muskeln mehr oder weniger harte Arbeit. Kleinere Muckis unterstützen größere – kaum ein Bereich kommt durch, ohne etwas zu tun.

Im Vergleich zu den klassischen Kniebeugen, bei denen man den Po fast bis auf den Fußboden senkt, werden die Kniegelenke bei dieser Variante weniger belastet.

● Stellen Sie sich mit schulterbreit geöffneten Beinen vor einen Stuhl. Halten Sie den Rücken gerade, indem Sie geradeaus blicken. Nehmen Sie die Arme hinter den Kopf, die Ellenbogen leicht nach hinten.

● Ohne einzuknicken senken Sie nun langsam den Po und gehen dafür so tief in die Knie, dass Sie kurz über der Sitzfläche innehalten. **1** Eine zarte Berührung ist erlaubt, hinplumpsen dürfen Sie aber nicht. Zählen Sie langsam: einundzwanzig, zweiundzwanzig. Dann geht es wieder nach oben – mit Kraft statt mit Schwung. Die Knie werden nie ganz durchgedrückt, sondern bleiben immer leicht gebeugt.

● Wiederholen Sie die Übung so oft, wie Sie eine saubere Ausführung schaffen. Dann machen Sie kurz Pause, notieren die erreichte Wiederholungszahl in ein Heft oder einen Kalender und starten den zweiten Durchgang. Diesmal wird es etwas schwieriger. Bleiben Sie trotzdem dran, so lange Sie können! Auch das Ergebnis von Runde zwei wird notiert. Bewahren Sie Heft oder Kalender auf und machen sich regelmäßig solche Notizen. Denn um sich zu steigern, brauchen Sie Vergleichswerte.

● **Für Einsteiger:** Wenn Ihnen die Übung noch zu schwer fällt, dürfen Sie sich am Anfang auch ein Kissen auf den Stuhl legen. Um das zu berühren, müssen Sie nicht ganz so viel Kraft aufwenden.

● **Für Geübte:** Wenn Sie es in Runde zwei bereits locker auf 30 Wiederholungen bringen, machen Sie die Übung ohne den Stuhl als Hilfsmittel und gehen dabei etwas tiefer in die Knie. **2**

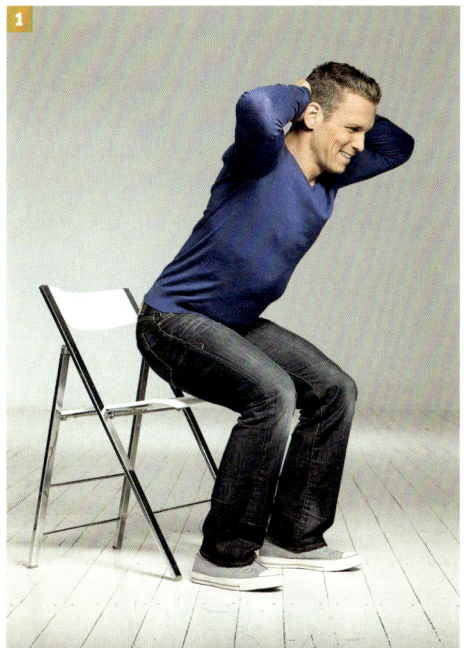

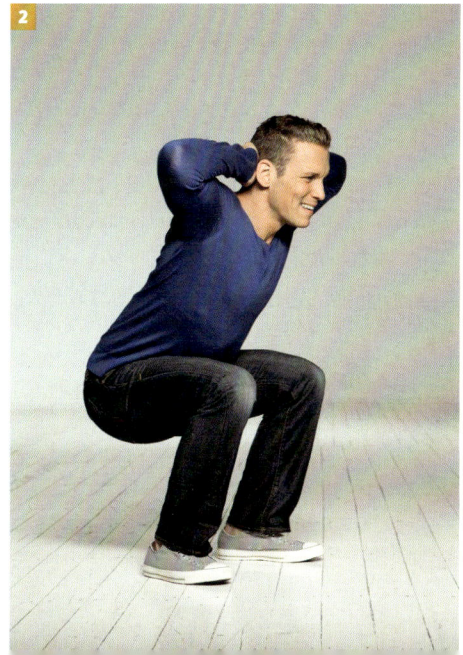

Der Brustformer für ein wohlgeformtes Oberteil

Ob Brustmuskeln, Schultern oder Arme – diese Übung stärkt den gesamten Oberkörper. Sie müssen dafür nicht sofort in den klassischen Liegestütz, sondern dürfen erst einmal auf den Knien starten.

● Legen Sie sich flach auf den Bauch, winkeln Sie die Unterschenkel an. Um die Knie zu schonen, legen Sie sich ein gerolltes Handtuch darunter. Die Fußgelenke dürfen sich überkreuzen. Ihre Handflächen setzen Sie neben Ihren Schultern am Boden auf.

● Drücken Sie sich mit den Armen nach oben, während die Knie am Boden bleiben. Das Körpergewicht sollte dabei nicht auf den Kniescheiben lasten, sondern etwas oberhalb der Kniegelenke. Achten Sie beim Abheben darauf, dass der Körper in einer Linie bleibt. Spannen Sie auch die Bauch- und Pomuskeln kräftig an. Oben angekommen, sollten Sie die Arme nicht ganz durchdrücken, bevor Sie sich anschließend wieder bis knapp über den Boden absenken. **1**

● Jetzt dürfen Sie sich leider nicht einfach ablegen: Halten Sie die Position und zählen dabei langsam genauso wie bei der ersten Übung: einundzwanzig, zweiundzwanzig. Danach drücken Sie sich wieder hoch.

● Auch diese Übung wiederholen Sie in der ersten Runde so oft, wie Sie sie schaffen, bevor der zweite Durchgang nach einer kleinen Pause mit Aufschreiben beginnt.

● **Für Einsteiger:** Bevor Sie sich auf den Boden wagen, führen Sie die Übung in der »Schräge« aus: Stellen Sie sich in einem Abstand von etwa einem halben Meter vor einen stabilen Tisch, einen Küchenunterschrank oder ein Sideboard, das nicht wegrutscht. Stützen Sie die Hände darauf und senken Sie sich mit kerzengeradem Oberkörper in den Ellenbogen ab, bis der Kopf über der waagerechten Oberfläche ist. Anschließend drücken Sie sich langsam und mit Kraft, ohne Schwung, nach oben. Zählen Sie auch hier die Wiederholungen.

● **Für Geübte:** Ab auf die Füße! Der richtige Liegestütz verlangt mehr Kraft. **2**

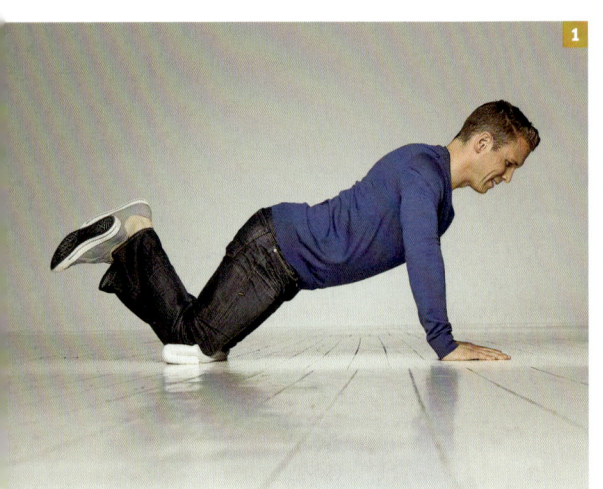

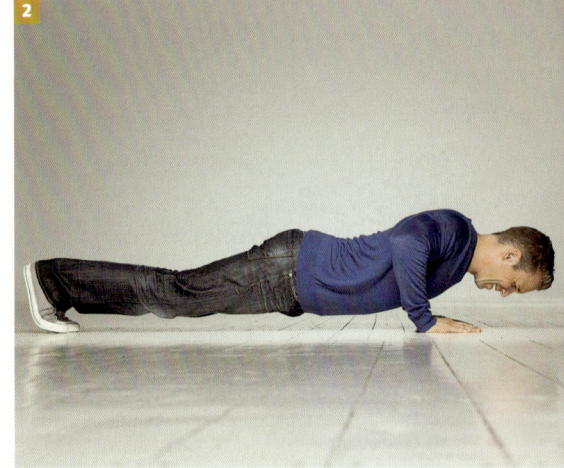

Der Po-Former für eine ansehnliche Rückseite

Mit dieser Übung bringen Sie Ihren unteren Rücken, die Beinrückseiten und natürlich den Po in Bestform.

● Sie liegen flach auf dem Rücken und winkeln die Beine um etwas weniger als 90 Grad an, sodass Ihre Fußsohlen mit der ganzen Fläche fest auf dem Boden stehen. Ihre Arme sind auf der Brust verschränkt.

● Nun drücken Sie den Po ganz langsam so weit wie möglich nach oben. Dabei können Sie die Zehen zu sich heranziehen, das sorgt für einen angenehmen Dehnreiz in den Beinrückseiten.

● Am höchsten Punkt kneifen Sie die Pobacken fest zusammen und halten die Spannung, während Sie langsam zählen: »einundzwanzig, zweiundzwanzig.« **3**

● Senken Sie den Po wieder ab und halten ihn knapp über dem Boden, bevor es erneut nach oben geht.

● Einmal hoch, anspannen, zählen und wieder herunter – das ist eine Wiederholung.

Machen Sie dabei wieder zwei Durchgänge mit einer kurzen Pause dazwischen und notieren Sie Ihre Leistung für spätere Vergleiche.

● **Für Einsteiger:** Auch als Einsteiger schaffen Sie die beschriebene Übungsausführung bestimmt locker.

● **Für Geübte:** Winkeln Sie die Beine in der Ausgangsposition weniger stark an, sodass der Winkel mehr als 90 Grad beträgt. **4**

Kleines Programm, große Wirkung: Tun Sie was für Ihre Muskelkraftwerke!

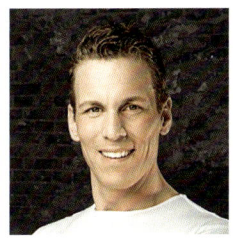

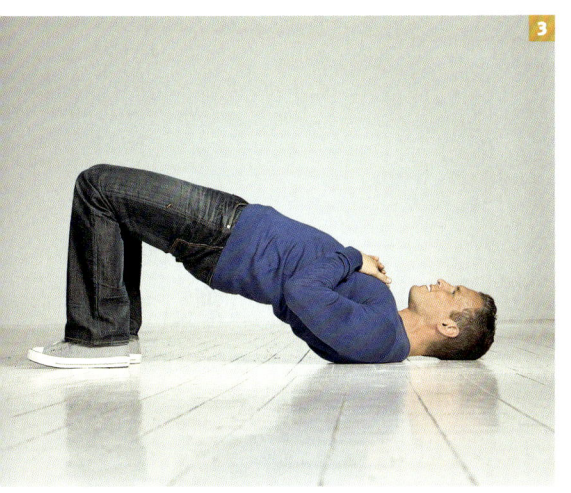

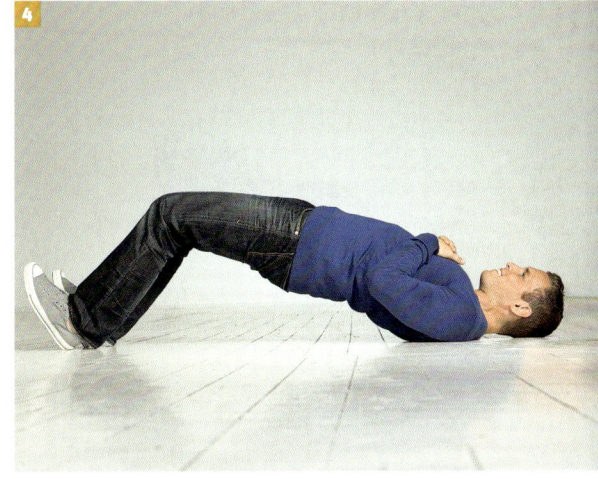

Zum Abschluss Dehnen:
Tut gut und hält beweglich

Dehnübungen sind ein prima Abschluss nach unserem kurzen Krafttraining, und auch sie brauchen nicht viel Zeit. Versuchen Sie, möglichst viele Muskeln in die Länge zu ziehen, von denen Sie Arbeit verlangt haben.

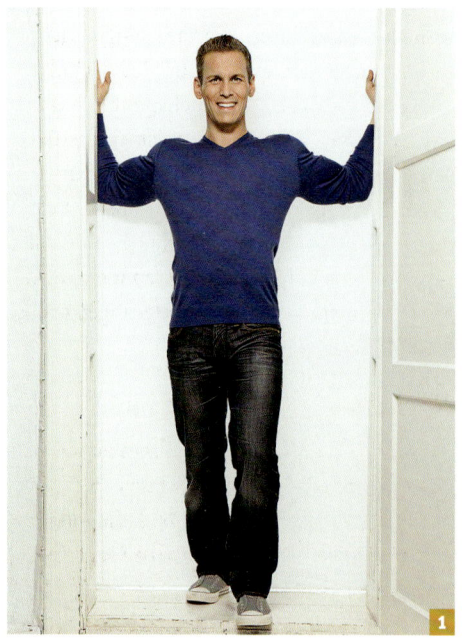

den Fingerspitzen Ihre Zehen? Bravo! Halten Sie die Position etwa 30 Sekunden mit durchgestreckten Beinen. **2**

● **Für Einsteiger:** Wenn Sie bei der zweiten Dehnübung Ihre Füße nicht erreichen, nehmen Sie ein Handtuch zu Hilfe, legen es um die Füße und ziehen vorsichtig daran, bis Sie die Dehnungsspannung spüren. Auch hier gilt: 30 Sekunden halten. **3**

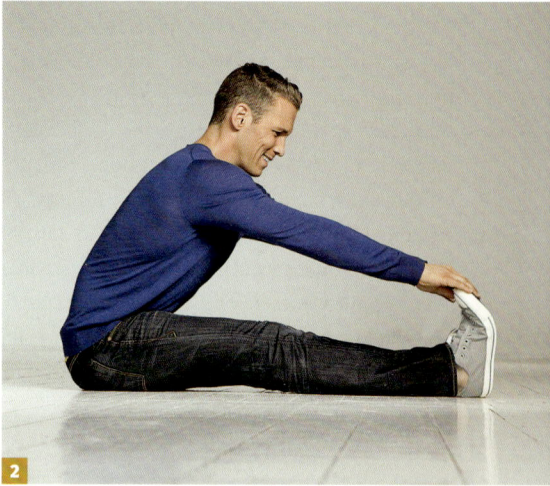

● Um die Arm-, Schulter- und Brustmuskeln zu dehnen, stellen Sie sich mit hüftbreit geöffneten Beinen vor einen Türrahmen. Winkeln Sie die Arme an und drücken Sie gegen den Rahmen. Dann gehen Sie einen Schritt nach vorn und langsam in die Dehnung hinein – bis es in den Oberarmen und im Brustbereich leicht zieht. Versuchen Sie, diese Dehnung 30 Sekunden zu halten. **1**

● Um die Muskeln am unteren Rücken, an den Beinrückseiten und den Waden zu dehnen, setzen Sie sich mit aufrechtem Rücken auf den Boden und senken den Oberkörper langsam gerade nach vorn. Erreichen Sie mit

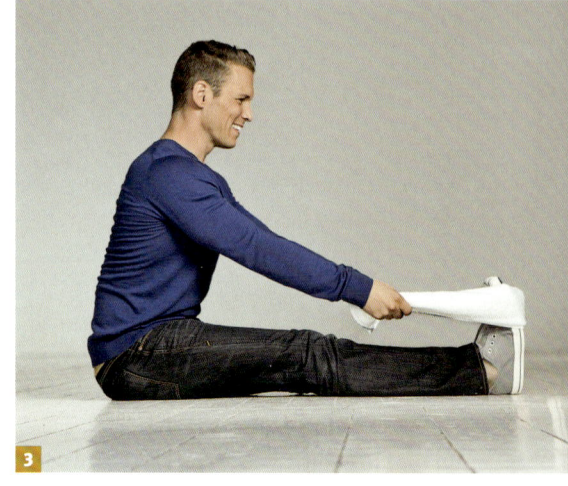

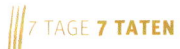

3_Alte Gewohnheiten durch neue ersetzen

Wer glaubt, dass Übergewicht allein am falschen Essen, an zu wenig Bewegung oder an mangelndem Wissen liegt, der täuscht sich. Einen ganz großen Anteil haben Gewohnheiten. Die sind heimliche Dickmacher, weil wir sie keineswegs als lästige Begleiter, sondern als liebevolle Helfer wahrnehmen, die uns vor Unheil schützen. Was Gewohnheiten anrichten, merken wir nicht ohne Weiteres, weil wir zu sehr an sie gewöhnt sind. Selbstverständlichkeiten schleifen sich ins Leben ein, ohne dass wir sie bewusst wahrnehmen. Wir können uns viel mit Ernährung beschäftigen, uns alles anlesen über Kalorien, Kohlenhydrate und gesundes Essen, was man wissen muss, um erfolgreich abzunehmen. Dabei lernen wir ganz schnell: Die Bilanz muss stimmen. Wir müssen mehr Energie verbrauchen, als wir aufnehmen, also Sport treiben und Dickmacher vom Speiseplan streichen. Klingt ganz einfach. Jeder weiß es, und trotzdem klappt's nur selten.

Das Gehirn speichert fest ab, was sich einmal bewährt hat

Die meisten Übergewichtigen (oder genauer gesagt die meisten Menschen, die mit ihrem Gewicht unzufrieden sind) stecken so fest in ihren Gewohnheiten, dass sie allein nicht mehr herauskommen. Kein Wunder, schließlich hat sich unser Gehirn im Laufe der Evolution darauf spezialisiert, alles fest abzuspeichern, was sich bewährt hat. Stellen Sie sich einmal Ihr Gehirn als Regierung über Ihren

Körper vor. Wie in jedem Kabinett sitzen dort Minister – alte Hasen, die dank langjähriger Erfahrung wissen, was gut für Sie ist. Und vielleicht ein paar Nachwuchspolitiker, die Veränderungen wollen, aber sich gegen die Macht der Gewohnheitstiere nicht durchsetzen können. Denn die Erfahrenen haben Netzwerke gebildet. Sie halten fest zusammen, pochen auf Bewährtes und lassen niemanden in ihre Reihen, der mit Veränderungen droht.

Radikalmaßnahmen scheitern, weil Gewohnheiten zu stark sind

Um die Festung zu knacken, könnten die Neulinge eine Revolution anzetteln. Sie versuchen vielleicht zu putschen, die Alten zu stürzen und dem Körper neue Gewohnheiten zu verordnen, zum Beispiel: »Ab jetzt gibt es nie mehr Süßigkeiten, sondern nur noch Gemüse.« Doch in den meisten Fällen würden sie mit solchen Radikalmaßnahmen scheitern – genauso, wie einseitige Diäten auf die Dauer scheitern. Sie wären zu schwach, die Gegner zu stark. Sie würden abgesetzt, nach Hause geschickt und hätten nicht einmal Kleinigkeiten verändert. Im Gegenteil: Sie hätten die Gewohnheitstiere noch stärker gemacht. Trotzdem ist die Lage nicht aussichtslos: So wie wir gute Gewohnheiten ins Unterbewusste übernehmen, sobald sie uns nicht mehr schwerfallen und sich bewährt haben, können wir uns auch schlechte wieder abgewöhnen, indem wir sie schrittweise durch gute ersetzen.

Denken Sie einmal daran, wie schwer es am Anfang fällt, etwas Neues ins Unterbewusste hineinzukriegen. Beobachten Sie zum Beispiel ein Kind, das laufen lernt. Die ersten wackeligen Schritte mit Festhalten sind noch so unsicher, dass sich unvermittelt das Gefühl breit macht: Das klappt nie. Das Kind fällt hin, tut sich weh und weint. Später ist das Laufen so selbstverständlich, dass man es gar nicht mehr als Leistung wahrnimmt. Ob Fahrradfahren oder Schwimmen – schon früh im Leben lernen wir viele Dinge, die zuerst unmöglich erscheinen.

Auch im Erwachsenenalter setzt sich das fort: Denken Sie nur einmal an Ihre erste Fahrstunde zurück – und führen Sie sich dann einmal vor Augen, wie selbstverständlich Sie heute durch die Gegend flitzen. Oder an den Versuch, eine Computertastatur zu bedienen. Wahrscheinlich haben Sie jeden einzelnen Buchstaben gesucht, mit einem Finger draufgedrückt und neidisch zu anderen geblickt, die ihre Hände virtuos und nahezu blind über die Tasten fliegen lassen. »Das schaffe ich nie«, haben Sie gedacht.

Denken Sie flexibel – dann ändern Sie Ihr Verhalten leichter

Indem das Kind, das laufen lernt, nicht aufgibt, sondern immer wieder neue Anläufe nimmt und schließlich freudestrahlend drei Schritte ohne Hinfallen macht, lernt es schließlich, sich fortzubewegen, ohne zu stürzen. Der Fahranfänger geht auch zur zweiten, dritten und vierten Fahrstunde, um bald festzustellen: »Es geht doch.« Beide kommen mit kleinen Schritten zum Erfolg. Mit Essgewohnheiten ist das nicht anders. Gelingt es Ihnen, erst einmal eine einzige schlechte Angewohnheit abzulegen, ist das Netz durchbrochen und weitere Angewohnheiten werden folgen.

In Ihrem Regierungskabinett (siehe Seite 41) würde das bedeuten, dass die Revolutionäre vielleicht mal einen mächtigen alten Minister einladen, um einen Apfel statt ein Marzipanschwein zu schlachten. Der Minister wird erst mitleidig lächeln und beschwören, dass das nicht geht, dann aber doch erscheinen (er weiß ja, dass er danach wieder essen darf, was er will), den Apfel verdrücken und erst einmal abwarten, was passiert. Nun muss er erkennen: Das war ja gar nicht so schlecht. Ich probiere das morgen noch mal und erzähle meinen Kollegen davon. In dem Moment ist das Gewohnheitsnetzwerk durchbrochen. Der Anfang für Veränderungen ist gemacht.

Deshalb rate ich in Ihnen in verschiedenen Übungen immer wieder: Denken Sie flexibel! Ändern Sie Gewohnheiten in allen Bereichen Ihres Lebens. Dann klappt es nämlich auch beim Essen leichter.

Gehen Sie heute mal neue Wege

Ihre Übung für heute: Gehen Sie mal einen anderen Weg zur Arbeit – selbst wenn es nicht der kürzeste ist. Sie sollten das nicht unbedingt tun, wenn Sie es eilig haben, sondern wenn die Zeit es zulässt, dass Sie sich dabei ein bisschen umgucken, Dinge bewusst wahrnehmen, an denen Sie sonst vorbeigeschaut haben. Genießen Sie das Ausnahmegefühl, etwas Neues zu erleben. Sie werden merken, dass das Ihr Leben bereichert und Ihnen gut tut. Ihren alten Weg werden Sie nicht sofort vermissen. Das wäre nur der Fall, wenn Sie beschließen würden: »Den gehe ich jetzt nie wieder – auch wenn ich dann zu spät zur Arbeit komme.« Deshalb bleibt die neue Erfahrung erst einmal eine Ausnahme und erleichtert es Ihnen auf diese Weise, sich auf das Neue einzulassen.

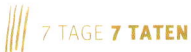
4_Einmal gesund frühstücken

SELBST WENN SIE ein bekennender Morgenmuffel sind, von der Sorte, die normalerweise schlichtweg keine Zeit für einen kulinarischen Frühstart hat: Einmal in dieser Woche sollten Sie ausprobieren, wie es ist, nicht mit leerem Magen aus dem Haus zu gehen. Denn ein gutes Frühstück macht nicht nur fit, es hilft sogar beim Abnehmen. Wie das? Ganz einfach: Wer lieber um jedes Minütchen im warmen Bett kämpft, statt gemütlich ein Müsli zu essen, hat wenig später das Nachsehen: Im Laufe des Vormittags signalisiert das Gehirn garantiert Heißhunger mit allen erdenklichen Folgen (siehe Seite 34).

Übergewichtige starten oft mit leerem Magen in den Tag

Wissenschaftliche Studien haben ergeben, dass gerade Übergewichtige den Tag oft mit leerem Magen beginnen, dass sie zwischendurch sogar Heißhunger tapfer stundenlang ertragen – und dann abends die Riesenlöcher in ihrem Magen mit Kuchen, Pizza und Pommes stopfen.

Nehmen wir beispielsweise ein leckeres Vollkornbrötchen. Seine Ballaststoffe machen

Offenbar ist der Verzicht aufs Frühstück eine sichere Grundlage zum Dickwerden.

richtig schön satt. Genauso wie ein klassisches Müsli aus Haferflocken, Nüssen und Rosinen. Oder schnippeln Sie sich einen Obstsalat mit Joghurt oder Quark. Selbst ein Frühstücksei darf gerne dabei sein, es ist sogar ein prima Appetithemmer. Für alle, die den Tag lieber süß angehen: Kleine Naschereien verzeiht der Körper morgens am besten. Wenn Sie zum Beispiel ein Lieblingslaster haben, auf das Sie nicht verzichten können oder wollen, ist der Morgen die optimale Zeit für eine kleine Sünde. Die kann aus einem Stück Schokolade bestehen (wobei die Bittervariante die bessere ist), aus einer besonders leckeren Praline, einem Keks mit Schokoüberzug oder einem kleinen Stück Kuchen. Das sollte allerdings ein vollwertiges Frühstück nicht ersetzen, sondern nur ergänzen.

Morgens geht nichts? Dann hatten Sie wohl abends zu viel

Selbst das kann Sie nicht überzeugen, denn Sie behaupten »Ich kriege aber morgens gar nichts runter«? Mal ehrlich: Meist liegt das daran, dass Sie sich abends zu viel genehmigt haben. Probieren Sie es einmal: Essen Sie an einem Abend nur Salat oder Gemüse mit Fleisch. Wenn Sie das durchhalten und am nächsten Morgen Lust aufs Frühstücken verspüren, haben Sie es richtig gemacht und sich eine Grundlage gelegt – für eine gute Figur und für gute Laune. Beides bekommt man nicht vom Hungern.

Für Ihr gesundes Frühstück schlage ich Ihnen auf den folgenden Seiten sechs leckere, satt machende Rezepte vor.

Joghurtquark-Aprikosen-Auflauf

Zubereitungszeit: ca. 5 Minuten (ohne Backzeit)

Für 2 Portionen: 1 Handvoll frische Aprikosen (ca. 100 g) | 10 EL fettarmer Joghurt | 6 EL Magerquark | 1 TL Honig | 2 Eier | 1 Tütchen flüssiges Bourbon-Vanillearoma oder das Mark von ½ Vanilleschote | 4 Scheiben Zwieback | ½ TL Butter für die Form

1. Den Backofen auf 175 °C (Umluft) vorheizen. Eine kleine Auflaufform mit der Butter ausfetten.
2. Die Aprikosen waschen, trockentupfen, halbieren und vom Kern befreien, das Fruchtfleisch klein schneiden.
3. Den Joghurt mit dem Quark, dem Honig und den Eiern glattrühren, die Masse mit der Vanille verfeinern.
4. Die Form mit zwei Scheiben Zwieback auslegen. Die Hälfte der Aprikosencreme darübergeben, die Aprikosen darauf verteilen. Abschließend den restlichen Zwieback auf die Aprikosen legen und den Rest der Joghurtmasse darüber verteilen.
5. Den Auflauf im vorgeheizten Backofen etwa 20 Minuten backen.

Pro Portion (ca. 210 g): 257 kcal | 21 g KH | 23 g E | 9 g F

Tipp: Sie können auch größere Mengen für weitere Tage zubereiten, um morgens Zeit zu sparen. Der Auflauf ist übrigens ein idealer Kuchenersatz, wenn Sie vom Süßhunger überfallen werden.

Varianten: Den Zwieback können Sie durch Knäckebrot, Reiswaffeln, Pumpernickel oder Vollkornkekse ersetzen. Statt Honig süßen auch Agavendicksaft, Birnendicksaft oder Ahornsirup. Eine fruchtigere Note bekommt der Auflauf durch etwas abgeriebene Zitronen- und Orangenschale – das Vanillearoma dann weglassen.

Obstvielfalt: Die Aprikosen können Sie durch Birnen, Erdbeeren, Nektarinen, Pflaumen, Mandarinen, Orangen oder Kirschen austauschen. Am besten wählen Sie Obst der Saison und aus der Region, um mehr Vitamine zu bekommen.

Bei Laktoseintoleranz: Nehmen Sie statt Quark saure Sahne, Dickmilch, Kokosmilch, Sojamilch oder einen Haferdrink.

Früchte-Quickie mit Käse

Zubereitungszeit: ca. 4 Minuten (ohne Backzeit)

Für 2 Portionen: 1 Handvoll blaue Weintrauben | 2 Mandarinen | 100 g geriebener Emmentaler | 4 EL körniger Frischkäse | 2 EL saure Sahne | weißer Pfeffer | Chilipulver | Korianderpulver | Saft von ½ Zitrone | 2 EL Worcestershiresauce

1. Den Backofen auf 180 °C (Umluft) vorheizen.
2. Die Weintrauben waschen, trockentupfen, halbieren und gegebenenfalls von den Kernen befreien. Die Mandarinen schälen, von den weißen Häutchen befreien und in Spalten teilen.
3. Den Emmentaler mit dem Frischkäse und der sauren Sahne glattrühren. Das Obst unterheben, mit Pfeffer, Chili und Koriander würzen und alles in eine kleine Auflaufform geben. Auf der mittleren Schiene des vorgeheizten Backofens ca. 15 Minuten goldgelb überbacken.
4. Den Zitronensaft mit der Worcestershiresauce verrühren, kurz vor dem Servieren über die gebackenen Früchte träufeln.

Pro Portion (ca. 270 g): 369 kcal | 18 g KH | 27 g E | 21 g F

Varianten: Verwenden Sie mal andere Obstsorten, etwa Birne und Mango, Mandarine und Apfel oder Pfirsich und Ananas. Den Käse können Sie auch mit Sour Cream oder Dickmilch verrühren.

Knusperkrönchen: Zum gebackenen Obst schmecken ein paar geröstete Mandeln, Pistazien oder Pinienkerne lecker.

Aufs Brot: Wer mag, kann die Käse-Obst-Mischung auch auf ein Vollkornbrot streichen und im Backofen überbacken.

Gemüseauflauf: Sie können aus der Käsemischung auch mit verschiedenen Gemüsesorten einen schnellen Auflauf zaubern.

Kiwi-Mango-Carpaccio

Zubereitungszeit: ca. 8 Minuten

Für 2 Portionen: ½ Mango | 2 Kiwis | 200 g Brie | Saft von 1 Zitrone | 4 EL Joghurt | ½ Bund Schnittlauch | Salz | weißer Pfeffer | Paprikapulver edelsüß

1. Die Mango und die Kiwis dünn schälen, mit Küchenpapier etwas abtupfen und wie den Brie in dünne Scheiben schneiden. Die Obstscheiben kranzförmig auf zwei Tellern anrichten, den Brie ebenso kranzförmig daraufsetzen.
2. Den Zitronensaft mit dem Joghurt verrühren. Den Schnittlauch abbrausen, trockenschütteln, in feine Röllchen schneiden und mit den Gewürzen daruntermischen. Die Früchte-Brie-Fächer gleichmäßig mit der Mischung beträufeln und servieren.

Pro Portion (ca. 280 g): 371 kcal | 18 g KH | 23 g E | 23 g F

Käsevarianten: Nehmen Sie auch mal andere pikante Weichkäsesorten: Camembert, Romadur, Gorgonzola, Limburger ...

Gemüsecarpaccio: Statt Obst können Sie ebenso Gurken und Tomaten oder Radieschen und Zucchini verwenden.

Mehr Abwechslung: Die Marinade schmeckt auch lecker mit Buttermilch, Sojamilch oder saurer Sahne. Wer keine Zitrone zur Hand hat, kann stattdessen Balsamicoessig oder Obstessig verwenden.

Tipp: Fürs Schälen einer Mango gibt es verschiedene Varianten: Sie können die Frucht halbieren und das Fruchtfleisch entweder mit einem Löffel aus der Schale heben oder es gitterförmig einschneiden, ohne die Schale zu verletzen, und die Würfel dann von der Schale schneiden. Oder Sie schälen zunächst die Frucht mit dem Sparschäler und schneiden dann vorsichtig das Fruchtfleisch vom Kern.

Bei Obstallergie: Greifen Sie auf nur leicht oder gar nicht gezuckertes Konservenobst zurück oder dünsten Sie frisches Obst mit etwas Butter in der Pfanne an.

← Kiwi-Mango-Carpaccio

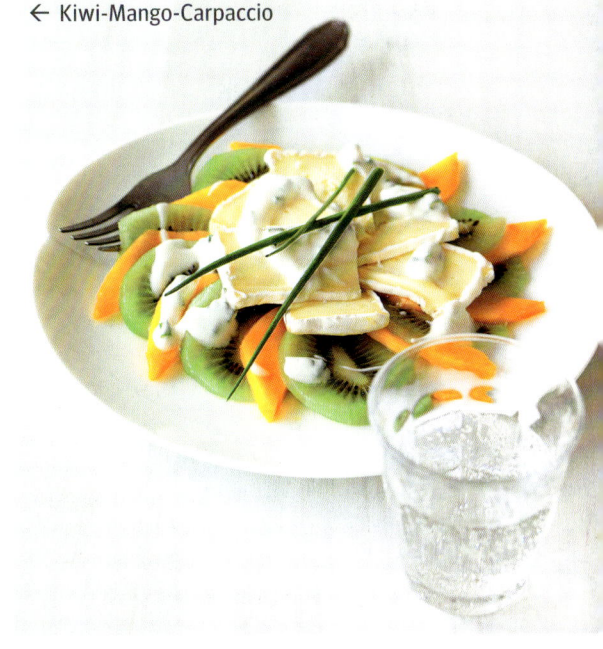

Melonen-Lachs-Tatar

Zubereitungszeit: ca. 5 Minuten

Für 2 Portionen: 100 g Räucherlachs |
2 kleine Spalten Galiamelone (200 g) |
½ Bund Dill | Saft von ½ Zitrone |
schwarzer Pfeffer | Paprikapulver edelsüß |
4 Scheiben Vollkornknäckebrot |
4 EL Magerquark

1. Den Lachs auf Küchenpapier abtupfen und in feine Würfel schneiden. Die Melone von der Schale und den Kernen befreien und das Fruchtfleisch klein würfeln.
2. Den Dill waschen, trockenschütteln, die Blättchen abzupfen und grob hacken. Alles gut mischen, den Zitronensaft unterrühren, mit Pfeffer und Paprikapulver würzen.
3. Die Knäckebrotscheiben mit dem Quark bestreichen und das Lachs-Melonen-Tatar darübergeben.

Pro Portion (ca. 230 g): 232 kcal | 26 g KH | 23 g E | 4 g F

Tipp: Lachs ist besonders reich an wertvollen Omega-3-Fettsäuren (siehe Seite 80).
Obstvielfalt: Probieren Sie statt Melone auch einmal Ananas, Birnen, Mango, Mandarine, Orange oder Pfirsich.
Kräutervarianten: Zum Lachs-Melonen-Tatar passen auch andere Kräuter, zum Beispiel Kerbel, Kresse, Minze, Zitronenmelisse, Schnittlauch oder Petersilie.
Aufs Brot: Das Tatar können Sie auch mit dem Quark verrühren und haben so einen Brotaufstrich, der sich im Kühlschrank 4 Tage hält.
Für Vegetarier: Ersetzen Sie den Räucherlachs durch Räuchertofu, Nusstofu oder durch gehackte Nüsse.

Corned Beef süßsauer auf Hüttenkäse

Zubereitungszeit: ca. 6 Minuten

Für 2 Portionen: 200 g Corned Beef |
¼ Salatgurke | 1 Pfirsich | ½ Bund Petersilie
| 2 EL Weinessig | 1 EL Rapsöl | schwarzer
Pfeffer | Chilipulver | Currypulver | 2 kleine Scheiben Vollkornbrot | 2 EL körniger
Frischkäse (»Hüttenkäse«)

1. Das Corned Beef in kleine Würfel schneiden. Die Gurke waschen, trocknen und klein würfeln. Den Pfirsich waschen, entkernen, vierteln und in dünne Scheiben schneiden. Die Petersilie waschen, trockenschütteln und fein hacken. Alles in einer Schüssel miteinander vermengen.
2. Den Weinessig und das Rapsöl zusammen mit den Gewürzen (nach Belieben) unter die Mischung rühren.
3. Die Brotscheiben mit dem körnigen Frischkäse bestreichen und dazu das süßsaure Corned Beef servieren.

Pro Portion (ca. 330 g): 311 kcal | 24 g KH | 29 g E | 11 g F

Gemüsevarianten: Zum Obst passen außer Salatgurke noch Brokkoli, Erbsen, Staudensellerie, Chicorée, Spargel und Zucchini.
Obstvielfalt: Der Pfirsich lässt sich auch durch Aprikose, Nektarine, Kakifrucht, Mango, Mandarine oder Orange ersetzen.
Pikante Varianten: Statt Corned Beef passen auch Truthahn-, Jagdwurst, Roastbeef, geräucherte Hähnchenbrust oder Schweinebraten. Exotischer: eingelegte Shrimps, Surimi, Meeresfrüchte.
Statt »Hüttenkäse«: Das Brot kann auch mit Joghurtfrischkäse, Kräuterfrischkäse oder Quark bestrichen werden.

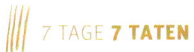

Abends ohne Brot: Am Abend lassen Sie das Knäckebrot weg und nehmen dafür mehr Frischkäse zum Sattwerden.

Für Vegetarier: Nehmen Sie statt Corned Beef fein gehackten (Räucher-)Tofu.

Krabben in Cocktailsauce

Zubereitungszeit: ca. 6 Minuten

Für 2 Portionen: 225 g Seekrabben (eingelegt oder TK) | 2 große Tomaten | ½ Bund Dill | 2 EL fettarmer Joghurtfrischkäse | 2 EL körniger Frischkäse (»Hüttenkäse«) | 2 TL Tomatenmark | Saft von 1 Zitrone | 1 TL Worcestershiresauce | weißer Pfeffer | Paprika rosenscharf | 2 Scheiben Vollkornbrot

1. Die Krabben auf ein Sieb zum Abtropfen geben oder die tiefgefrorenen Krabben im Kühlschrank oder, für Eilige, in der Mikrowelle auftauen.
2. Die Tomaten waschen, vom Stielansatz befreien und in kleine Würfel schneiden. Den Dill waschen, trockenschütteln, die Blättchen abzupfen und grob hacken.
3. Für die Sauce den Joghurtfrischkäse mit dem körnigen Frischkäse, dem Tomatenmark, dem Zitronensaft und der Worcestershiresauce verrühren. Mit Pfeffer und Paprika pikant würzen.
4. Krabben, Tomaten und Dill unter die Sauce heben und zusammen mit dem Vollkornbrot servieren.

Pro Portion (ca. 320 g): 310 kcal | 23 g KH | 32 g E | 10 g F

Gemüsevielfalt: Die Krabben schmecken auch lecker mit Erbsen, Gurken, Spargel, Kürbis, Paprika, Zucchini und Chicorée.

Für Süßschnäbel: Wer Krabben lieber fruch-

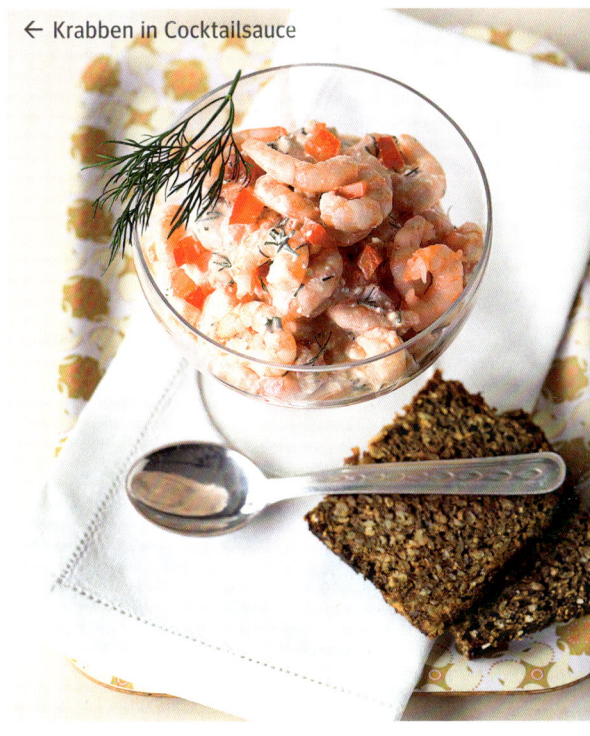

← Krabben in Cocktailsauce

tig mag, nimmt statt Tomaten Ananas, Birne, Melone, Mango oder Clementine.

Abends ohne Brot: Den Krabbencocktail können Sie auch am Abend essen, wenn Sie das Brot weglassen. Damit Sie auch satt werden, nehmen Sie die dreifache Menge an Hüttenkäse.

Einkaufstipp: Bei Shrimps und anderen Meeresfrüchten lohnt sich Bio. Die Tiere werden dabei unter naturnahen oder natürlichen Bedingungen artgerecht aufgezogen und gefüttert. Der Einsatz von Antibiotika, Pestiziden und Kunstdüngern – die Sie bei konventioneller Ware mitessen – ist in der ökologischen Aufzucht verboten.

Bei Laktoseintoleranz: Verwenden Sie statt körnigem Frischkäse Sojajoghurt oder laktosearmen Quark.

5_Räumen Sie Ihren Kühlschrank um

AN EINEM TAG Ihrer zweiten Woche gilt für Ihren Kühlschrank: Heute wird hier umgeräumt! Ein paar bekannte Dickmacher haben Sie vielleicht gar nicht mehr eingekauft. Gut so! Trotzdem hocken sicher noch Zuckerbomben in den Fächern. Die sollten erst einmal umziehen, bevor sie ganz ausziehen. Die grobe Einteilung lautet: ein oder zwei Fächer für morgens, zwischendurch und mittags und eins für abends.

● Ins Morgen-Mittag-Fach wandern Joghurt, Quark, Dickmilch und andere Milchprodukte mit Früchten (also gesüßt) sowie Milchreis, Marmelade, Honig und Nutella, Süßigkeiten (für alle, die nicht darauf verzichten möchten) sowie wegen des hohen Fruchtzuckergehalts auch Obst. Säfte, Cola, Limonade und Alkohol gehören ebenso hierher. Sie sind schon jetzt nach 17 Uhr tabu und stehen idealerweise bald gar nicht mehr im Kühlschrank.

● Ins Abendfach kommen nur noch zuckerbeziehungsweise kohlenhydratfreie Lebensmittel (werfen Sie ruhig noch einmal einen Blick auf die Heizmann-Uhr auf Seite 13, wenn Sie nicht ganz sicher sind, was zu welchem Zeitpunkt gehört): Lagern Sie hier Gemüse, Fisch, Fleisch, Käse, Wurst, Naturjoghurt und alle ungesüßten Eiweißprodukte. Die dürfen natürlich auch morgens und mittags gegessen werden, sie sind zu jeder Tageszeit erlaubt.

Mit dieser Übung sensibilisieren Sie zum einen Ihr Bewusstsein für eine Ernährungsumstellung. Zum anderen fällt es Ihnen leichter, einen Abend mit neuen Essgewohnheiten durchzuhalten, wenn klar erkennbar ist, welches Essen zur Verfügung steht. Sie müssen dann gar nicht darüber nachdenken, ob es abends nicht doch der leckere Schokoladenpudding sein darf.

6_Legen Sie Ihren ersten perfekten Tag ein

ZU DEN WICHTIGSTEN ELEMENTEN der Heizmann-Methode gehören die perfekten Tage. Dieses Prinzip hat sich vielfach bewährt und wird gerade von Einsteigern gern genutzt. Einen perfekten Tag einzulegen – das bedeutet, dass Sie erst einmal an nur einem Tag in der Woche alles richtig machen, was zu einem gesunden Leben mit Bewegung und guter Ernährung gehört. In Ihrer zweiten Woche ist der perfekte Tag eine Übung: Kombinieren Sie Frühstück, Mittagessen ohne Beilage und ein kohlenhydratfreies

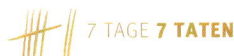
Abendessen mit Fitnessübungen, die Sie hier gelernt haben, oder mit einer halben Stunde Ausdauertraining.

Suchen Sie sich erst einmal einen stressfreien Tag dafür aus – zum Beispiel einen Samstag, an dem Sie Zeit haben, einzukaufen, selbst zu kochen und Ihren Tagesablauf unabhängig vom Job selbst zu bestimmen. Auch ein freier Sonntag ist gut geeignet – sofern Sie keine Verwandtenbesuche mit Braten-Knödel-Attacken am Mittag, Kuchenessen am Nachmittag und einem deftigen Reste-des-Tages-Vertilgen am Abend auf dem Programm haben. Denken Sie dran, dass Sie über die Ernährung nach der Heizmann-Uhr und die Bewegung hinaus alles bereits Gelernte an diesem Tag umsetzen. Zur Erinnerung:

● Sie nehmen alle Mahlzeiten in Ruhe ein und lassen sich dabei nicht ablenken. Fernseher, Handy und PC bleiben ausgeschaltet. Zum Zeitunglesen nehmen Sie sich vor oder nach dem Essen Zeit (siehe Seite 21).

● Sie verzichten zwischendurch und natürlich auch nach dem Abendessen auf Naschkram, gesüßte Getränke und auf Alkohol (siehe Seite 22).

● Wenn Sie sich Leckerlis wie ein Stück Schokolade oder ein kleines Stück Kuchen gönnen wollen, dann tun Sie es nach dem Mittagessen (siehe Seite 30).

● Sie essen sich bei den Mahlzeiten so satt, dass Sie drei bis vier Stunden ohne Snack durchhalten können.

● Sie peilen per Schrittzähler einen neuen Tagesrekord an. Der sollte bei mehr als 3000 Schritten liegen (siehe Seite 19).

● Sie belohnen sich nach dem erfolgreichen perfekten Tag selbst mit schönen Dingen, aber nicht mit Essen.

7_Nichts tun und Musik hören

DAS KLINGT NICHT besonders spannend? Wahrscheinlich hören Sie ohnehin gerne und überall Musik: beim Autofahren, beim Kochen, beim Shoppen, beim Arbeiten. Doch das meine ich nicht. Statt wie normalerweise abends den Fernseher einzuschalten, lassen Sie ihn einfach mal ausgeschaltet. Legen Sie sich aufs Sofa oder kuscheln sich in einen gemütlichen Sessel und schließen Sie die Augen. Lauschen Sie dazu entspannenden Klängen, Mozart beispielsweise. Selbst wenn Sie sonst nicht der große Klassik-Fan sind, tun Sie's einfach. Und fühlen nichts als süßes Nichtstun. Ob im Radio, als CD oder zum Download: Der Radiosender Klassik Radio

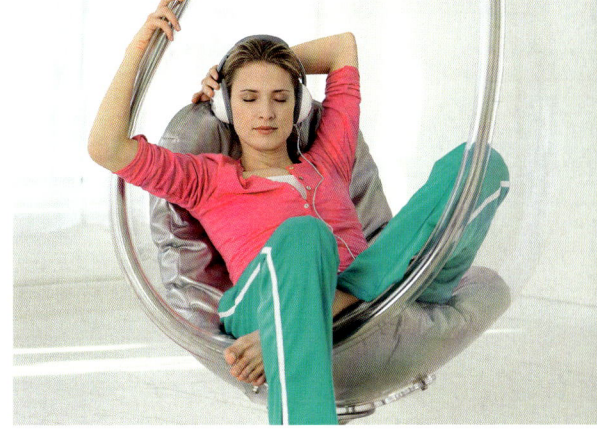

Der wohlige »Alpha-Zustand« hilft beim Abnehmen – probieren Sie es aus!

bietet rund um die Uhr klassische Musik zum Kennenlernen. Von der neuesten Filmmusik über die großen Hits der Klassik bis zu ausgewählten Entspannungsmelodien sind viele Anregungen dabei (siehe Adressen, Seite 169).

In der Zwischenzeit spielt sich in Ihrem Kopf einiges ab: Normalerweise befindet sich Ihr Gehirn, wenn Sie arbeiten, nachdenken oder ein Buch lesen wie gerade jetzt, im sogenannten Beta-Zustand. Haben Sie die Augen geschlossen, sind mental entspannt, aber noch wach, wechseln die Gehirnströme in langsamere Alpha-Wellen. Die melodische, harmonische Musik hilft Ihnen dabei – Ihr Kopf ist dann angenehm leer, Sie fühlen sich gelassen und locker. In genau diesem wohligen Zustand sind wir kreativ und bereit, eingefahrene Wege zu verlassen. Und nicht nur das: Stress fällt von uns ab. Das ist besonders gut, denn Stresshormone schüren die Lust auf Zucker und Fett und fördern die Fettspeicherung. Wenn Sie es also schaffen, sich bei schöner Musik zu entspannen, bringen Sie Ihren beanspruchten Körper wieder ins Gleichgewicht. Sie tun sich etwas Gutes – und helfen sich damit selbst beim Abnehmen.

Quer durch die Musikabteilung

Schlendern Sie in der Musikabteilung einmal durch die Regalreihen, denen Sie sonst wenig Aufmerksamkeit schenken. Nur Mut: Sie müssen kein Klassikexperte sein, es gibt ganz hervorragende Kollektionen von Stücken zum Entspannen. Auch Drogeriemärkte bieten spezielle CDs an: Neben Meditationsmusik gibt es oft Klänge aus der Natur wie Meeresrauschen und Vogelgezwitscher. Auch als Chillout-Musik sind sie prima geeignet.

Das habe ich in den letzten sieben Tagen geschafft:

ERFOLGS-CHECKLISTE FÜR DIE ZWEITE WOCHE

○ Ich habe mindestens einmal vier Stunden ohne Zuckerzufuhr ausgehalten.

○ Ich habe eine halbe Stunde (oder mehr) Ausdauersport betrieben, und ich habe die Übungen zum Muskelaufbau gemacht.

○ Ich bin einmal einen anderen Weg zur Arbeit gegangen.

○ Ich habe mich mindestens einmal an einem gesunden Frühstück satt gegessen.

○ Ich habe meinen Kühlschrank umgeräumt.

○ Ich habe meinen ersten perfekten Tag durchgehalten.

○ Ich habe bewusst mit Musik entspannt.

Wenn Sie bei den sieben Taten jeweils einen Haken machen können, haben Sie Ihre zweite Woche erfolgreich bewältigt. Ihr Schrittzähler zeigt täglich mehr als 3000 Schritte an. Achtung: Der perfekte Tag ist eine Pflichtübung. Auch ihn dürfen Sie auf keinen Fall auslassen.

Wenn es nicht so gut gelaufen ist, starten Sie einfach noch mal neu in die zweite Woche. Denken Sie dran: Es ist nie zu spät.

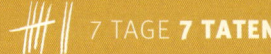 7 TAGE **7 TATEN**

Der Büro-Bernhard erzählt Teil 2

GULP, DA SIND JA MÖHREN DRIN

Ein gefühltes Katzenhirn im Magen ist besser als Luft im Bauch – doch ohne mein Lieblingsritual geht auch nichts.

Meine erste Gemüsesuppe riecht gar nicht schlecht. Ich folge freudig meiner Nase und blicke in den Topf...

... Mein Herz schlägt höher. Da schwimmen ja sogar Stücke von einem Wiener Würstchen drin herum! Lecker! Bei genauerem Hinsehen entpuppen die sich jedoch als Fata Morgana. In Wirklichkeit sind es Möhren. Wäre ja auch zu schön gewesen, um wahr zu sein. Essen ist was anderes! Immerhin muss ich nicht mittendrin aufhören, weil die Suppe ja nicht dick macht und ich sie zur richtigen Tageszeit esse. Also löffle und löffle ich, ziehe mir die Ration rein, die eigentlich für drei Tage gedacht war. Das Sättigungsglück bleibt aber aus. Im Magen macht sich ein unzufriedenes Gefühl breit. Unverzüglich muss ich an einen Kabarettisten denken, der sein Bauchgefühl in meinem Zustand beschrieb: »Mein Magen hängt im Darm, als wär's ein Katzenhirn.« Mir geht's nicht anders. Aber alles ist besser als Hunger. Bei den Liegestützen bin ich Streber. Das läuft, ich nehme noch den Beinformer dazu. Das ist eine einbeinige Kniebeuge – ganz schön schwierig! Das soll so ziemlich alle Muskeln auf einmal aktivieren. Auch die, die ich gar nicht kenne. Mir gefällt das – vor allem ist es schön kurz. Ich kicke mich damit in eine Art Koma, und wenn's anfängt wehzutun, bin ich schon fertig. Das läuft locker nebenbei mit.

Ich halte ein paar Tage durch, bis die Sehnsucht nach meinem Lieblingsritual unerträglich wird. Ich müsste mir korrekterweise Rotwein mit Erdnüssen am Abend verkneifen, dürfte nie mehr Salzstangen vorm Fernseher knabbern. Nee, auf die Dauer ist das zu viel. Das ist ja kein Leben mehr. Das mache ich nicht. Ich steige aus.

Schade auch, ich bin wohl einfach nicht gemacht fürs Abnehmen, beschließe ich, während ich das Weinglas und den Erdnussteller fülle.

Doch es gibt noch ein heimliches Hintertürchen für mich: Ich könnte das als unperfekten Tag verbuchen. Man muss nämlich laut Heizmann nicht immer alles richtig machen. Okay, das versöhnt mich wieder. Erdnüsse, kommt zu mir! Ich behaupte, perfekte Tage versauen einem den ganzen Tag, und haue weg, was da ist.

Warum ich am nächsten Tag wieder zur Gemüsesuppe gehe, weiß ich auch nicht. Habe ich mich vielleicht schon an sie gewöhnt? Fange ich an, sie zu mögen, weil kein Butterbrot im Haus ist? Ich denke nicht weiter darüber nach, ich löffle. Hauptsache kein Hunger. Nachdem ich mir das mit dem unperfekten Tag einmal erlaubt habe, mache ich noch viele andere Fehler. Ich schäme mich dafür, aber ich kann nicht anders.

Doch – oh Waagen-Wunder – zwei Wochen sind rum, und ich wiege trotz aller Sünden drei Kilo weniger.

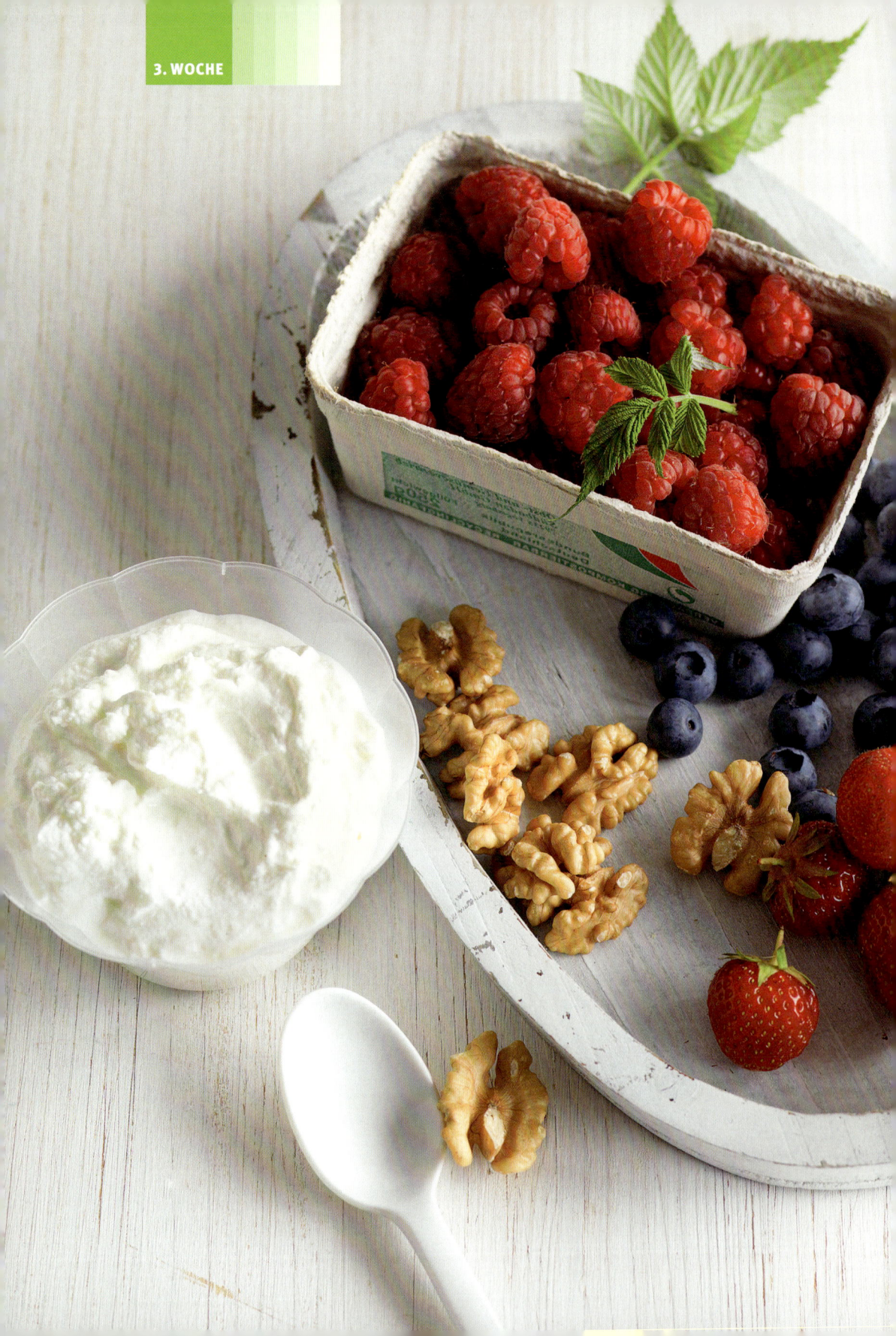

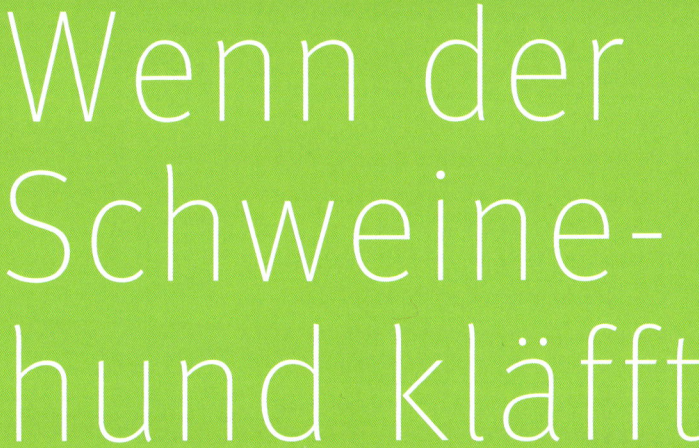

Wenn der Schweinehund kläfft

Machen Sie Ihren Gegner zum Verbündeten

»Ich weiß ja, was ich eigentlich müsste: Mich mehr bewegen, mich besser ernähren und einfach ein bisschen fitter werden. Ein paar Tage halte ich das durch – doch danach fehlt mir der richtige Wille. Ich scheitere leider immer wieder an meinem inneren Schweinehund!« Keine Sorge. Das lässt sich ändern. *Schicken Sie Ihren Schweinehund in die Hundeschule.*

1_Widerstehen Sie Versuchungen

MEIST SIND ES NUR ein paar Sekunden, die über Sieg oder Niederlage entscheiden. Da guckt zum Beispiel ein Butterkuchen aus dem Schaufenster beim Bäcker und flüstert: »Nimm mich mit.« Gehen Sie rein oder gehen Sie weiter? Wenn Sie nicht bereits zu Hause beschlossen haben, dass Sie gezielt Kuchen kaufen möchten, haben Sie noch eine Chance innezuhalten. Sie brauchen jetzt ein starkes Gefühl, das gegen den Kuchen anflüstert: »Tu es nicht. Hinterher wirst du es bereuen. Du wolltest doch eigentlich damit aufhören und wirst bei der ersten Versuchung schon wieder schwach. Geh einfach weiter – und denk an was anderes. Sonst überstehst du ja auch mal einen Nachmittag ohne Kuchen.« Je schneller sich die Stimme der Vernunft durchsetzt, desto leichter fällt Ihnen der Verzicht.

Ihre innere Stimme argumentiert raffiniert

Beim Sport ist es nicht anders. Wenn Sie sich dazu aufraffen wollen, kommt im Entscheidungsfindungsprozess »Gehe ich jetzt los oder nicht?« meist auch der innere Schweinehund in Form eines kleinen Kläffers ins Bewusstsein: »Guck mal, wie es draußen regnet. Du musst doch wirklich nicht unbedingt heute gehen. Verschieb das ruhig auf morgen, dann scheint sicher wieder die Sonne.« Manche Ausrede ist leicht zu durchschauen – gleichgültig, wie Sie Ihren Schweinehund erzogen haben. Vielleicht fallen Sie nicht sofort darauf herein, kontern sogar noch ganz clever (»Okay, bei Regen wollte ich regelmäßig

meine Übungen im Wohnzimmer machen«). Doch das kleine Tier, das sich da zu Wort meldet, ist raffiniert – oft sogar hinterlistig. Es fügt noch ein Sachargument an, das es aus Ihrem Motivationsrepertoire geklaut hat. Zum Beispiel: »Bewegung soll ja auch Spaß machen.« Da geben Sie dem frechen Hündchen schnell Recht – und das noch nicht einmal zu Unrecht.

Erst nach Anstrengung macht Relaxen richtig Spaß

Es hat Ihnen schließlich eine prima Vorlage geliefert, die ganz normale Bequemlichkeit ohne schlechtes Gewissen zu kultivieren. Denn der Hang zu einer gewissen Faulheit liegt in der Natur des Menschen. So wie wir das Bedürfnis nach Essen, Trinken, Sex und Schlafen haben, so drängt es uns auch zum Nichtstun, was in Zeiten, in denen sich der Mensch sein Futter selbst suchen, erlaufen und erjagen musste, durchaus sinnvoll war. Heute ist das allerdings anders. Ausruhen vom Nichtstun macht eigentlich keinen Spaß – vor allem, wenn man erlebt hat, wie wunderbar Relaxen nach echter Anstrengung ist. Diese Erfahrung fehlt einem unerzogenen Schweinehund. Sie müssen sie ihm beibringen, wenn Sie künftig besser mit ihm zurechtkommen wollen.

Beim Essen funktioniert das im Prinzip genauso: Wer nur isst, weil gerade etwas da ist, nimmt es nebenbei mit – meist sogar ohne echten Genuss. Häufig nur, damit es endlich weg ist und einen in Ruhe lässt.

Essen ohne hungrig zu sein macht genauso wenig Spaß wie Relaxen ohne vorher etwas getan zu haben. Dies muss man sich nur im richtigen Moment klarmachen. Dabei hilft ein kleines Anti-Ausreden-Programm. Bereiten Sie sich damit auf die nächsten Diskussionen mit Ihrem Schweinehund vor:

»Für Sport habe ich keine Zeit« – da läuft doch etwas falsch!

Ganz oben in der Hitparade der Ausreden steht ein Klassiker: »Für Sport habe ich keine Zeit. Ich habe so viel zu tun, rackere mich den ganzen Tag ab, bin so wichtig und unentbehrlich, dass jede Minute verplant ist.« Überdenken Sie Ihr Zeitmanagement: Bleibt die ganze Woche lang tatsächlich nie ein halbes Stündchen frei? Dann müssen Sie vielleicht andere Prioritäten setzen. Behandeln Sie Ihr Training wie einen Geschäftstermin. Den sagen Sie ja auch nicht ab. Legen Sie im Voraus fest, wann Sie sich bewegen wollen. Wenn Sie termintreu sind, tragen Sie zweimal pro Woche »Bewegung« in den Kalender ein. Dann halten Sie sich dran. Jeder kann zum Beispiel morgens eine halbe Stunde früher aufstehen, falls zu anderen Zeiten wirklich gar nichts geht.

Wenn Bewegung dauerhaft Stress macht, läuft etwas falsch. Planen Sie Ihre Trainingseinheiten so, dass Sie sofort loslegen können – ohne lange Anfahrten oder weite Wege zur Joggingstrecke, zur Turnhalle, ins Fitnessstudio oder Schwimmbad.

Auch wenn Sie es sich am Anfang nicht vorstellen können: Nach einiger Zeit wird ein kleiner Walk oder eine Laufrunde am Morgen so selbstverständlich wie der Kaffee zum Frühstück oder das Zähneputzen am Abend. Es wird Ihnen zum Bedürfnis, den Sport nicht ausfallen zu lassen.

»Ich habe einfach keine Lust« – überwinden Sie Startprobleme

Die Ausrede Nummer zwei, »Ich habe keine Lust«, ist zumindest ehrlich. Es spricht für Sie, dass Sie sich eingestehen, schlicht und ergreifend zu faul zu sein. Mein **Tipp:** Machen Sie sich einmal klar, zu wie vielen Dingen Sie anfangs keine Lust hatten, dann trotzdem hingegangen sind und hinterher festgestellt haben: »War ja gar nicht übel.«

Sind Sie immer gern zur Schule gegangen? Haben Sie jeden Tag Lust aufs Büro? Sicher nicht, aber trotzdem haben Sie die Schule nicht abgebrochen und Ihren Job nicht gekündigt. Sie haben einen Schulabschluss geschafft, weil Sie auch an Tagen ohne Lust hingegangen sind. Sie haben Ihre Arbeit behalten, weil Sie auch gekommen sind, wenn Sie lieber zu Hause auf dem Sofa gelegen hätten. »Ich muss ja – für den Chef«, sagen Sie vielleicht. Beim Sporteln und Essen sind Sie Ihr eigener Chef. Der verdient doch nicht weniger Respekt, oder?

Das Wetter ist zu schlecht? Dann buchen Sie eben um

Das Argument »Es gibt kein schlechtes Wetter, nur falsche Kleidung« überzeugt Ihren Schweinehund nicht so recht, denn beim ersten Sprung in den Matsch, beim Schwitzen unter der Regenjacke wird er triumphieren: »Ich habe es doch gesagt.«

Um Ihrem Schweinehund Paroli bieten zu können, dürfen Sie kein Schönwettersportler sein!

Deshalb sollten Sie nur richtig dicken Regen, Hagel oder Extremtemperaturen als Ausrede durchgehen lassen – jedoch nur als Anlass zum Umbuchen: Wenn's draußen schüttet, bewegen Sie sich drinnen. Laufen auf der Stelle, radeln auf dem Heimfahrrad, hüpfen auf dem Mini-Trampolin. Auch Muskelaufbau im Wohnzimmer geht immer.

»Mein Opa hat aber auch nie ...« – auf die Gene ist kein Verlass

Beliebt sind auch Aussagen wie diese: »Warum sollte ich mich abstrampeln und selbst kasteien? Mein Opa ist schließlich kernig neunzig geworden, hat sein Leben lang geraucht, nie Sport getrieben, viel und fett gegessen und kein Bier stehen lassen. Das könnte doch bei mir auch klappen.«

Denken Sie daran, dass es nur ganz wenige Menschen gibt, bei denen das funktioniert. Gesundheit ist keine genetische Garantie. Wollen Sie einen Herzinfarkt riskieren, um auszuprobieren, ob die Theorie stimmt?

Aber bitte erst ab morgen? Verschieberitis ist gefährlich

Gesünder essen? Weniger naschen? Abends nicht mehr zum Kühlschrank schleichen? Endlich Sport treiben? Das Fahrrad aus dem Keller holen und mal das Auto stehen lassen? »Klar, gerne – nur nicht heute. Es reicht doch, wenn ich morgen anfange.« Oder übermorgen. Oder nach Silvester.

Wie lange wollen Sie sich selbst noch diese leeren Versprechungen machen? Möchten Sie bald die silberne Ehrennadel für 25 Jahre im Verschieberitisclub entgegennehmen? Wer wirklich etwas verändern will, sollte innerhalb von drei Tagen damit anfangen – selbst wenn er nur ein paar Kleinigkeiten anders macht. Sonst wird das nichts.

»Das Leben ist zu schön ...« ... also nicht verkürzen!

Raffinierte Schweinehündchen führen gern Ihr persönliches Wohlbefinden an, um Sie zu Dingen zu verleiten, die Spaß machen, aber alles andere als gesund sind. Zum Beispiel so: »Diät machen, hungern, abnehmen? Das Leben ist zu kurz, um auf lecker Pommes-Pizza-Currywurst zu verzichten.«

Ihren Konter sollten Sie schon parat haben, bevor die Schlachtplatte bestellt ist: Gesund essen, toll aussehen, fit bleiben – das Leben ist zu schön, um es mit schlechter Ernährung zu verkürzen. Wer dann noch keine Ruhe gibt und eine weitere beliebte Ausrede anführt (»Mir doch egal, ob ich dick oder schlank sterbe«), hat künftig bei Ihnen keine Chance mehr, wenn Sie kontern: »Wer besser isst, lebt aber besser – und länger.«

»Meine Frau kocht so gut!« Lassen Sie sich nicht mästen

Vor allem Männer schieben die Schuld am Kugelbauch gern auf ihre Frauen. Oder finden noch raffiniertere Ausreden: »Ich muss zu Hause immer die Reste der Kinder aufessen. Kein Wunder, dass da was hängen bleibt.« Ganz unschuldige Opfer von Überfütterung klagen auch gerne: »Wenn ich nicht aufesse, ist die Köchin beleidigt.« Oder sie melden sich freiwillig als Restevernichter: »Ich kann doch kein Essen wegwerfen. Das wäre schließlich Verschwendung.«

Da hilft nur ein besseres Management. Wer in der Familie fürs Kochen zuständig ist, sollte nicht mehr auf den Tisch bringen, als zum Sattwerden nötig ist. Wer anderen Nachschläge aufdrängt oder mit Beleidigtsein droht, sollte einen Gang zurückschalten: Auch wenn Liebe durch den Magen geht, hat sie nichts mit Mästen zu tun.

»Ich muss doch aufessen!«
Da hilft der Kleine-Teller-Trick

Viele Leute, denen als Kind mit Sprüchen wie
»Wenn du deinen Teller nicht leer isst, wird
das Wetter schlecht« eingeredet wurde, dass
Über-den-Hunger-hinaus-Essen ein Zeichen
von guter Erziehung ist, können sich später nur
schwer davon befreien. Auch wenn sie längst
wissen, dass man Sonnenschein nicht herbei-
futtern kann – unbewusst haben sie immer
noch das Bedürfnis, sich mit »artigem« Verhalten vor Konflikten zu schützen, und können
diese Gewohnheit nicht einfach so ablegen.

Versuchen Sie deshalb, möglichst passge-
nau einzukaufen und zu kochen. Wer genauso viel kocht, wie er essen will, hat weniger
Probleme mit dem Aufhören.

Außerdem kann ein kleiner Trick hilfreich
sein: Essen Sie von kleineren Tellern. Sie
können sich zum Beispiel das Mittagessen
auf einem Frühstücksteller servieren oder mit
einem halben Stück Kuchen eine Untertasse
füllen, um Ihren Kuchenteller angemessen
auszustatten.

»Karlheinz ist doch viel dicker!«
In Zweifelsfällen hilft die Waage

»Andere sind noch viel dicker als du und
leben auch ganz gut. Da musst du doch
nichts tun.« Auf der Suche nach Ausreden
fallen dem Schweinehündchen gerne trösten-
de Vergleiche ein – auch hier sind es eher die
Männer, die dafür anfällig sind. Argumente
wie »Guck dir mal Karlheinz und Hansdieter
an – dagegen bist du doch noch schlank«
können sie gar nicht oft genug hören, um
anschließend zu verkünden: »Ich bin gar
nicht dick.«

Bei Geschmacksfragen helfen ein Spiegel
oder ungeschönte Fotos. Und dann gibt es
noch den sogenannten Schwabbeltest. Der ist

aber wirklich nur was für hartgesottene Kerle,
die ohne Verlust an Selbstbewusstsein nackten
Tatsachen ins Auge sehen können: Stellen
Sie sich ohne Klamotten vor einen Ganzkör-
perspiegel. Springen Sie hoch (der Körper ist
dabei stark angespannt) und blicken bei der
Landung scharf auf Ihr Spiegelbild. An wel-
chen Stellen schwingen Fettpolster nach, bleiben also – anders als Muskeln – unkontrol-
liert in Bewegung? Machen Sie den Test auch
mit Wendungen, so dass Sie sich von der Seite
und schräg von hinten betrachten können.
Falls eine Frau sich das traut: Die weibliche
Brust zählt nicht. Auf der Suche nach Motiva-
tionshilfen kann man sich ein motivierendes
Ziel setzen: »In sechs Wochen schwabbelt es
bei mir deutlich weniger.«

Sie schaffen es einfach nicht?
Da fehlt wohl die richtige Methode

»Ich wäre ja so gerne ein paar Pfunde los.
Aber ich kriege das einfach nicht hin. Ich
hab schon so viel versucht – leider alles ohne
Erfolg. Inzwischen habe ich aufgegeben, weil
es doch zwecklos ist.« Ein Stoßseufzer, der
nach vielen Diäten schon beinahe zum Stan-
dardrepertoire der Ausreden gehört.

Aber mal ehrlich: Wenn Sie gar keine
Hoffnung mehr haben, warum haben Sie
dieses Buch dann bis hierher gelesen? Vielleicht haben Sie es bisher nur mit den falschen
Methoden probiert? Versuchen Sie es mal
ohne Hungern und ohne Kalorienzählen nach
meiner Methode. Machen Sie also einfach mit
diesem Buch weiter.

Und denken Sie daran: Sie müssen nicht
(und sollen auch gar nicht) alles auf einmal
ändern. Das Geheimnis des Erfolgs liegt ja
gerade im klugen, schrittweisen Vorgehen, bei
dem Gehirn und Körper lernen, sich auf die
neuen Gewohnheiten einzustellen.

2_Steigern Sie sich auf der ganzen Linie

RUFEN SIE SICH noch einmal die Übungen der letzten Woche in Erinnerung. Diese Übungen wiederholen Sie in Ihrer dritten Woche dreimal – möglichst nicht an drei aufeinanderfolgenden Tagen. Versuchen Sie wieder, im ersten Durchgang so viele saubere Wiederholungen wie möglich zu schaffen.

Am zweiten und dritten Tag setzen Sie dann Ihre ganze Kraft daran, die Anzahl des ersten Tages in Durchgang eins und zwei zu toppen. Für Ihren Schrittzähler (siehe Seite 19) gilt in dieser Woche: Sie beenden keinen Tag, an dem das kleine Gerät nicht mindestens 4000 Schritte anzeigt.

3_Fitnesstraining nebenbei

LEGEN SIE IN DEN NÄCHSTEN TAGEN einige allzu bequeme Gewohnheiten ab. Sie sollten nicht gleich Ihr Auto verkaufen oder den Fahrstuhl abstellen, sondern sich eine der

Im Alltag gibt es so viele Möglichkeiten, sich zu bewegen – und oft sind sie auch noch mit etwas Angenehmem verbunden.

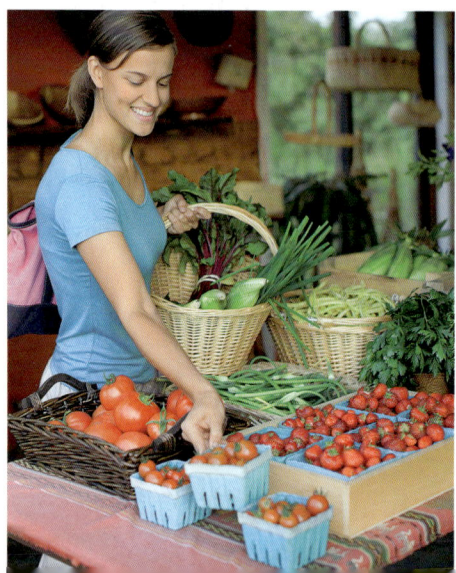

folgenden Möglichkeiten aussuchen:
● Ich fahre etwas früher los und parke 500 Meter von meinem Arbeitsplatz entfernt (die Damen denken daran, Schuhe anzuziehen, die einen Kilometer Fußmarsch erlauben).
● Ich lasse mein Auto stehen und gehe zu Fuß einkaufen, auch wenn das nächste Geschäft für meinen Geschmack zu weit weg ist. Ich kaufe deshalb nur wenig ein.
● Ich tue so, als seien alle Fahrstühle und Rolltreppen kaputt, lasse keine Treppe aus und nehme zwei Stufen auf einmal.
● Ich rufe meine Kollegen nicht mehr an, sondern gehe grundsätzlich hin – auch wenn drei Treppen dazwischen liegen. Ist doch auch viel netter.
● Wenn mir eine Rolltreppe unter die Füße kommt, steige ich drauf, bleibe aber nicht stehen, sondern gehe zusätzlich (das spart auch noch Zeit!).

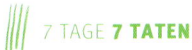

4_Überlisten Sie sich doch mal selbst

IM ENTSCHEIDENDEN MOMENT NEIN ZU SAGEN – das sollten Sie lernen, um bei Verführungen besser gewappnet zu sein. Hier verrate ich Ihnen einen Selbstüberlistungstrick, den Sie in dieser Woche ausprobieren. Sie unterstützen damit Ihr Gehirn, neue Gewohnheiten zu akzeptieren und sie langsam in sein Gewohnheiten-Repertoire aufzunehmen. Fangen Sie mit etwas Leichtem an: Immer wenn Sie etwas gerne tun (zum Beispiel zum Essen gehen oder sich nach einem langen Arbeitstag bequem aufs Sofa legen), geben Sie sich selbst ein Kommando – und zwar genau in dem Moment, in dem Sie planen, was Sie gleich tun werden. Zögern kommt gar nicht infrage; Sie machen ja schließlich gerne, was Ihnen bevorsteht. Sagen Sie sich selbst »Los jetzt«, bevor Sie sich erheben, und marschieren Sie dann sofort zum Essen oder zum Sofa. Sie beginnen von nun an, mit einem Kommando positive Emotionen hervorzurufen. Machen Sie diese Übung drei Tage lang.

Am vierten Tag erledigen Sie auch Ihre lästigen Pflichten (Bügeln, den Müll rausbringen, zum Sport gehen) nur noch mit Kommando ohne Verzögerung. Wenn Sie merken, dass Sie sich drücken wollen, kommandieren Sie gleich weiter: »Keine Chance!« Wichtig ist: Sie müssen direkt nach dem Befehl loslegen.

In dieser Woche üben Sie noch – danach nutzen Sie das Kommando, so oft es geht: für Dinge, die Spaß machen, genauso wie für Dinge, denen Sie lieber ausweichen wür-

den. Damit vermeiden Sie nicht nur, sich zu drücken, sondern Sie pfeifen sich auch selbst zurück, wenn Sie sich zum Beispiel der Schokoladentafel nähern. Ein klares »Keine Chance« zum richtigen Zeitpunkt wird Sie bremsen.

Meine Glücksbox

Als Kinder sammelten wir unsere kleinen Schätze in alten Zigarrenkisten. Ab und zu schauten wir hinein und freuten uns über all die Dinge, die wir angesammelt hatten. Allzu weit entfernt sind wir auch heute von dieser Sammlerfreude nicht. Deshalb empfehle ich Ihnen, sich eine kleine Glücksbox anzulegen. Denn auch wenn Sie noch so motiviert sind, Ihre Ernährung umzustellen und fit und schlank zu werden – manchmal braucht man einen Anreiz, um auf eine lieb gewordene Gewohnheit zu verzichten.

Da kann das Ziel noch so vielversprechend sein, da können sich die ersten Erfolge nach drei Wochen schon eingestellt haben – und dann sehen Sie im Vorbeifahren das Blink-Blink-Logo einer großen Fastfoodkette, und schon stehen Sie auf der Bremse. Reflex. Appetit. »Ein klitzekleiner Hamburger«, säuselt Ihnen Ihre innere Stimme vor. »Du warst doch jetzt schon so lange vernünftig. Da schadet eine Ausnahme nicht. Es muss ja nicht gleich der Doppeldecker sein.«

Solche Situationen macht jeder mal durch. Und deshalb zurück zum Schatzkästchen: Ob Schuhkarton, Tiffany-Box oder Zuckerdose –

es kann die Macht haben, uns daran zu hindern, bei fiesen Verführungen haltzumachen. Indem wir uns darauf freuen, etwas in die Box zu legen – das Geld nämlich, das wir in diesem Moment gespart haben. Dass Sie durchgehalten haben, macht zufrieden. Weil Sie sich mit dem Geld, das sich so Null Komma nichts ansammelt, einen ganz besonderen

Wunsch erfüllen werden: ein Kleidungsstück, mit dem Sie schon lange liebäugeln. Ein Wochenende in London vielleicht? Die neuen Felgen fürs Auto? Die Aussicht auf etwas Schönes gibt Ihnen den Anreiz durchzuhalten. Und das zufriedene Gefühl, wenn Sie in Ihr »Schatzkästchen« gucken, kennen Sie sicher noch gut von früher.

5_Abends und zwischendurch nicht nachgeben

WEIL DER ABEND essenstechnisch der schwierigste Teil des Tages ist, müssen Sie da ein bisschen mehr tun: Versuchen Sie an sechs Tagen der Woche nach einem gesunden eiweißreichen, aber kohlenhydratfreien Abendessen Ihre Küche zu schließen. Zweimal müssen Sie das im Rahmen Ihrer beiden perfekten Tage sowieso tun (siehe Seite 66), viermal versuchen Sie es zusätzlich (wobei ein Knäckebrot mit Frischkäse zum Einschlafen oder ein sättigender Milch-Schlummertrunk erlaubt sind). Denken Sie sich ruhig auch ein kleines Notfallprogramm aus – für den Fall, dass Sie schwach werden. Vielen Leuten fällt das Durchhalten zum Beispiel leichter, wenn sie sich nach dem Essen schon mal die Zähne putzen. Oder wenn sie die Küche tatsächlich abschließen, um sich selbst eine Hürde auf dem Weg zum Kühlschrank zu bauen.

Denken Sie bei allem, was Ihnen schwer fällt, immer an die Belohnung: An einem Abend der Woche dürfen Sie nämlich wieder zuschlagen wie in alten Zeiten – auch mit Naschen, Alkohol in Maßen oder einem Besuch am Imbissstand.

Entweder bewahren Sie sich den sündigen Abend bis zum Sonntag als Krönung der Woche auf. Oder Sie verbuchen einen Fehltritt als erlaubte Ausnahme. Entscheiden Sie selbst – oder lassen Sie auf sich zukommen, was geht.

Wichtig: Mehr als eine Ausnahme sollten Sie sich nicht genehmigen, denn dann werden schnell auch drei oder vier draus. Auch das Süßigkeitennaschen zwischendurch sollten Sie an sechs Tagen der Woche einschränken. Kaufen Sie sich keine Schokoladentafeln mehr, sondern machen Sie sich Ihre Leckerlis selbst. Das hat gleich mehrere Vorteile: Wenn Sie sich eine Weile mit dem Zubereiten beschäftigen, steigert das die Vorfreude. Sie genießen dann bewusster (schön langsam!), und die Menge ist begrenzt. Sie können sich also nicht beliebig oft etwas nachnehmen. Das Aufhören fällt leichter. Außerdem wissen Sie bei Selbstgemachtem genau, was drin ist. Meine süßen und pikanten Naschrezepte sättigen und enthalten gute Nährstoffe, zum Beispiel aus Nüssen. Probieren Sie mal, damit durchzukommen.

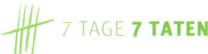
Früchtebecher mit Beerenobst und Kekskrümeln

Zubereitungszeit: ca. 7 Minuten

Für 2 Portionen: je 100 g Heidelbeeren und Himbeeren (frisch oder TK) │ 125 ml fettarme Milch │ ½ Pck. Vanillesaucenpulver (instant, ohne Kochen) │ 8 EL Magerquark │ 2 EL Mandelsplitter │ 4 Vollkornkekse

1. Die Beeren gut waschen und trockentupfen, tiefgefrorene Beeren auftauen. In zwei große Saftgläser je eine Schicht Heidelbeeren und Himbeeren geben.
2. In einer Schüssel die Milch mit dem Vanillesaucenpulver verrühren. Den Quark hinzugeben und glattrühren.
3. Die Mandelsplitter etwa ½ Minute in einer Pfanne ohne Fett rösten.
4. Den Vanillequark und die Vollkornkekse abwechselnd über die Beerenfrüchte geben, abschließend die gerösteten Mandeln darüberstreuen, gleich servieren.

Pro Portion (ca. 300 g): 215 kcal │ 17 g KH │ 21 g E │ 7 g F

Varianten: Zu diesem Rezept passen auch Erdbeeren, Mandarinen, Mango, Aprikosen, Nektarinen oder Pfirsich. Der Quark kann durch Dickmilch, Joghurt oder Ricotta ausgetauscht werden.
Für Schokoholics: Die Vanillesauce können Sie durch Schokosauce ersetzen. Wer's gern anregend mag, kann die Schoko-Quark-Mischung dann noch mit einem Hauch frischer, in feine Streifen geschnittener roter Chilischote würzen.
Bei Laktoseintoleranz: Nehmen Sie Minus-L-Quark, denn er enthält kaum Milchzucker (Laktose). Verwenden Sie außerdem statt Kuhmilch Sojamilch, Hafer- oder Reisdrink.

Low-Carb-Apfel-Erdbeer-Kuchen

Zubereitungszeit: ca. 10 Minuten (ohne Backzeit)

Für 12 Stücke: 4 Eier │ 4 EL Magerquark │ 1 EL Ahornsirup │ 1 Prise Salz │ 2 Äpfel │ 1 Handvoll Erdbeeren │ 100 g Weizenvollkornmehl │ 200 g gemahlene Mandeln │ ½ TL Zimt │ ½ TL Nelke │ ½ Packung Backpulver │ 1 TL Rapsöl für die Backform

1. Den Backofen auf 175 °C (Umluft) vorheizen, eine kleine Springform fetten.
2. Die Eier trennen. Das Eigelb mit Magerquark und Ahornsirup glattrühren. Das Eiweiß mit dem Salz steif schlagen.
3. Die Äpfel waschen, vom Kerngehäuse befreien, in kleine Stücke schneiden. Die Erdbeeren waschen, trockentupfen, Stielansätze abzupfen und die Früchte würfeln. Beides unter die Quark-Ei-Masse heben.
4. Das Mehl in einer Schüssel mit den Mandeln, den Gewürzen und dem Backpulver mischen. Die Quark-Ei-Masse unterrühren. Den Eischnee vorsichtig unterheben und alles in die gefettete Form füllen.
5. Den Kuchen auf der unteren Schiene des vorgeheizten Backofens in etwa 40 Minuten goldgelb backen. Etwas abkühlen lassen, dann erst von der Form lösen. Noch etwas warm schmeckt er am besten.

Pro Portion (ca. 90 g): 152 kcal, │ 12 g KH │ 9 g E │ 12 g F

Varianten: Sie können auch Heidelbeeren, Himbeeren, Brombeeren oder Johannisbeeren verwenden. Statt Quark können Sie Dickmilch, Joghurt oder Frischkäse nehmen, statt Beerenobst gehackte Walnüsse, Pistazien, Kokosraspeln oder Schokolade. Statt Ahornsirup gibt auch Vanillearoma einen süßen Geschmack.

Schokoladencreme mit Mandelsplittern

Zubereitungszeit: ca. 12 Minuten (ohne Kühlzeit)

Für 2 Portionen: 300 ml fettarme Milch | 1 Packung Schokopudding (25 g) | 200 g Ricotta | 2 Tropfen Süßstoff | 2 Eiweiß | 1 EL Mandelsplitter

1. 200 ml Wasser in einem Topf zum Kochen bringen. Von der Milch 5 Esslöffel in eine Tasse geben und mit dem Puddingpulver glatt rühren. Die restliche Milch zum Wasser geben und aufkochen.
2. Das angerührte Puddingpulver in den Topf geben, alles unter Rühren etwa 1 Minute kochen lassen. Den Pudding in eine Schüssel geben und mit dem Ricotta glattrühren. Nach Belieben mit Süßstoff süßen.

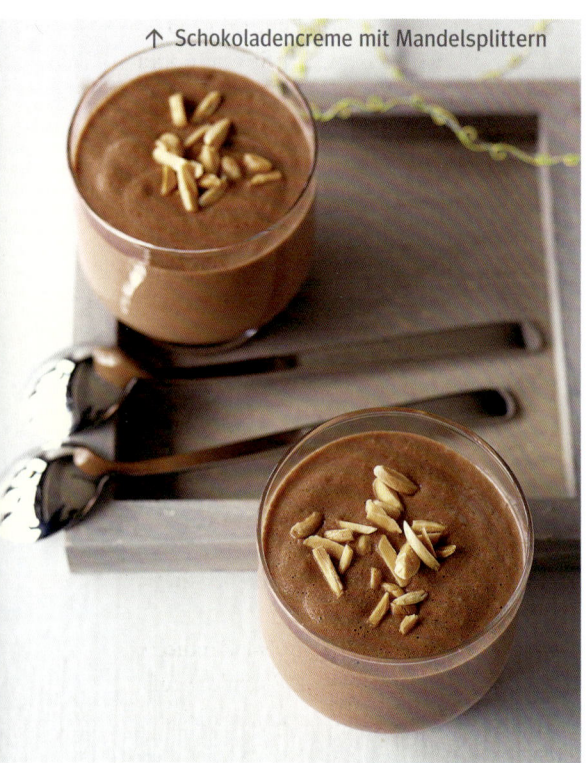

↑ Schokoladencreme mit Mandelsplittern

3. Das Eiweiß steif schlagen und unter die Schokoladencreme heben. In zwei Schälchen füllen und etwa 20 Minuten im Kühlschrank fester werden lassen.
4. Vor dem Servieren die Mandelsplitter in einer Pfanne ohne Fett bei mittlerer Hitze etwa 1 Minute goldbraun rösten, über den Pudding streuen.

Pro Portion (ca. 400 g): 264 kcal | 22 g KH | 22 g E | 22 g F

Obstvielfalt: Sie können den Pudding abwechslungsreich mit verschiedenen Obstsorten verfeinern, wie Feigen, Erdbeeren, Stachelbeeren, Himbeeren, Kirschen oder Physalis (Kapstachelbeere).
Proteinvarianten: Der Frischkäse kann durch Dickmilch, Joghurt, Ricotta oder Quark ausgetauscht werden.
Für Vanillefans: Sie können die Creme auch mit Vanillepudding zubereiten. Oder Sie nehmen eine Mischung aus Schoko- und Vanillepudding. Dazu kochen Sie beide Geschmacksrichtungen extra und geben sie schichtweise in Glasschälchen.
Schön wackelig: Wenn Sie die Schokocreme (ohne die Mandelsplitter) einige Stunden oder über Nacht in den Kühlschrank stellen, können Sie sie aus den Schälchen auf kleine Teller stürzen und die Mandelsplitter darum herum streuen. Spülen Sie die Schälchen vor dem Befüllen kurz mit kaltem Wasser aus, dann löst sich der Pudding beim Stürzen besser ab.
Bei Laktoseintoleranz: Tauschen Sie die Kuhmilch durch Sojamilch, Hafer- oder Reisdrink aus. Bei einer ausgeprägten Milchzuckerunverträglichkeit lassen Sie auch den Frischkäse weg oder verwenden Minus-L-Milchprodukte, die kaum Milchzucker (Laktose) enthalten.

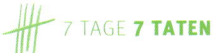
Pfirsich-Orangen-Quarkeis

Zubereitungszeit: 5 Minuten plus 2 Stunden Gefrierzeit

Für 2 Portionen: 200 g Pfirsiche (Dose) |
1 Orange | 4 EL Orangensaft |
200 g Magerquark | 2 TL flüssiger Honig

1. Die Pfirsiche abgießen. Die Orange schälen, vierteln, mit den Pfirsichhälften und dem Orangensaft fein pürieren.
2. Den Quark mit dem Honig glattrühren und unter das Fruchtpüree mischen.
3. Die fertige Eismasse in einer gefriertauglichen Schale abgedeckt ins Gefrierfach stellen und alle 40 Minuten umrühren, damit sich keine langen Eiskristalle bilden können und das Eis schön cremig bleibt.
4. Wenn das Eis die gewünschte Konsistenz hat, die Portionen mit einem Löffel oder einem Eisportionierer ausstechen oder das Eis komplett aus der Schale nehmen und in Scheiben schneiden.

Tipp: Im Sommer können Sie prima frische Pfirsiche verwenden, nach Möglichkeit schön reife Früchte. Kurz in kochendes Wasser geben, dann die Schale abziehen, jeweils den Kern entfernen und das am Kern gelegene Fruchtfleisch sorgfältig von allen festen Kernresten befreien.

Kleine Sünde: Wenn's keiner sieht, können Sie ein wenig Nougatschokolade und ein paar Walnusskerne über das angerichtete Eis raspeln.

Minzig frisch: Pürieren Sie mal frische Minzblätter mit dem Obst oder richten sie zum Servieren in feine Streifen geschnitten auf dem Eis an.

Pro Portion (ca. 220 g): 192 kcal |
36 g KH | 11 g E | 0,4 g F

Low-Carb-Choco-Cantuccini

Zubereitungszeit: ca. 10 Minuten (ohne Backzeit)

Für 20 Stück: 40 g Zartbitterschokolade |
1 Bio-Orange | 3 Eier | 1 Prise Salz |
250 g gemahlene Mandeln

1. Den Backofen auf 150 °C (Umluft) vorheizen. Ein Backblech mit Backpapier auslegen.
2. Die Schokolade hacken oder raspeln. Die Orange heiß abwaschen, abtrocknen und die äußere Schale fein abreiben.
3. Die Eier trennen, das Eiweiß mit dem Salz steif schlagen. Schokolade, Orangenschale und Mandeln unterrühren.
4. Den Teig mit den Händen auf einer leicht bemehlten Arbeitsunterlage zu einer 20 cm langen Rolle formen und diese vorsichtig auf das Backblech heben.
5. Im vorgeheizten Backofen etwa 25 Minuten goldgelb backen. Noch heiß sofort in 20 dünne Scheiben schneiden. Die Cantuccini zu Tee oder Kaffee genießen.

Pro Stück (ca. 17 g): 88 kcal | 1 g KH |
3 g E | 8 g F

Statt Mandeln: Sie können auch gemahlene Haselnüsse oder Walnüsse nehmen. Keine Orangensaison? Die geriebene Orangenschale können Sie durch Orangenaroma oder geriebene Zitronenschale austauschen.

Statt Schokolade können Sie auch Marzipan, gehackte Nüsse, Leinsamen oder Sesamsamen nehmen. Bei Nüssen oder Samen sollten Sie für die Süße etwas Honig und Vanille-Aroma zum Teig hinzufügen.

Gut aufbewahrt: Übrig gebliebene Cantuccini bewahren Sie in einer kleinen Blechdose auf einer Lage Küchenpergament auf, so bleiben sie schön knusprig.

Vollkorncracker mit griechischem Schafskäsedip

Zubereitungszeit: ca. 15 Minuten (ohne Backzeit)

Für ca. 20 Cracker: 8 EL Weizenvollkornmehl | 6 EL gemahlene Mandeln | 6 EL geriebener Parmesan | 1 TL Backpulver | 1 gute Prise Salz | 1 Ei | 1 EL Rapsöl

Für den Dip: ½ Salatgurke | 1 rote Chilischote | 1 Knoblauchzehe | ½ Bund Petersilie | 2 Zweige Pfefferminze | 150 g griechischer Joghurt | 2 EL saure Sahne | 1 EL Tomatenmark | 100 g Schafskäse | schwarzer Pfeffer | Paprika scharf

1. Den Backofen auf 170 °C (Umluft) vorheizen. Ein Blech mit Backpapier auslegen.
2. Das Vollkornmehl, die Mandeln, den Parmesan, das Backpulver und das Salz mischen. Das Ei, das Öl und 2 EL Wasser hinzugeben und alles mit dem Handrührgerät gut verkneten. Dann mit den Händen noch ca. 1 Minute geschmeidig kneten.
3. Den Teig zu einer 20 cm langen Rolle formen. In Frischhaltefolie wickeln, im Kühlschrank 10 Min. fest werden lassen.
4. Inzwischen für den Dip die Salatgurke waschen, abtrocknen und klein würfeln. Die Chilischote putzen, den Knoblauch schälen und beides klein hacken. Die Kräuter abbrausen, trockentupfen, die Blättchen abzupfen und fein hacken.
5. Den Joghurt mit der sauren Sahne und dem Tomatenmark glattrühren. Den Schafskäse mit der Gabel zerdrücken, mit Gurke, Knoblauch, Kräutern und Schafskäse unter die Joghurtmischung rühren. Mit Pfeffer und Paprika pikant würzen und kaltstellen.
6. Den Cracker-Teig auf das Blech legen und im vorgeheizten Backofen etwa 20 Minuten goldbraun backen. Kurz abkühlen lassen

und in 30 dünne Scheiben schneiden. Die noch warmen Cracker mit dem Schafskäsedip servieren.

Pro 4 Cracker (ca. 52 g): 224 kcal | 12 g KH | 8 g E | 16 g F

Dip für 4 Cracker (ca. 260 g): 273 kcal | 8 g KH | 13 g E | 21 g F

Für Eilige: Sie können auch fertige Vollkorncracker nehmen. Wer beim Backvorgang Zeit sparen möchte, schneidet den Teig vor dem Backen in dünne Scheiben.

Für Rücksichtsvolle: Um am nächsten Tag nicht nach Knoblauch zu riechen, reiben Sie die Schüssel nur leicht mit Knoblauch aus.

Proteinvarianten: Statt griechischen Joghurt können Sie milden Joghurt oder Dickmilch nehmen. Den Schafskäse lässt sich durch weißen Kuhmilchkäse ersetzen.

Gemüsechips mit Sesamsamen-Quarkcreme

Zubereitungszeit: ca. 13 Minuten

Für 2 Portionen Chips: 2 mittelgroße Rote Beten | 2 Kohlrabi | 300 g Palmkernfett zum Frittieren

Für den Dip: 2 EL Sesamsamen | 2 EL saure Sahne | 4 EL Magerquark | 2 EL TK-Kräutermischung oder frisch gehackte Kräuter | Salz | weißer Pfeffer | Kreuzkümmel | Koriander

1. Das Frittierfett in einem Topf bei größerer Hitze zum Schmelzen bringen und weiter erhitzen.
2. Die Roten Beten und den Kohlrabi dünn schälen und auf dem Gurkenhobel in dünne Scheiben hobeln.

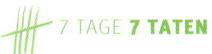

3. Die Kohlrabischeiben ins heiße Fett geben und etwa 2 Minuten knusprig frittieren. Mit einem Schaumlöffel herausheben und auf Küchenpapier entfetten. Mit den Roten Beten in gleicher Weise verfahren.

4. Für den Dip die Sesamsamen in einer Pfanne ohne Fett etwa 1 Minute rösten. Vom Herd nehmen. Die saure Sahne mit dem Quark, der Kräutermischung und den Sesamsamen glattrühren. Mit Salz, Pfeffer, Kreuzkümmel und Koriander würzen.

5. Die Gemüsechips mit der Sesamsamen-Quarkcreme servieren.

Pro Portion (ca. 320 g): 363 kcal | 24 g KH | 15 g E | 23 g F

Tipp: Benutzen Sie bei der Zubereitung der Roten Bete Einweghandschuhe. Die rote Farbe lässt sich aber auch mit etwas Zitronensaft von der Haut entfernen.

Chipsvorrat: Legen Sie die Gemüsechips nach dem Backen zwischen zwei Lagen Küchenpapier. Nach 2 Tagen bei Zimmertemperatur sind sie schön knusprig – ein perfekter Snack für zwischendurch!

Mehr Chipsgemüse: Auch Zucchini, Steckrübe (beide ungeschält) und Knollensellerie lassen sich auf die gleiche Weise zu Chips verarbeiten.

Statt Leinsamen: Wer mag, kann die Sesamsamen durch Erdnüsse, Mandeln oder Pistazien ersetzen.

Proteinvarianten: Statt Quark können Sie auch Dickmilch, Joghurt, Joghurtfrischkäse, Kräuterfrischkäse oder Sour Cream verwenden.

Bei ausgeprägter Laktoseintoleranz: Lassen Sie den Quark weg und nehmen stattdessen weiche Butter oder geklärte Butter (indisches Ghee).

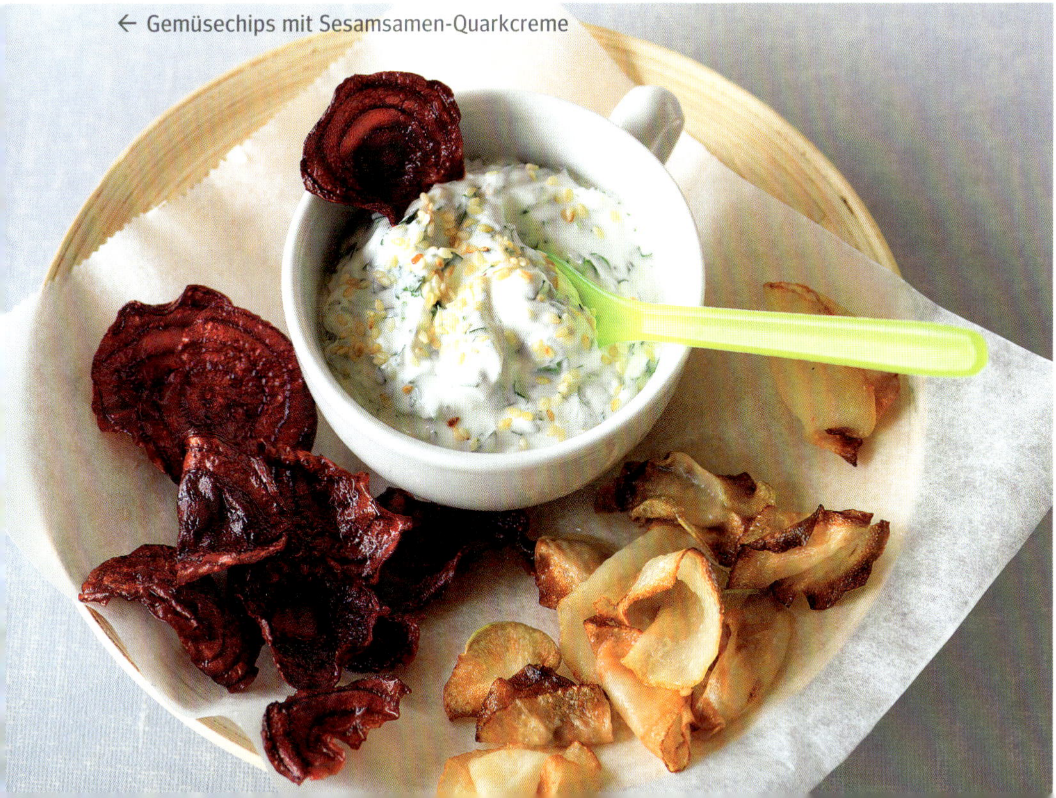

← Gemüsechips mit Sesamsamen-Quarkcreme

6_Zwei perfekte Tage: Jetzt wird es ernst

IN DIESER WOCHE legen Sie zwei perfekte Tage ein. Die sollten möglichst nicht direkt aufeinander folgen, sonst könnten Sie leicht »Heimweh« nach Ihren alten Gewohnheiten bekommen, und Ihr Schweinehund hätte leichtes Spiel. Einer der beiden perfekten Tage darf auch ruhig am Wochenende stattfinden. Sie wissen ja: Bei weniger Stress verlangt der Körper viel seltener nach Nervennahrung in Form von Fett und Zucker. Wenn die Sehnsucht nach Süßem zu groß wird, naschen Sie nach dem Mittagessen eine Kleinigkeit. Ansonsten halten Sie sich an die folgenden Regeln:

- Von morgens bis abends essen Sie nach der Heizmann-Uhr mit drei bis fünf Mahlzeiten – mindestens dreimal sollte Eiweiß dabei sein, damit Sie keinen Hunger bekommen.
- Sie achten auf Esspausen von mindestens drei Stunden und verzichten zwischendurch auf zuckerhaltige Getränke, Süßigkeiten, Kuchen & Co.
- Sie machen Ihr Sportprogramm – entweder tun Sie etwas für Ihre Ausdauer oder machen Muskelaufbautraining.
- Sie essen am Tisch ohne Ablenkungen.
- Sie belohnen sich am Abend mit wunderbarer Entspannung in der Badewanne.

7_Sich selbst belohnen: Zum Relaxen in die Wanne

JETZT WAREN SIE SCHON so lange diszipliniert, da ist es Zeit für einen Kurzurlaub – in der Badewanne. Denn die ist eine ausgesprochen nützliche Angelegenheit und hilft uns dabei, fit und schlank zu werden: Alle viere von sich gestreckt im angenehm warmen Wasser (36 Grad sind ideal) zu relaxen ist Balsam für die Seele. Der Stress geht baden, und auch der Körper kommt dabei nicht zu kurz. Im Wasser fühlen wir uns leichter, weil sich das Körpergewicht um rund 70 Prozent reduziert. Das entlastet die Gelenke. In der Wärme werden auch die Muskeln locker, Verspannungen lösen sich, die Durchblutung wird angeregt, gleichzeitig sinkt die Herzfrequenz und wir atmen tiefer und ruhiger.

Ätherische Öle

All das sind an sich schon jede Menge Gründe, sich ab und zu das Abtauchen in der Wanne zu gönnen. Aber man kann

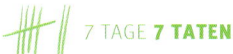

das Ganze noch toppen – zum Beispiel mit ätherischen Ölen. Im feuchtwarmen Dampf wirken die Aromen intensiv auf das Nervensystem und somit auf unsere Emotionen. Praktischerweise stecken die Wellnessdüfte bereits in vielen Badezusätzen. Da gibt es die beruhigende Melisse, das wohlige Kakaoaroma oder – falls Sie sich nach dem Feierabend total abgeschlafft fühlen – belebende Zitrus- oder Neroli-(Orangenblüten-)Varianten. Wenn Sie die Öle pur verwenden, mischen Sie sie immer mit 1–2 Esslöffeln Öl, Sahne oder Honig, damit sie sich im Wasser gut verteilen können.

● Sie wollen Ihr Entspannungsbad noch mit einer kleinen Gesundheitskur verbinden? Dann pressen Sie eine unbehandelte Zitrone aus und geben den Saft mit 4 bis 5 Tropfen Teebaumöl vermischt ins eingelassene Badewasser – so stärkt das Bad auch Ihr Immunsystem. Ein Bad mit Eukalyptus- und Thymianöl wirkt bei Erkältung desinfizierend und schleimfördernd.

Vorsicht: Nicht alle Öle sind für die Anwendung auf der Haut geeignet; einen Buchtipp zum Thema finden Sie auf Seite 168.

Weitere Badezusätze als feines Topping

Eine Alternative zu ätherischen Ölen sind Badezusätze mit Salz. Wer Salz bisher nur als Küchenzutat kannte: Das besonders mineralreiche Salz aus dem Toten Meer (Verwendung nach Packungsanleitung) entzieht dem Gewebe Wasser, die Haut wird gestrafft, während Sie gemütlich vor sich hindösen.

Die Badewanne als Wellnesstempel: Tauchen Sie mal wieder so richtig ab! Dann geht der Stress baden, und Ihr Körper und Ihre Seele atmen auf.

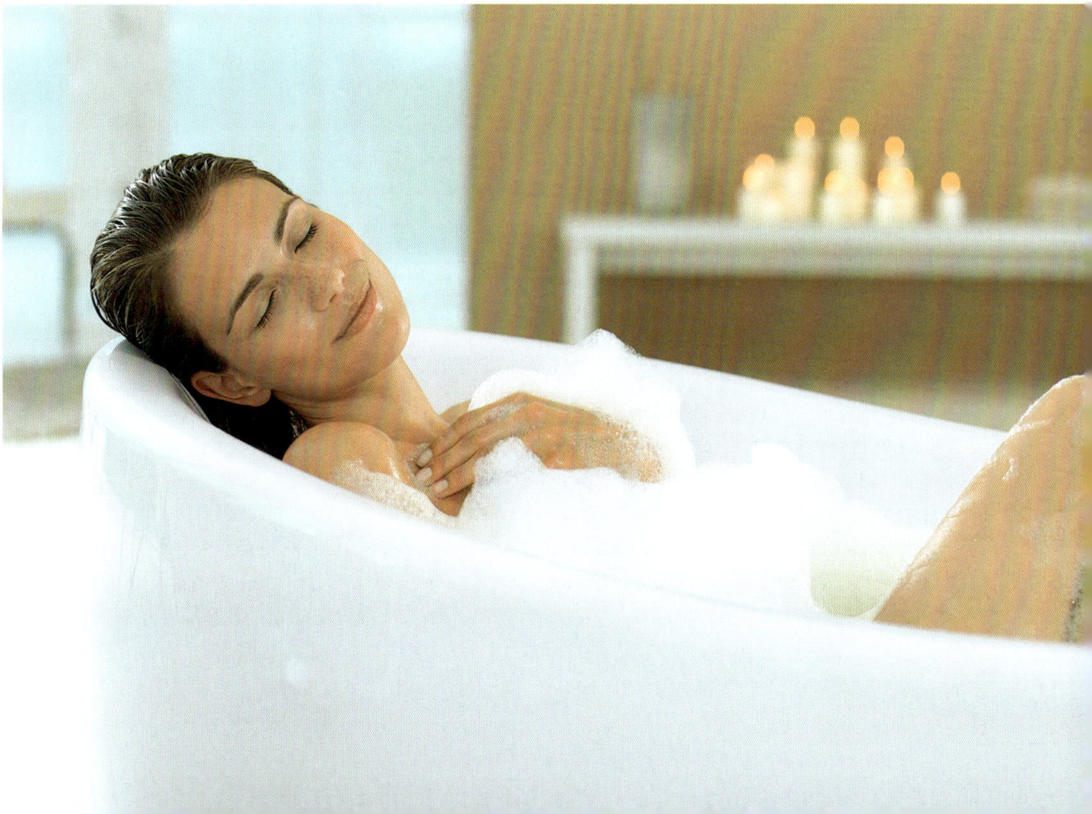

● Oder Sie mixen sich ein ganz klassisches Kleopatra-Bad: Dazu brauchen Sie nur Milch und Honig. Je nach Größe Ihrer Badewanne füllen Sie eineinhalb oder zwei Liter Vollmilch (oder auch Buttermilch) und etwa sechs Esslöffel Honig ins Wasser. Wenn Sie darin so richtig schön relaxt haben, kommen Sie nicht nur frisch, erholt und gut gelaunt heraus. Sie werden auch staunen, wie zart und geschmeidig sich die Haut anfühlt.

● Eine Mischung aus ein paar Löffeln Naturhonig und Quark (250 Gramm) im Wasser entgiftet und entschlackt. Also, selbst wenn Sie ein Mann und zudem ein entschiedener Anhänger des Kaltduschens sein sollten: Ich empfehle Ihnen, nach einem anstrengenden Tag einmal richtig abzutauchen und Ihre Badewanne zum Wellnesstempel umzufunktionieren. Nicht raten kann ich hingegen zum beliebten Glas Sekt auf dem Wannenrand. Stellen Sie auf Selters oder einen ungezuckerten Tee um – dem Kreislauf und der Fettverbrennung zuliebe.

Das habe ich in den letzten sieben Tagen geschafft:

ERFOLGS-CHECKLISTE FÜR DIE DRITTE WOCHE

○ Ich habe mindestens einmal erfolgreich die Argumente meines inneren Schweinehunds mit sachlichen Argumenten entkräftet und bin standhaft geblieben.

○ Ich habe mein Muskeltraining fortgesetzt und mich dabei im Vergleich zur ersten Woche vielleicht sogar etwas gesteigert. Ich habe auch mindestens 4000 Schritte täglich gemacht – und zwar an meinen perfekten und an meinen unperfekten Tagen.

○ Ich habe eine Maßnahme zur Fitness nebenbei ergriffen (Treppe laufen, Auto weiter weg geparkt oder ganz stehen lassen).

○ Ich habe die Motivationsübungen »Los jetzt« und »Keine Chance« absolviert und mir eine Glücksbox angelegt.

○ Ich habe an sechs Tagen zwar mal genascht, aber nur mit gesunden Leckerlis oder nach dem Mittagessen. Ich habe an sechs Tagen außerdem abends keine Kohlenhydrate mehr gegessen, sondern mir höchstens eins von den leckeren Naschrezepten für den Abend zubereitet.

○ Ich habe zwei perfekte Tage geschafft.

○ Ich habe mir ein Bad gegönnt und mich damit selbst belohnt.

Sie sehen: Die Checkliste ist schon etwas anspruchsvoller als in den beiden ersten Wochen – schließlich trauen Sie sich ja nun auch schon mehr zu.

Wenn Sie siebenmal einen Haken machen können, haben Sie Ihre dritte Woche erfolgreich bewältigt. Ihr Schrittzähler hat jeden Tag mindestens 4000 Schritte angezeigt. Wenn es nicht so gut gelaufen ist, starten Sie einfach noch mal neu in die dritte Woche. Denken Sie dran: Es ist nie zu spät.

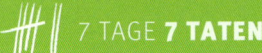 7 TAGE **7 TATEN**

Der Büro-Bernhard erzählt **Teil 3**

HUNGER – WIE BEKLOPPT IST DAS EIGENTLICH?

»Krieg den Kohlenhydrat-Krachern!«, so heißt meine Parole für diese Woche. Aber das Imperium schlägt zurück. Kuchen killt meine guten Vorsätze und ich verzweifle – bis zum Schreck-Glück auf der Waage.

Jetzt habe ich schon ein paar Wochen einigermaßen tapfer durchgehalten und mich an mein neues Leben richtig gewöhnt, da kommt ein Crashtest für meine Nerven ...

Bisher habe ich solche Herausforderungen gemieden. Es kamen einfach keine fiesen Kohlenhydrate mehr ins Haus. Doch nach einer Riesen-Geburtstagsfeier steht fünf Tage lang Kuchen in der Küche rum. Das kann ich ja nicht wegschmeißen – und der Vorsatz »Jeden Tag ein bisschen« scheitert am System: Die guten Stücke würden vor meiner Nase sterben, vergammeln – welch eine Verschwendung! Findet mein Schweinehund auch. Ich breche meine neuen Gesetze und esse wieder wie ein normaler Mensch.

Diesmal hat die Waage kein Erbarmen mehr mit mir. Das Imperium schlägt zurück. Mein Körper lässt jedes Kohlenhydrat in neue Kilos krachen. Alles, was ich mir abgeturnt und mit Durchhalten weggeschmolzen habe, ist innerhalb von ein paar Tagen wieder da: 94 Kilo. Ich zweifle an dem ganzen Programm und weiß nun auch endlich, was Frauen meinen, wenn sie sagen, dass das ganze Getue mit der Disziplin doch sinnlos sei.

Ich werde zum Frauen-Diäten-Versteher. Meine Motivation schwindet, aber die Liegestütze bleiben (die sind ja nicht so schlimm). Jetzt trete ich wirklich auf der Stelle, denn ohne Erfolgswillen kriege ich organisatorische Probleme: Wir schaffen es nicht, regelmäßig Gemüse zu kaufen. Ich verputze vorbereitete Eintöpfe viel zu schnell. Jeden Abend neu kochen – das ist für Büromenschen zu viel. Weil's schneller geht, löffle ich abends Naturjoghurt in Riesennäpfen – mit Obst, damit ich nicht dabei einschlafe vor Langeweile. Obst gehört ja eigentlich laut der Heizmann-Uhr nicht zum Abend. Ich esse es trotzdem. Wenn die Not zu groß ist, greife ich zu Käse und Wurst ohne Brot.

Eigentlich habe ich keine Lust mehr. Ich mache nur noch mit, weil's kein Scheitern, sondern gesund ist, meint meine Frau.

Aus Frust erlaube ich mir gerne das Versagen und kippe anschließend von der Waage vor Schreck-Glück. Ich habe tatsächlich abgenommen: 91.

Ja gibt's denn so was? Meine Vorarbeit der letzten Wochen scheint noch immer nachzuwirken! Ich schüttle mir selbst die Hand.

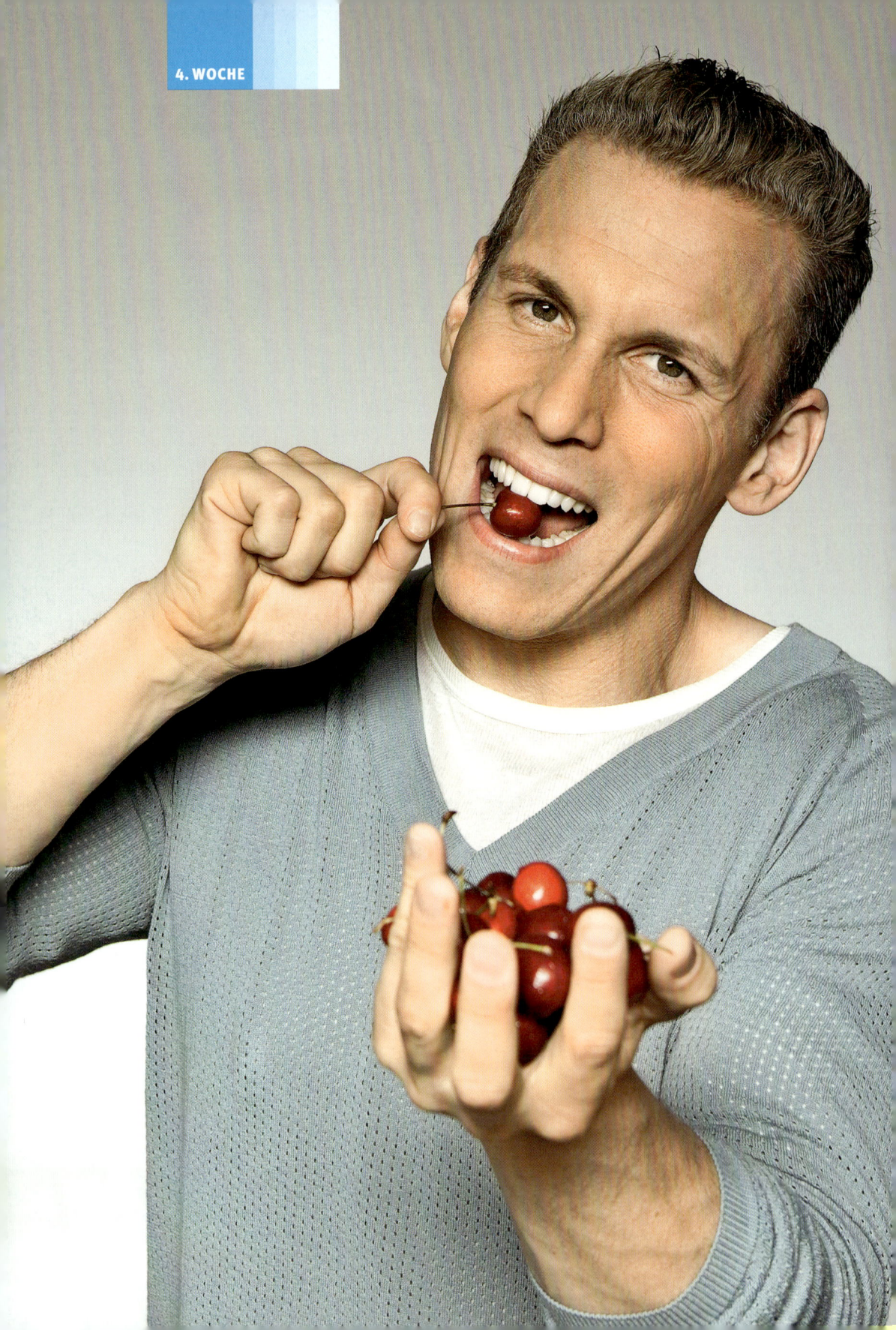

Fit und gesund ganz nebenbei

Profitieren Sie von Veränderungen im Kombipack

»Zu Hause kochen, einkaufen mit Selbstüberlistung, Vorräte mit Verstand ranschaffen und nebenbei jeden Tag ein bisschen fitter werden – wird das nicht ein bisschen viel für mich?« Keine Sorge, in der vierten Woche können Sie auf dem bisher Erreichten aufbauen: Während Sie auf der einen Seite Neues ausprobieren, haben sich auf der anderen Seite neue, positive Gewohnheiten schon gefestigt. *Verlassen Sie sich auf Ihr Unterbewusstsein.*

1_Neues lernen, Abschied von Altem nehmen

DER ZAUBER DES NEUEN geht verloren, sobald man sich an etwas gewöhnt hat. Das ist einerseits schade, weil jeder Anfang mit einer gewissen Euphorie verbunden ist, andererseits aber auch praktisch, weil Neues auf diese Weise zur Gewohnheit werden kann und deshalb leichter umsetzbar ist. Mit meinem Prinzip der perfekten Tage lassen sich beide Erkenntnisse kombinieren. Während Sie neue Erfahrungen machen, müssen Sie sich nicht von einem Tag auf den anderen von alten Gewohnheiten verabschieden. Bevor Sie in dieser Woche drei perfekte Tage absolvieren, erkläre ich Ihnen erst einmal das Prinzip, das dahintersteckt.

Gute Vorsätze sind meist nicht sehr langlebig

Stellen Sie sich einmal einen ganz normalen Tag in Ihrem alten Leben vor. Sie sind morgens aufgestanden und die guten Vorsätze waren noch ganz fest: Heute esse ich mal nur Gesundes (ich muss ja den gestrigen Abend unbedingt ausgleichen, an dem ich trotz Currywurst auf dem Heimweg zu Hause noch den Pizzarest vom Vortag vertilgt habe. Und der Heißhunger mich nachts zur Schokolade im Kühlschrank trieb).

Der Vorsatz, nur gesund und insgesamt etwas weniger zu essen, bröckelte von Stunde zu Stunde und fiel morgens um elf, als die Kollegin mit der Geburtstagstorte vorbeikam. Der übliche Ablauf setzte automatisch ein: »Ich nehme ein Stück – ist ja nur eine

Ausnahme – sonst denkt die Kollegin, dass ihr Kuchen nicht schmeckt. Danach halte ich mich wieder an die Regel.« Aus einem Stück wurden zwei und ein schlimmes Gefühl machte sich breit: »Ich habe versagt.« Das frustrierte. Der Frust verlangte nach Trost in Form des nächsten Stücks Torte. Danach war alles egal, beim Resteverteilen haben Sie auch noch mal zugegriffen. Das fiel dann eh nicht mehr ins Gewicht.

Wer sich viel vornimmt, kann auch tief fallen

Dieser Mechanismus ist einfach nur menschlich. Ohne den guten Vorsatz am Morgen hätten Sie wahrscheinlich tatsächlich nach dem ersten Stück Kuchen aufgehört, das Butterbrot aus der Tasche geholt und einen essenstechnisch normalen Tag verbracht. Erst der Anspruch, alles richtig machen zu müssen, wurde zur unüberwindbaren Hürde.

Um genau das zu vermeiden, rate ich jedem zum Einstieg mit nur einem perfekten Tag. Denn die beruhigende Gewissheit »Morgen darf ich wieder essen wie immer« hilft bei Heimweh nach dem alten Leben. Wer möchte, darf jederzeit zurück, ohne sich als Versager zu fühlen. Meist machen die Abnehmwilligen das im ersten Durchgang auch dankbar. Bis sie merken, dass es ihnen an den perfekten Tagen viel besser geht. Die Heimwehtage werden dann seltener. Wenn Sie dieses Buch bis zu dieser Woche durchgehalten haben, haben Sie diese Erfahrung schon hinter sich.

Einen der drei perfekten Tage, die Sie diese Woche machen, absolvieren Sie wie die in der zweiten und dritten Woche (siehe Seite 48 und 66). An den beiden anderen steigern Sie sich, falls Sie bisher zu den Leuten gehören, die nicht (oder nur ganz selten) selbst kochen. Denn sich selbst etwas zuzubereiten ist ein wichtiger Schritt auf dem Weg in ein gesünderes Leben.

Fast jeder zweite Deutsche kocht nie mit frischen Zutaten

40 Prozent aller Deutschen kochen nie mit frischen, gesunden Zutaten, ergab eine Umfrage des Magazins »Feinschmecker«. Das heißt, dass überwiegend Dosenfutter, Fertiggerichte oder Fastfood auf den Tisch kommen. Selbst am Wochenende, wenn mehr Zeit ist als im Alltag, greift ein Großteil der Bevölkerung, vor allem die Jüngeren unter 35 Jahren, überwiegend auf Instant- und Fertiggerichte zurück.

Die schmecken zwar verführerisch gut und verlangen uns nicht mehr ab als einfaches Aufwärmen, doch das hat seinen Preis. Das Lecker-Gefühl in Fertigfutter kommt häufig dadurch zustande, dass vor allem Geschmacksstoffe drin sind, außerdem sind viele Kohlenhydrate und viel Fett enthalten, die in der Kombination viel leichter dick machen und in uns das Bedürfnis nach immer mehr wecken. Natürlich können Sie gelegentlich auch mal ein Fertiggericht auf den Tisch stellen, doch es sollte – wie die meisten leckeren Sünden – die Ausnahme bleiben. Versuchen Sie, so oft wie möglich reine, unverfälschte Lebensmittel zu essen. Ihr Geschmackssinn hilft Ihnen als starker Verbündeter dabei: Mit der Zeit wird er sich umstellen und genau dieses frische, gesunde Essen verlangen.

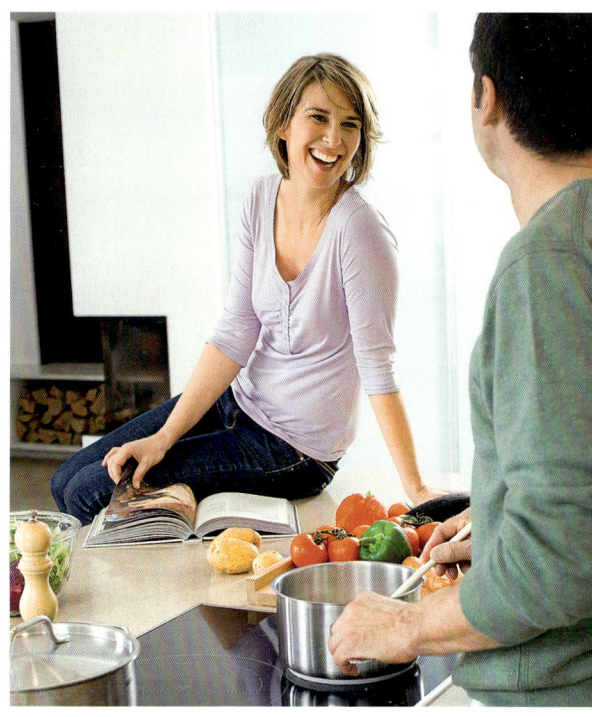

Schwingen Sie mal wieder selbst den Kochlöffel und genießen Sie schon beim Zubereiten.

Wer sich selbst etwas zubereitet, entwickelt ein besseres Verhältnis zum Essen und behält die Übersicht über das, was da in den Magen wandert. Man isst bewusster, was man sich selbst zusammenbrutzelt, man schlingt nicht mehr hastig herunter und erlebt Vorfreude beim Zubereiten.

Trauen Sie sich deshalb einfach mal wieder ran an den Kochtopf. Sie müssen ja nicht immer nach Rezept kochen. Gemüse schnippeln, einen Salat zerlegen, ein Stück Fleisch braten oder einen Fisch garen: Das schafft jeder. Ob mittags oder abends oder – zum Beispiel bei einem Eintopf oder einer Suppe – gleich für beide Mahlzeiten zusammen, kochen Sie an zwei perfekten Tagen dieser Woche selbst.

Kleine Warenkunde

SCHONEND UND GESUND KOCHEN

Je besser Ihre selbst zubereiteten Mahlzeiten schmecken, umso lieber werden Sie dabeibleiben – logisch. Hier empfehle ich Ihnen Küchenhelfer für mehr Geschmack und Gesundheit.

Töpfe und Pfannen: Die Basis zum Kochen sind ein kleiner Topf (1 bis 2 Liter), ein größerer (5 Liter) und zwei Pfannen in zwei Größen. Die Topf- und Pfannenböden dürfen 2 bis 6 mm dick sein, das spart bis zu 15 Prozent Energie. Mit passendem Deckel ist der Energieverbrauch 3- bis 4-mal geringer. Für Topfgucker empfehlen sich Glasdeckel. Benutzen Sie nur gutes Raps- oder Olivenöl zum Braten und gehen Sie sparsam damit um. Benutzen Sie einen Teelöffel als Maß oder streichen das Öl mit einem Silikonpinsel auf den Pfannenboden. Antihaftbeschichtete Pfannen könnten ohne Fett braten, aber mit etwas Fett schmeckt es besser, und die Pfannenbeschichtung wird geschont. Anders als bei Pfannen aus Edelstahl oder Eisen üblich gibt man das Fett in die noch kalte beschichtete Pfanne.

Haben Sie einen Wasserkocher? Sehr gut. Wann immer Sie heißes Wasser brauchen, benutzen Sie ihn, denn im Vergleich zu Ihrem Herd ist er ein Turbo. Das spart Zeit und Energie, und Sie werden sich vielleicht öfter einen Tee kochen.

Dampfen Sie mal! Wahrscheinlich haben Sie in den letzten Wochen mehr Brokkoli & Co. gegessen als vorher. Vielleicht sind Sie noch nicht ganz überzeugt vom Geschmack oder kriegen es nicht so richtig knackig hin? Dann probieren Sie es mal mit Dampfgaren. Diese gesunde Art zu kochen hat ihre Wurzeln in Asien. Schonender geht's nicht: Wasserlösliche Mineralstoffe, Vitamin C und Vitamine der B-Gruppe bleiben erhalten. Die Aromen verwässern nicht, das Gemüse bleibt in Form und wird oft sogar noch farbintensiver.

In jedem Asialaden bekommen Sie mehrstöckige Bambuskörbchen, die zum Dämpfen in den Wok gestellt werden. Auf den Etagen garen zeitgleich verschiedene Gemüse, Fisch und Kartoffeln. Oder Sie verwenden einen Siebeinsatz im Kochtopf: In den Topf kommt Wasser, im Einsatz darüber liegt das Gemüse. Der Deckel wird fest geschlossen. Wenn das Wasser kocht, umhüllt der Dampf das Gemüse, bis es – nach Lust, Laune und Sorte – gerade noch ein wenig bissfest oder ganz durch ist.

Vielleicht investieren Sie später in einen elektrischen Dampfgarer. Schon kleine, preiswerte Geräte sind prima geeignet. Hier darf wieder gestapelt werden, Abwechslung ist garantiert. Bei den etwas komfortableren Geräten helfen Zeitvoreinstellungen, um alles auf den Punkt zu garen. Was braun und kross werden soll, gehört natürlich weiterhin in Pfanne oder Backofen. Manchmal macht es der Mix: Erst kurz anbraten, dann weiterdampfen.

Energiesparend im Turbotempo: Wer es eilig hat und schonend mit Dampf kochen will, für den ist der Schnellkochtopf ideal. Da er hermetisch verriegelt ist, entweicht kein Dampf, es entsteht Überdruck. Die Hitze im Topf klettert bis 120 °C, das Garen geht fast doppelt so flott. Ein Sicherheitsventil baut zu hohen Druck ab und schlägt Alarm, wenn man den Topf vergisst. Man muss lediglich aufpassen, Gemüse nicht matschig zu garen; der Topf ist also besonders geeignet für alles, was längere Garzeiten hat, sowie für Tiefgekühltes. Wer Eintöpfe liebt, wird auch seinen Turbotopf lieben.

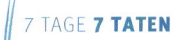
2_Beim Training und im Alltag Fitnesseinheiten sammeln

IN SACHEN BEWEGUNG steigern Sie sich in dieser Woche noch weiter, indem Sie bei Ihrem Muskelaufbautraining erneut versuchen, mehr Wiederholungen zu machen als in der Woche zuvor. Auch beim Ausdauertraining lassen Sie nicht nach. Selbst an unperfekten Tagen darf es ein halbes Stündchen Bewegung sein!

Ihr Trainingsplan für Woche vier könnte zum Beispiel so aussehen: »Montag, Donnerstag und Sonntag sind meine drei perfekten Tage. Montag und Donnerstag absolviere ich meine Muskelübungen, am Sonntag gehe ich raus und gebe etwas mehr Gas als bei einem normalen Sonntagsspaziergang.« Wenn Sie dann auch am unperfekten Dienstag die Lust auf eine Laufrunde überkommt, spricht natürlich nichts gegen eine Extrarunde nach Feierabend.

Ohne viel Aufhebens viele Fitnesspunkte sammeln

Zusätzlich halten Sie sich im Alltag ganz nebenbei in Form:

● Ihr Schrittzähler ist Ihr treuer Begleiter geworden. Er gibt sich diese Woche nicht mit weniger als 5000 Schritten täglich zufrieden! Auch diese Zielsetzung sollte nicht in Hektik münden (»Hilfe, ich habe das heute nicht hingekriegt, jetzt schmeiße ich die ganze Woche hin«), sondern ein Anreiz zum Dranbleiben sein. Wenn Sie mit normalen Wegen zur Arbeit oder zum Einkaufen schon 3000 Schritte haben, drehen Sie entweder noch eine kurze Runde um den Block (inzwischen haben Sie ja ein gutes Gefühl für die Länge einer 1000-Schritte-Runde), oder Sie machen am folgenden Tag 6000 Schritte. **Hier noch ein Streber-Tipp:** Ihnen fehlen noch hundert Schritte zur Vollständigkeit? Dann laufen Sie dreimal eine Treppe hoch und runter.

● Auch Ihr Treppentraining lässt sich steigern. Prima, wenn Sie zumindest an Ihren perfekten Tagen Fahrstühle meiden. Wer eine Treppe hinaufläuft und dabei mit jedem Schritt zwei Stufen auf einmal nimmt, arbeitet noch effektiver.

● Ohne zusätzlichen Zeitaufwand können Sie nebenbei ein bisschen mehr machen. Zum Beispiel, indem Sie Ihre Koordinationsfähigkeit und die Beinmuskulatur gleichzeitig trainieren – und zwar (wegen der Zeitersparnis) während Sie sich die Zähne putzen. Beim Schrubben stehen Sie auf einem Bein vorm Waschbecken. Die meisten Menschen haben ein stärkeres Bein, das Sprungbein, mit dem sie abspringen, wenn sie weit kommen wollen. Weil von diesem Bein meist mehr verlangt wird, ist es in der Regel auch besser in Form. Beim Zähneputzen sollten Sie deshalb das schwächere Bein fordern, indem Sie es als Standbein nehmen. In dieser Woche machen Sie das jeweils an Ihren perfekten Tagen beim Zähneputzen am Abend. Wer noch mehr erreichen will, versucht das Ganze mit geschlossenen Augen oder stellt sich auf ein gefaltetes Handtuch.

3_Einkaufen mit klarer Ansage

EINE GOLDENE REGEL LAUTET: Grundsätzlich sollten Sie nur einkaufen gehen, wenn Sie schön satt sind, denn: »Ein leerer Magen kauft Schlimmes ein.« Dieser Spruch stimmt leider – deshalb planen Sie nicht nur genau, was Sie kaufen wollen, sondern auch wann Sie es tun. Jeden Tag loslaufen und was Frisches besorgen, das wäre natürlich optimal, ist aber kaum zu schaffen. Die meisten haben ihren festen Rhythmus; gehen einmal in der Woche zum Großeinkauf beim Discounter oder besorgen zwischendurch Nachschub – auf dem Heimweg vom Büro, in der Mittagspause oder wenn es die Zeit gerade zulässt.

Um Ihren neuen Lebensstil zu erleichtern, sollten Sie auch Ihre Einkaufsgewohnheiten ändern. Als Übung der Woche erst einmal nur zur Probe, später regelmäßig.

Setzen Sie sich dafür in aller Ruhe hin und planen Sie Ihre Woche in Gedanken einmal durch: Was werden Sie an Ihren perfekten Tagen zum Frühstück essen? Welche Pläne haben Sie fürs Mittagessen? Nach welcher Art von Mahlzeiten überstehen Sie einen perfekten Abend ohne Probleme? Machen Sie sich für jeden Tag Notizen. Keine Sorge, Sie müssen den Speiseplan nicht täglich ändern. Oft ist es sogar ganz praktisch, wenn man gleich mehrere Tage mit den gleichen Lebensmitteln planen kann.

Erstellen Sie eine Liste und halten Sie sich dran

Wichtig: Erstellen Sie nach den Notizen für jeden Tag Ihre Einkaufsliste. Ein paar Dinge sollten auf jeden Fall daraufstehen: Obst, Gemüse, Salat, Milchprodukte ohne Zucker (Quark, Dickmilch, Kefir, Naturjoghurt), Eier, mageres Fleisch, Wurst (falls Sie Vegetarier sind: Tofu, Nüsse und andere eiweißhaltige Lebensmittel, siehe Rezepte), Käse (bis 20 % Fett i. Tr.), Vollkornmüsli, Haferflocken und Vollkornbrot, Vollkornbrötchen oder Vollkorntoast. Wenn Sie nach Rezept kochen wollen, sollten Sie sich natürlich die Zutatenlisten vornehmen.

Noch ein Tipp: Ihre Einkaufstasche sollte so genau wie möglich zu der Menge passen, die auf Ihrem Zettel steht. So geraten Sie nicht in Versuchung, doch mehr zu kaufen, als Sie brauchen – das verlockende Sonderangebot bleibt im Regal. »Na und, eine Plastiktüte kostet doch nur ein paar Cent«? – Denken Sie nicht nur an Ihre Figur, sondern auch an die Umwelt und sagen Sie Nein. Das können Sie ja mittlerweile.

Mit der Einkaufsliste bewaffnet machen Sie sich dann (satt!) auf den Weg. Sie haben zwei Ziele:

Sie möchten das kaufen, was auf der Liste steht.

Sie möchten nichts anderes kaufen.

Sie werden merken, dass das recht ungewohnt ist, denn meist stopft man planlos alles aus den Regalen in den Wagen, was man gerade zu brauchen meint.

Das führt aber zu Vorratskäufen, die Ihre guten Vorsätze leicht zunichtemachen. Denn alles, was Sie heute schon gekauft haben, ist auch morgen noch da und hindert Sie möglicherweise am Durchhalten.

Noch ein Extratipp für Streber: Wenn Ihr Lieblingsgeschäft nicht zu weit weg ist und Sie weniger einkaufen als sonst, schaffen Sie den Weg vielleicht zu Fuß (ein dickes Plus auf dem Schrittzähler) oder mit dem Rad statt mit dem Auto (ein Plus auf Ihrem Fitnesskonto).

Das Ziel für Vielversorger: ein zuckerfreier Großeinkauf

Wer nicht nur für sich selbst einkaufen muss, sondern eine mehrköpfige Familie mit Kindern und vielen unterschiedlichen Geschmäckern zu versorgen hat, kann diese Übung in der »Vollversion« kaum schaffen. Sie können Ihre Liebsten am besten mit durchbringen, wenn Sie sie bitten, Ihnen etwas entgegenzukommen. Für Vielversorger gibt es eine etwas leichtere Variante der Übung: Machen Sie einmal in dieser Woche einen Einkauf ohne Süßkram, ohne Fertigpizza, ohne Schokopudding zum Nachtisch, ohne gezuckerte Limonaden und Co. Auch wenn das gerade für die Kinder ungewohnt ist, schadet ihnen eine zuckerfreie Woche keineswegs. Und wenn alle mitmachen, beflügelt man sich gegenseitig.

Haben Sie Ihren Einkauf erfolgreich bewältigt, sollten Sie nicht vergessen, ein nettes Sümmchen in Ihre Glücksbox einzuzahlen (siehe Seite 59). Denn gerade bei XXL-Familieneinkäufen geht oft viel Geld für Süßes raus. Das kann man übrigens auch Kindern erklären. Sie sind bestimmt viel schneller einverstanden, wenn Sie sie später am Schlachten der Box teilhaben lassen.

Beim Einkaufen mit neuem Blick an Altbekanntes herangehen

Achten Sie künftig auf die Nährwertangaben. An der Angabe »pro 100 g/ml« erkennen Sie sofort, wo versteckte Gefahren lauern. Vor allem Fertiggerichte und Saucen sind häufig Kohlenhydrat- und Fettbomben. Typische Fallen lauern außerdem hier:

● **Milchreis, Joghurt- und Quarkprodukte & Co.:** Sie kommen gerne im »gesunden« Deckmäntelchen daher, heißen »Low-Fat-Fruchtquark« und sehen schön bunt aus. Der Fettgehalt ist dann tatsächlich reduziert, das Ganze wird aber durch Zuckerzusätze so

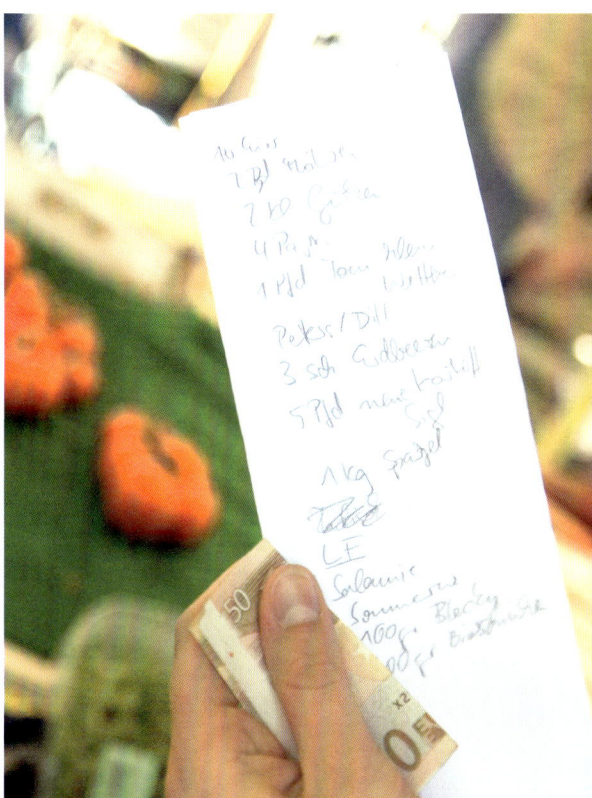

Mit Einkaufsliste bringen Sie nur das nach Hause, was Sie wirklich brauchen.

77

süß gemacht, dass sich der Mehrwert wieder aufhebt. Mehr als 6 g Kohlenhydratanteil pro 100 g sollten Milchprodukte nicht haben. Auf der sicheren Seiten sind Sie, wenn Sie jeweils die Naturversion nehmen und sich selbst zu Hause Obst hineinschnippeln.

● **Müsli und Knusperflakes:** Auch die geben sich gern als knackige Gesundmacher. Doch ein großer Teil von dem, was als Müsli, Flocken, sogenannte Frühstückscerealien oder Cornflakes angeboten wird, ist kräftig gezuckert. Die Zutatenliste verrät das nur auf Umwegen. Das Lebensmittelrecht schreibt vor, dass das, was den größten Anteil ausmacht, auf der Liste vorn stehen muss. Nun möchte kein Hersteller dort »Zucker« notieren, sondern verbirgt das hinter Namen wie Dextrose, Saccharose, Maissirup, Maltose, Maltodextrin, Laevulose, Glukose, Galaktose, Kandisfarin, Laktose, Farin, Karamell, Honig, Isoglucose, Raffinade, modifizierte Stärke oder Fruktose. Stehen verschiedene Zuckerarten in der Zutatenliste zum Beispiel auf Platz drei, vier und fünf, sollten Sie das Produkt im Regal lassen, denn in der Summe könnten es diese Zuckerarten auf Platz zwei oder sogar auf Platz eins schaffen. Bei Getreideflocken und Müsliprodukten, die Sie guten Gewissens kaufen können, steht ein Wort mit »Vollkorn« darin an erster Stelle.

● **Brot und Brötchen** haben ebenfalls fantasiebegabte Namensgeber. Ob sie Kraftkorn-, Dreikorn-, Fitness- oder Vitalbrot heißen – die vielfältigen Bezeichnungen geben keinerlei Garantie für Qualität. Dunkel aussehende Brötchen wurden außerdem oft nur mit Malz oder Ähnlichem gefärbt, damit sie »gesünder« aussehen. Wenn die Zutatenliste hingegen mit Vollkorn beginnt (zum Beispiel Weizen-, Roggen- oder Dinkelvollkornmehl), wurde das ganze Korn verarbeitet – inklusiv der vital- und ballaststoffreichen Schale. Dann kann das Brötchen ruhig auch von heller Farbe sein.

● **Tiefkühlgemüse:** Das schockgefrorene Gemüse ist grundsätzlich gesund und gut. Am besten sind natürlich Gemüsesorten ohne weitere Zutaten. Mehr als 2 g Fettanteil pro 100 g sollten auf keinen Fall enthalten sein. Denn häufig sind die Gerichte mit pflanzlichen Fetten aufgepäppelt – und wer nur »pflanzliche Fette« draufschreibt, verrät damit, dass es sich um minderwertiges Öl handelt, denn gute Öle wie Raps- oder Olivenöl werden von den Herstellern extra erwähnt. Bei Gemüsemischpackungen darf der Kohlenhydratanteil maximal 5 g pro 100 g betragen.

● **Fertiggerichte, Chips & Co.:** Lebensmittelhersteller peppen ihre Gerichte gerne mit Geschmacksverstärkern auf, damit wir sie lieber mögen und immer wieder kaufen. Da ist Vorsicht geboten. Begriffe wie »Mononatriumglutamat« beziehungsweise nur »Glutamat« weisen auf solche Zusatzstoffe hin. Auch hinter »Hefeextrakt« verbirgt sich eine Glutamatquelle.

● **Backwaren, Knabberzeug und Fertigprodukte:** Wenn Hersteller verraten, dass ihr Produkt »teilweise gehärtete pflanzliche Fette/Öle« enthält, sollten Sie Abstand davon nehmen. Die sind besonders ungesund und erhöhen das Risiko für Herzerkrankungen und Diabetes erheblich.

● **Beim Fleisch- und Milchkauf** rate ich zu Bioprodukten, wann immer es Ihnen möglich ist. In Massentierhaltung werden die Tiere mit Getreide-, Mais- und Sojafutter gemästet, die große Mengen an Omega-6-Fettsäuren enthalten. Ihr Fleisch und ihre Milch haben daher ein ungünstigeres Fettsäurenverhältnis als bei glücklichen Kühen, die Gras und Kräuter futtern dürfen. Mehr zu Fettsäuren lesen Sie auf Seite 87.

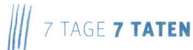
4_ Aus Übungen werden Regeln

IN DIESER WOCHE wird aus Spaß Ernst. Aus Übungen entstehen Regeln, die an sieben Tagen der Woche gelten – an Ihren drei perfekten sowieso, aber nun auch an den unperfekten. Selbst wenn Sie da anders essen, sollten Sie darauf achten, dass

● Sie nicht mehr ohne Frühstück aus dem Haus gehen (siehe Seite 43).

● kein Multitasking bei Tisch mehr betreiben (siehe Seite 21).
● die 5000-Schritte-pro-Tag-Hürde nicht mehr unterschreiten (siehe Seite 75).
● zwischen den Mahlzeiten drei- bis vierstündige Esspausen einlegen (siehe Seite 35).
● abends nur maximal einmal pro Woche Kohlenhydrate essen (siehe Seite 22).

5_Nutzen Sie Eiweiß als verlässlichen Sattmacher

ES SCHMECKT GERADE so richtig gut? Dann sind all die vorbildlichen Vorsätze schnell dahin – und man gönnt sich ohne mit der Wimper zu zucken noch einen großzügigen Nachschlag. Oder im Restaurant: Etwas auf dem Teller zurücklassen und riskieren, dass der Kellner fragt, ob es einem denn nicht geschmeckt hätte? Und dem Wirt etwas schenken? Nein! Dann lieber rein mit den restlichen Bratkartoffeln.

Was Sie vor wenigen Wochen natürlich schon ahnten, jetzt aber genau wissen: Besonders diese Häppchen auf vollen Magen sind es, die geradewegs auf den Hüften landen. Deshalb sollten Sie in dieser Woche vor allem eines lernen: sich satt zu essen ohne zu übertreiben. So weit wie die amerikanische Talk-

masterin Oprah Winfrey brauchen Sie dabei nicht zu gehen – die sprüht Reste angeblich sicherheitshalber mit Glasreiniger ein.

Powerprogramm Protein: Macht satt und gute Laune

Sie schaffen das auch ohne solch drastische Mittel, wenn Sie ab jetzt »nur« satt statt pappsatt vom Tisch aufstehen. Es geht darum, wieder ein Gefühl dafür zu bekommen, wann der Magen voll ist und nichts besser ist als aufzuhören. Sie können sich zum Beispiel angewöhnen immer etwas weniger auf den Teller zu packen oder regelmäßig einen Rest liegen zu lassen (natürlich nicht vorher clever eine Kelle mehr draufladen). Doch es gibt noch einen freundlicheren Helfer, und der heißt Eiweiß. Das ist ein verlässlicher Sattmacher – und macht Sie außerdem dynamisch, aktiv und gut gelaunt. Denn Eiweiß unterstützt das Immunsystem und bringt Ihre Hormone auf Trab. Zum Beispiel Dopamin und Serotonin: Das eine versorgt uns mit Antriebskraft und Energie, das andere ist für unsere Zufriedenheit zuständig. Essen Sie mehr Eiweiß, und Sie gehen plötzlich gut gelaunt ins Büro (wenn nicht, haben Sie wohl den falschen Job). Als i-Tüpfelchen wird auch noch Ihre Fettverbrennung angekurbelt.

Die meisten Menschen nehmen allerdings zu wenig Eiweiß zu sich, um abnehmen zu können. Sie vielleicht auch. Und nun sollen Sie möglichst über den ganzen Tag verteilt Protein-Portionen essen – mindestens aber dreimal, am Abend sogar schwerpunktmäßig. Wie soll man das bloß schaffen?

Kein Problem. Eiweiß steckt in vielen Lebensmitteln. Ob im erfrischenden Glas Buttermilch, in Käse, Joghurt oder Kefir – alle Milchprodukte sind prima Lieferanten. Aber auch Fleisch, wie Hühner- oder Putenbrust, Lamm, Rehrücken oder Schweinefilet, gehören dazu. Und wer immer noch skeptisch ist, kann außerdem auf Nüsse (natürlich nur, wenn sie nicht in einer Praline stecken), viele Saaten wie Leinsamen oder Sesam, Hülsenfrüchte, Krusten- und Schalentiere, Amaranth oder Himbeeren zurückgreifen. Und natürlich auf Fisch und Soja.

Eiweißlieferanten erster Güte: Fisch und Soja

Fisch dürfen Sie sich so oft servieren, wie Sie mögen. Besonders in Seefisch stecken wertvolle Omega-3-Fettsäuren – die besten in diesen Fischarten: Hering, Makrele, Lachs, Thunfisch. Ob in der Pfanne, im Topf oder im Ofen – Fisch geht eigentlich immer, nur paniert oder in einem weißen Brötchen versteckt sollte er nicht zu häufig sein.

Nicht nur für Vegetarier gibt es einen weiteren idealen Eiweißlieferanten: Soja. Der Eiweißgehalt ist in der tollen Bohne so hoch, dass sie locker Getreide abhängt und sogar bei Fleisch, Käse und Fisch mithalten kann. Probieren Sie zum Beispiel mal Bolognesesauce mit Sojagranulat, gebratenen Räuchertofu oder Seidentofu mit Früchten.

Multivitamin-Kugel: jeden Tag ein Ei

Auch das Hühnerei ist natürlich ein starker Eiweißlieferant. Dass Eier den Cholesterinspiegel gefährlich erhöhen, konnten moderne Studien nicht bestätigen. Das Ei ist ein Multivitaminpräparat der Natur, liefert die Vitamine D, B und K, Mineralstoffe und Jod – all das braucht der Körper. »Jeden Tag ein Ei und sonntags auch mal zwei« – das kann einem gesunden Menschen nicht schaden. Rührei mit Schinken am Abend ist ein optimales Gericht zur Nacht.

Eiweiß macht schön

Eiweiß ist besonders wichtig für die Fitness, denn es hält Ihre Muskeln (das »Make-up von innen«) im Bestzustand. Essen Sie zu wenig Eiweiß, greift Ihr Körper zur Selbsthilfe und löst es sich aus seinem eigenen Proteinspeicher heraus – was zu »optischen Unpässlichkeiten« führen kann, weil die Muskeln schlaff werden, die Haut wellig. Planen Sie also Eiweiß in Ihren Alltag ein. Wenn es mal schnell gehen muss, empfehlen Ernährungswissenschaftler auch mal einen fixen Milchmix mit Proteinpulver. Mit gefrorenem Obst püriert ist der an heißen Tagen übrigens (fast) genauso lecker wie ein Eis. Und nun gibt's Rezepte mit einer Extraportion Eiweiß.

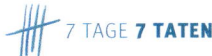

Würstchengulasch all'Diavolo

Zubereitungszeit: ca. 13 Minuten

Für 2 Portionen: 2 Wiener Würstchen │
1 mittelgroße Aubergine │ 1 kleine Zucchini
│ 2 große Tomaten │ 1 Zwiebel │ 3 getrocknete Chilischoten │ 1 EL Olivenöl │
1 EL Tomatenmark │ 1 TL Majoran │
½ TL Currypulver │ gut 1 Tasse Fleischbrühe
│ Salz │ schwarzer Pfeffer │ Thymian

1. Die Würstchen in dünne Scheiben schneiden. Die Aubergine dünn schälen, waschen
   und trockentupfen, die Zucchini waschen,
   trocknen, von Stiel- und Blütenansatz
   befreien. Die Tomaten waschen und vom
   Stielansatz befreien, die Zwiebel schälen.
   Das Gemüse klein würfeln. Die Chilischoten mit dem Messer klein hacken.
2. Das Öl im Topf erhitzen, das Gemüse darin
   2 Minuten scharf anbraten. Das Tomatenmark, den Majoran, den Curry und
   die Chilis hinzugeben und noch 1 Minute
   mitbraten. Die Würstchen mit der Brühe
   dazugeben, bei geschlossenem Deckel noch
   etwa 3 Minuten kochen.
3. Kurz vor dem Servieren mit Salz, Pfeffer
   und Thymian würzen.

Pro Portion (ca. 380 g): 317 kcal │ 8 g KH │
15 g E │ 25 g F

Himmel voller Würste: Sie können auch
Geflügelwiener, Rostbratwürste, Weißwürste,
Fleischwurst, Cabanossi oder spanische Cho-
rizo (scharf!) nehmen.
Für Fettsparer: Statt Wurstscheiben können
Sie Hähnchenbrust, Putenschnitzel oder
Schweinerücken in Würfel schneiden.
Gemüsevielfalt: Die Zucchini kann man auch
durch Brokkoli, Bohnen, Möhren, Pilze oder
Kürbis ersetzen.

Für Vegetarier: Veggie-Würstchen, Räuchertofu, Sojaschnitzel oder Nüsse.

Brattofu auf Möhren-Bohnen-Gemüse

Zubereitungszeit: ca. 15 Minuten

Für 2 Portionen: 1 Knoblauchzehe │ Salz │
2 EL Sojasauce │ 1 TL rote Currypaste (aus
dem Asialaden oder gut sortierten Supermarkt) │ Chilipulver │ weißer Pfeffer │
200 g Tofu natur │ 250 g grüne Bohnen
(auch TK) │ 3 große Möhren │ 1 Zwiebel │
2 EL Sesamöl │ 1 Tasse Gemüsebrühe │
Koriander │ Kurkuma │ 2 EL Sojakerne

1. Den Knoblauch schälen, fein würfeln, mit
   etwas Salz mithilfe des Messers auf einem
   Brett zerreiben. Mit der Sojasauce, der Currypaste, dem Chilipulver und dem Pfeffer
   zu einer Marinade rühren. Den Tofu in
   mundgerechte Würfel schneiden und gut
   unter die Marinade mischen.
2. Die Bohnen putzen oder auftauen (evtl. in
   der Mikrowelle) und klein schneiden. Die
   Möhren putzen, unter fließendem Wasser
   mit der Gemüsebürste abreiben, längs halbieren und in dünne Scheiben schneiden.
   Die Zwiebel schälen und fein würfeln.
3. 1 EL Sesamöl in der Pfanne erhitzen, den
   Tofu darin etwa 3 Minuten von allen Seiten
   braten. Aus der Pfanne nehmen und auf
   Küchenpapier abtropfen lassen.
4. Das restliche Öl in die Pfanne geben und
   das Gemüse darin etwa 2 Minuten scharf
   anbraten. Mit Pfeffer, Chilipulver, Koriander und Kurkuma würzen.
5. Die Brühe angießen, alles bei geschlossenem Deckel 3 Minuten dünsten. Die
   Tofustücke etwa 1 Minute vor dem Ende
   der Garzeit zum Gemüse geben. Nach
   Belieben abschmecken.

6. Auf Tellern anrichten, die Sojakerne darüberstreuen.

Pro Portion (ca. 500 g): 332 kcal | 13 g KH | 25 g E | 20 g F

Tofuvarianten: Den Tofu natur können Sie durch eingelegten Bärlauch-, Kräuter- oder Nusstofu ersetzen.

Statt Tofu ... passen auch Meeresfrüchte wie Jakobsmuscheln, Garnelen oder Krebsfleisch sowie geröstete Erdnüsse oder Pekannüsse.

Für mehr Abwechslung: Sie Können den Tofu auch in scharfer Paprikapaste (Ajvar) einlegen, oder Sie nehmen statt der Sojasauce Tomatenmark.

Gemüsevielfalt: Die Bohnen können Sie durch Kaiserschoten, Brokkoli, Zucchini, Spinat oder Staudensellerie ersetzen.

Spinatlasagne mit Minutensteaks

Zubereitungszeit: ca. 10 Minuten (ohne Backzeit)
Für 2 Portionen: 300 g TK-Blattspinat (portioniert) | 4 dünne Minutensteaks (à 60 g) | Salz | schwarzer Pfeffer | 3 große Möhren | 1 Zwiebel | 1 EL Rapsöl | 1 TL gekörnte Gemüsebrühe | 1 Ei | 2 EL Magerquark | 2 Handvoll geriebener Käse | frisch geriebene Muskatnuss | ½ TL Butter für die Form

1. Den Spinat auftauen. Den Backofen auf 200 °C (Umluft) vorheizen.
2. Die Minutensteaks waschen, trockentupfen, rundum leicht salzen und pfeffern.
3. Die Möhren putzen, unter fließendem Wasser mit der Gemüsebürste abreiben, längs halbieren und in dünne Scheiben schneiden. Die Zwiebel schälen und fein würfeln. Das Öl im Topf erhitzen, Möhren und Zwiebeln darin etwa 2 Minuten anbraten. Mit Salz und Pfeffer würzen.

4. Den Spinat und die Gemüsebrühe unterrühren und noch 1 Minute mitdünsten. Den Topf vom Herd nehmen, Ei, Quark und Käse unterrühren, mit Salz, Pfeffer und Muskatnuss würzen.
5. Den Boden der Auflaufform fetten und mit 2 Minutensteaks auslegen. Die Hälfte des Spinatgemüses darüber verteilen. Nun nochmals je eine Schicht Steaks und Gemüse daraufgeben.
6. Die Lasagne auf der mittleren Schiene des vorgeheizten Backofens 20 Minuten backen.

Pro Portion (ca. 540 g): 446 kcal | 10 g KH | 52 g E | 22 g F

Fleischvarianten: Wenn Sie die Minutensteaks vorher anbraten, bekommen sie mehr Aroma. Sie können außerdem auch dünne Putensteaks, Kalbsschnitzel, Schweinelendchen oder Hackfleisch nehmen.

Statt Quark: Nehmen Sie saure Sahne, Dickmilch oder Frischkäse.

Statt Spinat: Auch Mangold, Wirsing, Grünkohl oder der asiatische Pak Choi (frisch) passen gut.

Für Vegetarier: Ersetzen Sie das Fleisch durch angebratenes Tempeh (Sojafleisch, das mit Pilzkulturen versetzt wird und dadurch sehr aromatisch schmeckt).

Roastbeefröllchen & Käseecken auf Kräutertomaten

Zubereitungszeit: ca. 10 Minuten
Für 2 Portionen: 1 Bund glatte Petersilie | 3 Stangen Lauchzwiebeln | 4 Fleischtomaten | Saft von 1 Zitrone | 1 TL mittelscharfer Senf | Salz | schwarzer Pfeffer | 8 Scheiben Roastbeef | 6 TL fettarmer Kräuterfrischkäse | ½ kleine Torte Camembert (200 g)

1. Die Petersilie und die Lauchzwiebeln abbrausen und trockentupfen. Die Petersilienblättchen abzupfen und fein hacken, die Lauchzwiebeln putzen und in feine Röllchen schneiden. Die Tomaten waschen, vierteln, von Stielansatz und Kernen befreien, in kleine Würfel schneiden.
2. Alles in einer Schüssel mit dem Zitronensaft und dem Senf mischen, mit Salz und Pfeffer würzen. Auf Tellern anrichten.
3. Die Roastbeefscheiben jeweils mit einem Teelöffel Kräuterfrischkäse bestreichen und zu kleinen Röllchen aufrollen. Den Camembert in kleine Ecken zerteilen und mit den Roastbeefröllchen auf dem Tomatensalat anrichten.

Pro Portion (ca. 450 g): 345 kcal | 15 g KH | 33 g E | 17 g F

Tipp: Der Tomatensalat passt gut zu vielen Fleisch- oder Fischgerichten.
Fleischvarianten: Statt Roastbeef passen auch Schweinebraten, Kochschinken, Serranoschinken oder Räucherlachs.
Frischkäsevarianten: Den Kräuterfrischkäse können Sie durch andere Sorten wie Ziegenfrischkäse oder Frischkäse mit Chili, Pfeffer, Bärlauch oder Ananas ersetzen. Statt Frischkäse können Sie außerdem auch Kräuterquark, Tsatsiki oder Meerrettich aus dem Glas nehmen.
Neues Geschmackserlebnis: Verfeinern Sie den Salat doch einmal mit Erdnüssen, gehackten hartgekochten Eiern und/oder Granatapfelkernen.
Für Vegetarier: Nehmen Sie statt Roastbeef mehr Käse nach Wahl oder knusprig braun gebratene Streifen Räuchertofu.

← Roastbeefröllchen & Käseecken

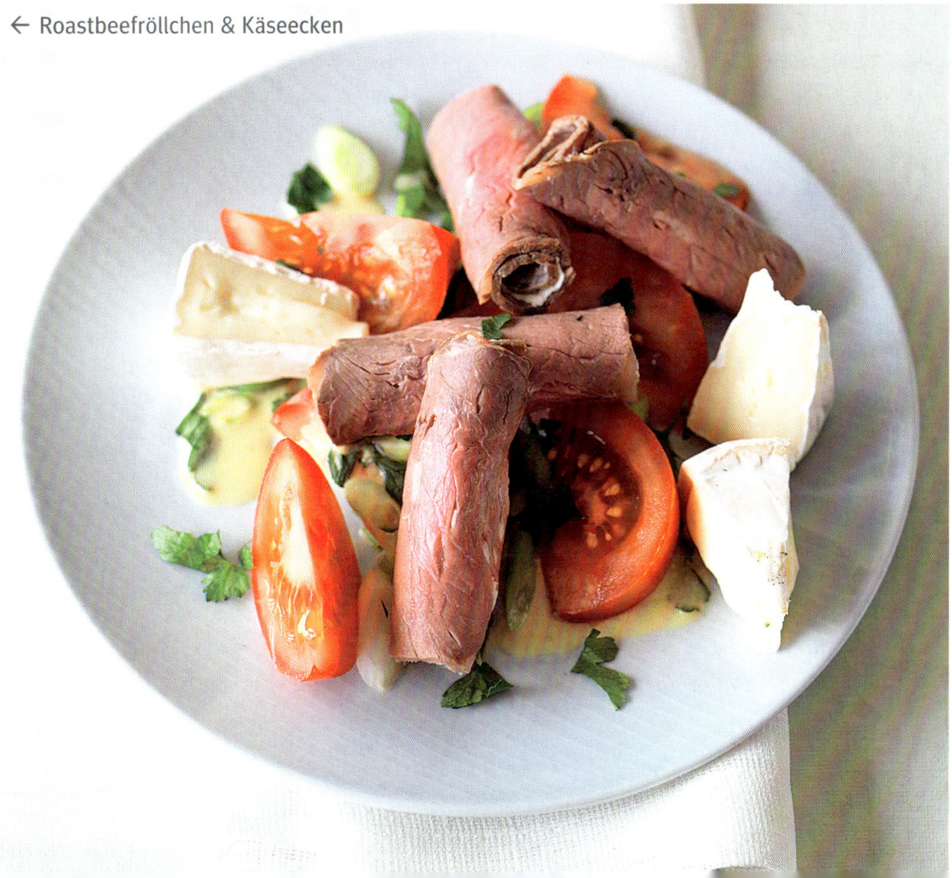

Kleine Thunfischsteaks auf Avocadosalat mit schwarzem Sesam

Zubereitungszeit: 15 Minuten

Für 2 Portionen: ½ gut reife Avocado | ½ Salatgurke | ½ Bund Dill | Saft von 1 Zitrone | 1 EL Olivenöl | ½ TL körniger Dijonsenf | grobes Meersalz | 1 TL geschroteter Pfeffer | 1 Schalotte | ½ Bund Koriandergrün | 1 TL Sesamöl | 1 TL gerösteter Sesam | 2 Thunfischsteaks (250 g)

1. Das Avocadofruchtfleisch mit einem Esslöffel aus der Schale heben. Die Gurke schälen, nach Belieben von den Kernen befreien. Beides in kleine Würfel schneiden und in einer Schüssel mischen. Den Dill abbrausen, trockenschütteln, die Blättchen abzupfen und hacken, mit der Hälfte des Zitronensafts, 1 EL Olivenöl, dem Senf, dem groben Meersalz und etwas geschrotetem Pfeffer verrühren, die Avocado- und Gurkenwürfel darin marinieren.

2. Die Schalotte schälen und in sehr feine Würfel schneiden. Den Koriander abbrausen, trockenschütteln, die Blättchen abzupfen und hacken. Beides mit 1 EL Olivenöl und dem Sesamöl, dem restlichen Zitronensaft, Salz und Pfeffer zu einem Dressing rühren und über die Avocado- und Gurkenwürfel geben.

3. Den Avocado-Gurken-Salat auf Teller verteilen (nach Belieben geformt mithilfe eines Ausstechrings), mit dem schwarzen Sesam bestreuen.

4. Die Thunfischsteaks waschen und trockentupfen. Das restliche Olivenöl in einer Pfanne erhitzen und die Steaks darin von beiden Seiten jeweils ca. 1 Min. scharf anbraten. Bei geringer Hitze weitergaren und auf dem Salat anrichten.

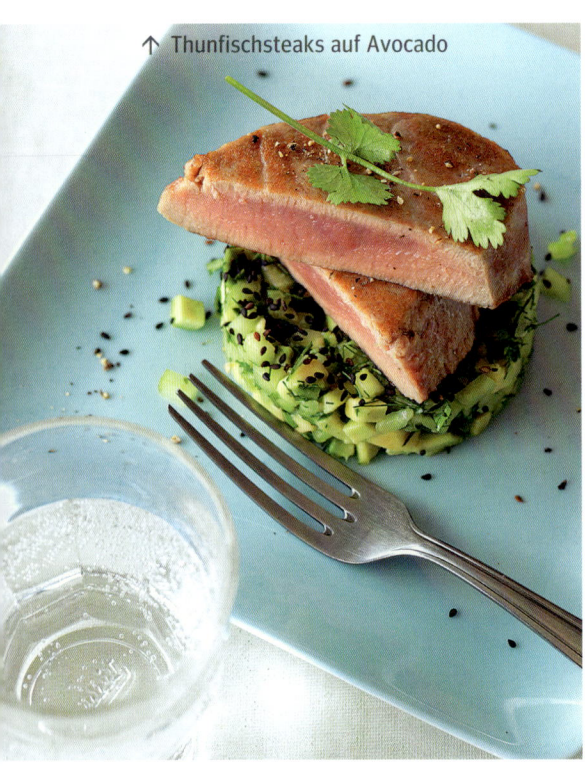

↑ Thunfischsteaks auf Avocado

Statt Sesam: Sie können den Avocadosalat auch mit aromatischen Nigella-Samen bestreuen, die als »Zwiebelsamen« oder »Schwarzkümmel« im Handel sind. Sie kennen sie vom türkischen Fladenbrot, das oft damit bestreut ist.

Reifetest: Das Avocadofruchtfleisch lässt sich nur dann gut aus der Schale heben und schmeckt aromatisch, wenn die Frucht wirklich reif ist. Der Bereich um den Stielansatz herum sollte aber noch nicht weich und braun sein. Fragen Sie im Zweifelsfall beim Verkaufspersonal nach; der Test per Fingerdruck ergibt nur unschöne braune Stellen im Fruchtfleisch.

Pro Portion (ca. 320 g): 520 kcal | 4 g KH | 30 g E | 42 g F

Buttermilchcreme mit Granatapfel-kernen

Zubereitungszeit: ca. 10 Minuten (ohne Kühlzeit)

Für 2 Portionen: 6 Blatt Gelatine | 300 ml reine Buttermilch | 1 TL flüssiger Honig | ½ Becher Schlagsahne (200 g) | 1 Granatapfel | Kardamompulver | Korianderpulver | Zimtpulver | 2 Tropfen Orangenaroma | 2 EL gehackte Mandeln

1. Die Blattgelatine nach Packungsanleitung in kaltem Wasser etwa 5 Minuten einweichen.
2. Inzwischen die Buttermilch mit dem Honig mithilfe eines Schneebesens glattrühren. Die Schlagsahne mit dem Handrührgerät oder dem Schneebesen steif schlagen und vorsichtig unter die Buttermilch heben. Das Rührgefäß bedecken und kühl stellen.
3. Den Granatapfel mit beiden Händen auf einer festen Unterlage etwas weich drücken, damit die Kerne sich besser lösen. Die Frucht vierteln und die roten Kerne mit einem Teelöffel herauslösen (Vorsicht: Färbt die Haut!). 2 EL Granatapfelkerne für die Dekoration wegnehmen, den Rest in ein Sieb über eine passende Schüssel geben.
4. Die Fruchtkerne mit einem Esslöffel auf dem Sieb verreiben, sodass der Saft in die Schüssel läuft. Die im Sieb verbleibenden Kerne beiseite stellen. Die Blattgelatine leicht ausdrücken und mit dem Granatapfelsaft in einem Topf bei geringer Hitze unter ständigem Rühren auflösen.
5. Die Flüssigkeit vom Herd nehmen und etwas abkühlen lassen. Dann langsam unter die Buttermilch-Sahne-Mischung rühren und mit Kardamom, Koriander und Zimt nach Belieben würzen. Die Granatapfelkerne und das Orangenaroma ebenfalls untermischen.
6. Die Creme auf zwei Dessertschalen verteilen und im Kühlschrank mindestens eine Stunde kalt stellen.
7. Vor dem Servieren die Mandeln in einer Pfanne ohne Fett etwa 1 Minute rösten und über das Dessert geben.

Pro Portion (ca. 250 g): 312 kcal | 22 g KH | 11 g E | 20 g F

Statt Buttermilch: Sie können anstelle der Buttermilch auch Joghurt, Dickmilch oder Kefir verwenden.

Lust auf Orange? Den Granatapfel können Sie auch durch eine Orange ersetzen. Dafür pressen Sie die eine Hälfte aus, schneiden das Fruchtfleisch der anderen Hälfte in kleine Stücke und geben nach Belieben etwas abgeriebene Orangenschale dazu (dann bitte eine Bio-Orange verwenden).

Bei Laktoseintoleranz: Nehmen Sie statt Buttermilch Sojamilch, Hafer- oder Reisdrink, statt der Sahne Kokosmilch.

Kleine Granatapfelkunde: Die exotische Frucht finden Sie vor allem in den Wintermonaten beim türkischen oder griechischen Gemüsehändler sowie in gut sortierten Supermärkten. Wenn sie sich anfühlen, als würden sie gleich platzen, sind sie reif und am köstlichsten. Granatäpfel liefern große Mengen an Antioxidanzien wie Vitamin C, Betacarotin und Ellagsäure (Flavonol). Diese schützen unsere Immunabwehr vor krank machenden Erregern. Die Inhaltsstoffe des Granatapfels können zudem die durch Stress im Körper erzeugten Sauerstoffradikale abfangen und beugen damit der vorzeitigen Zellalterung vor. Deswegen wird der Granatapfel auch als Jungbrunnen der Natur bezeichnet und seine Wirkstoffe tauchen zunehmend in Anti-Aging-Kosmetika auf.

Fisch-Schinken-Taler mit Senf-Dill-Dip

Zubereitungszeit: ca. 15 Minuten

Für 2 Portionen: 4 Seelachsfilets | Saft von
½ Zitrone | ½ TL Koriander | 1 TL Paprika-
pulver edelsüß | 1 Ei | 3 EL zarte Hafer-
flocken | 2 TL gehackte Petersilie (frisch
oder TK) | 4 EL Röstzwiebeln | 50 g magere
Schinkenwürfel | Salz | Pfeffer |
200 ml Olivenöl

Für den Dip: 1 Becher körniger Frischkäse
(»Hüttenkäse«) | 4 EL saure Sahne |
2 TL mittelscharfer Senf | 1 EL gehackter Dill
(frisch oder TK) | ½ Zitrone | Salz | weißer
Pfeffer

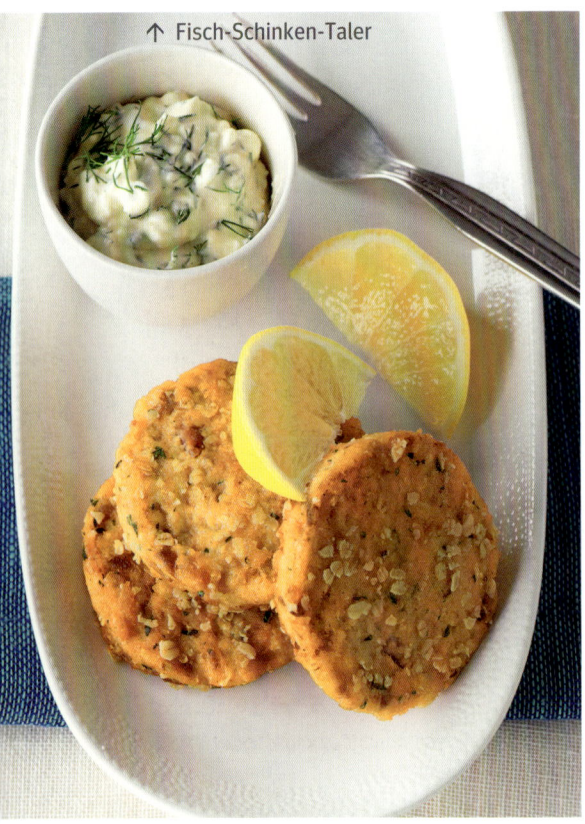

↑ Fisch-Schinken-Taler

1. Den Backofen auf 170 °C (Umluft) vorheizen.
2. Den Seelachs waschen, mit Küchenpapier trocken tupfen und in kleine Stücke
   schneiden. Den Fisch mit der Hälfte des
   Zitronensafts, dem Koriander und dem
   Paprikapulver marinieren. Das Ei und die
   Haferflocken hinzugeben, alles verrühren
   und anschließend samt dem Fisch mit dem
   Pürierstab pürieren.
3. Die Petersilie mit den Röstzwiebeln und
   den Schinkenwürfeln unter die Fischmasse
   rühren und mit Salz und Pfeffer würzen.
4. Das Olivenöl im Topf oder in der Wok-
   Pfanne erhitzen. Die Fischmasse zu sechs
   kleinen Talern formen und im heißen Öl
   bei größerer Hitze etwa 3 Minuten von
   allen Seiten goldgelb braten. Danach auf
   dem Küchenpapier entfetten und im vorgeheizten Backofen warm halten.
5. Inzwischen für den Dip den körnigen
   Frischkäse mit der sauren Sahne, dem Senf
   und dem Dill verrühren. Mit dem Rest des
   Zitronensafts, Salz und Pfeffer würzen.
6. Die Fisch-Schinken-Taler mit dem gewürz-
   ten körnigen Frischkäse anrichten, nach
   Belieben Zitronenschnitze dazu reichen.

Pro Fischtaler (ca. 65 g): 232 kcal | 4 g KH |
18 g E | 16 g F

Pro Portion Marinade (ca. 160 g): 156 kcal |
5 g KH | 14 g E | 9 g F

Tipp: Sollten Sie tiefgefrorenen Fisch verwenden, muss dieser erst etwas Flüssigkeit verlie-
ren. Legen Sie deshalb den kleingeschnittenen
Fisch in ein Sieb oder zwischen mehrere
Lagen Küchenpapier und drücken Sie vor
dem Braten die Flüssigkeit vorsichtig mit den
Händen heraus.

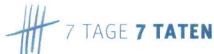
Abwechslung aus dem Meer: Den Seelachs können Sie zum Beispiel durch Kabeljaufilet, Rotbarschfilet oder Pangasiusfilet austauschen.

Statt Haferflocken: Die Haferflocken für die Fischmasse können Sie durch Hirse- oder Reisflocken ersetzen.

Extraportion Fischaroma: Sie können die Fischfilets auch zusätzlich mit Fischsauce marinieren, das gibt dem Fisch eine ganz besondere Geschmacksnote. Die Saucen bekommen Sie in jedem gut ausgestatteten Supermarkt oder im Asia- oder Afrikashop. Wer es noch asiatisch-pikanter mag, gibt der Marinade einige Ringe von frischem Chili und ein paar frische Korianderblättchen sowie in Streifen geschnittene Limettenblätter zu.

Extraportion Gemüse: Wer mag, der kann den Fisch auch mit fein geraspeltem Gemüse oder Gemüsewürfeln verfeinern, etwa von Paprika, Hokkaidokürbis, Zucchini, Möhren, Radieschen, Kohlrabi oder Steckrüben. Einfach nach dem Pürieren unterrühren.

Noch etwas schärfer: Bei dem Dip können Sie den Senf auch durch Meerrettich ersetzen (frisch gerieben oder aus dem Glas).

Zum Mitnehmen: Die Fisch-Schinken-Taler schmecken, gut durchgebraten, auch kalt sehr gut. Nehmen Sie doch einfach die Taler und den Dip in zwei kleinen Boxen mit ins Büro und verstauen beides bis zur Mittagspause im Kühlschrank.

Im Sommer: Auch gegrillt (in Grillschalen) schmecken die Fischtaler herrlich.

Kleine Warenkunde

PFLANZLICHE ÖLE – WORAUF SIE ACHTEN SOLLTEN

Pflanzenöle haben ein prima Image. Viele Menschen glauben, dass sie ihrer Gesundheit etwas Gutes tun, wenn sie beim Kochen, Braten, Backen oder beim Zubereiten von Salatsaucen auf ein Öl aus Pflanzen zurückgreifen und dafür Butter meiden oder Sahne vom Speiseplan verbannen. Doch Öl ist keineswegs gleich Öl – es kommt auf die inneren Werte an.

Die unter anderem in Pflanzenölen enthaltenen Omega-3-Fettsäuren sind eine spezielle Gruppe der ungesättigten Fettsäuren. Sie gehören zu den essenziellen (lebensnotwendigen) Fettsäuren und können vom Körper nicht selbst hergestellt werden. Viele pflanzliche Öle sind jedoch gar nicht so gesund, weil sie unverhältnismäßig viel Omega-6-Fettsäuren aufweisen und die wertvollen Omega-3-Fettäuren viel zu kurz kommen. Beim Distelöl beispielsweise liegt das Verhältnis bei 148 zu 1! Traubenkernöl (138 zu 1) oder Sonnenblumenöl (122 zu 1) haben ebenfalls ein ungünstiges Fettsäurenverhältnis.

Gute Öle beginnen bei einem Verhältnis der Omega-6- zu den Omega-3-Fettsäuren von 8 zu 1, wie es zum Beispiel Weizenkeimöl hat. Das Beste in dieser Hinsicht ist jedoch Leinöl; es besitzt als einziges mehr Omega-3- als Omega-6-Fettsäuren, nämlich im Verhältnis 4 zu 1. Früher hat man es oft an die Pellkartoffeln gegeben. Es sollte nicht erhitzt werden. Zugegeben, der kräftige Geschmack ist zunächst ungewohnt. Wer ihn partout nicht mag, nimmt natives Rapsöl oder Olivenöl aus Kaltpressung.

6_Ein perfekter Restaurant-besuch

An zwei Ihrer perfekten Tage schwingen Sie diese Woche selbst den Kochlöffel – und am dritten belohnen Sie sich dafür: Sie gehen essen. Und zwar mit gutem Gewissen. Ist doch schade, wenn für alle, die abnehmen möchten, ein imaginäres Schild an der Restauranttür verkündet: »Ich muss leider draußen bleiben.«

Natürlich gehen Sie nicht mit dem Ziel los, sich mit allem abzufüllen, auf das Sie in den letzten Wochen verzichtet haben. Nein, diesmal üben Sie, abends auszugehen und dabei schlank zu bleiben. Sie dürfen sogar zu Ihrem Lieblingsitaliener – nur die Kohlenhydrate bleiben in der Küche. Das betrifft leider Spaghetti Bolognese, Pizza oder den Makkaroni-Tomaten-Auflauf, doch auch die italienische Küche gibt ein Heizmann-Essen her: Bestellen Sie Minestrone, Tomaten- oder Fischsuppe, Salate mit Olivenöl, Tomate-Mozzarella (ohne Brot), Gemüse – zum Beispiel gegrillt oder mit Käse überbacken – und Fisch mit viel Gemüse. Essen Sie sich rundum satt.

Das heißt aber nicht, dass Sie unbedingt Ihren Teller leerputzen müssen. Auch hier dürfen Sie, wie Sie es in Übung eins auf Seite 57 gelernt haben, aufhören, wenn Sie satt sind. Sparsamen Restaurantgästen fällt das besonders schwer, wenn sie dabei an das schöne Geld denken (»Ich habe das doch bezahlt, da muss ich es auch essen«). Sie haben aber noch zwei weitere Möglichkeiten: Entweder Sie bestellen gleich weniger – zum Beispiel einfach zwei Vorspeisen hintereinander oder eine Vorspeise gleich als Hauptgericht. Oder Sie bitten den netten Kellner, die Reste zum Mitnehmen einzupacken. Dann können Sie sich am nächsten Tag noch mal über eine leckere Mahlzeit freuen. So haben Sie Kalorien (und Geld) gespart.

Wenn Sie dann nur Wasser trinken, ist noch ein Glas Rotwein drin (aber wirklich nur eins) oder ein bis zwei Gläser trockener Weißwein. Oder Sie freuen sich noch über einen Kaffee zum Abschluss und spazieren auch ohne Tiramisu glücklich nach Haus.

7_Schlafen Sie gut!

Gehen Sie in dieser Woche mindestens einmal früher ins Bett als sonst. »Klar«, werden Sie jetzt vermuten, »wer schläft, der isst nicht mehr.« Sie haben natürlich Recht. Wenn Sie nicht gerade zum Kühlschrank nachtwandeln, kann der Körper – während Sie träumen – eine nette Portion Fett verbrennen. Vorausgesetzt, Sie haben abends nicht jede Menge Kohlenhydrate nachgeschoben, die er erst verdauen muss.

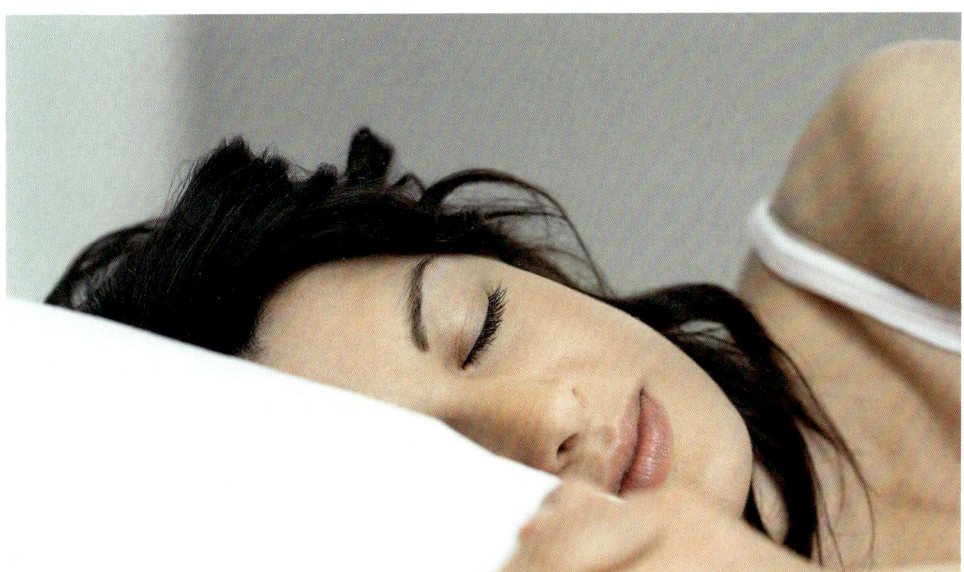

Die perfekte Entspannung: Mal wieder richtig gut schlafen, dabei sogar weiter Fett verbrennen und voller Tatendrang und Appetit aufs Frühstück aufwachen.

Ein vollgestopfter Magen schläft leider schlecht

Viele Menschen gehen jedoch zu spät ins Bett und schlafen zu wenig: weil sie trotz Müdigkeit aufbleiben und irgendwann den toten Punkt überwunden haben. Dann wird's noch später. Und weil das Abendessen schon so lange her ist, muss jetzt noch ein Snack her: ein Stück Wurst auf die Hand, ein paar Chips oder Pralinen – eben etwas, was ohne Vorbereitung und ohne Zeitverschwendung so durchrutscht. Geht man dann ins Bett, ist der Magen (meist auch noch mit den falschen, weil kohlenhydratreichen Lebensmitteln) voll, man schläft schlecht und hat morgens keinen Appetit aufs Frühstück – mit den bekannten Folgen (siehe Seite 43).

Das ist schlecht – aber immer noch nicht der Hauptgrund, weshalb ich Sie einmal früher ins Bett schicken will. Sondern: Sie sollten abends bewusst entspannen. Etwa drei Stunden nach dem Abendessen, wenn Sie das erste Mal anfangen zu gähnen, hören Sie auf Ihren Körper und steuern Ihr gemütliches Bett an – ohne Buch, ohne Fernbedienung, ohne iPod. Geht die Berieselung jetzt nämlich weiter, ist der Körper auch im Bett immer auf Aktivität eingestellt und kommt langsamer zur Ruhe.

Machen Sie sich lang: Grübeln hat Bettverbot

Wenn Sie sich (rechtzeitig!) ins Bett legen, machen Sie sich lang, lassen Sie sich hängen. Sobald die Gedanken beginnen, um Alltagsprobleme zu kreisen (»Was muss ich morgen alles erledigen?«), schalten Sie auf angenehmere Bilder um: den letzten Urlaub – und das Ziel, das Sie sich für dieses Jahr ausgesucht haben. Ihre Kinder oder Enkel. Ein Korb mit süßen kleinen Kätzchen. Was Sie mit einem Lottogewinn alles anfangen würden. Ganz egal, Hauptsache, das Grübeln hat ab jetzt Bettverbot. Denn sorgenvolle Gedanken bescheren schlaflose, unruhige Nächte – und Müdigkeit, mangelnde Konzentration und Stress am nächsten Tag.

Sind Sie mit schönen Gedanken zur Ruhe gekommen, werden Sie einschlafen, und Ihr Gehirn hat nun endlich Zeit, in den Träumen all das zu verarbeiten, was es den ganzen Tag über aufnehmen musste. Und am nächsten Morgen – da sind Sie ausgeschlafen, fühlen sich fit, sind viel entspannter und konzentrierter als sonst. Gut ausgeschlafen können Sie Probleme mutig in Angriff nehmen – und müssen in der Folge auch weniger grübeln.

Sie sehen, der Schlaf ist keine Zeitverschwendung oder nur etwas für Faule. Gönnen Sie sich diese Auszeit – mindestens sechs Stunden, maximal neun Stunden täglich. Schlaf ist wirklich wichtig für Körper und Geist, hilft beim Stressabbau, und – zur Erinnerung: Wer schläft, isst nicht.

Das habe ich in den letzten sieben Tagen geschafft:

ERFOLGS-CHECKLISTE FÜR DIE VIERTE WOCHE

○ Ich habe mir mindestens zweimal eine Mahlzeit aus frischen Zutaten selbst zubereitet.

○ Ich habe mindestens dreimal in der Woche Ausdauer- und/oder Krafttraining gemacht und jeden Tag die 5000-Schritt-Grenze erreicht und im Alltag nebenbei viele Fitnesspunkte gesammelt, etwa beim Treppenlaufen oder Zähneputzen.

○ Ich habe einmal nur Gesundes eingekauft und meine Glücksbox danach mit dem gesparten Geld befüllt.

○ Ich habe drei perfekte Tage mit festen Regeln absolviert, und ich habe auch aus Übungen Regeln gemacht und diese jeden Tag eingehalten.

○ Ich habe mindestens einmal mit dem Essen aufgehört, weil ich satt war – obwohl es gut schmeckte.

○ Ich habe einen Restaurantbesuch erfolgreich nach meinen neuen Essregeln geschafft.

○ Ich bin einmal früher ins Bett gegangen als sonst und habe die Entspannung genossen.

Wenn Sie sieben Haken machen können, haben Sie Ihre vierte Woche erfolgreich bewältigt. Ihr Schrittzähler ist Ihr treuer Begleiter geworden. Er gibt sich diese Woche nicht mit weniger als 5000 Schritten täglich zufrieden.

Auch in dieser Woche gilt: Die perfekten Tage müssen wie die anderen Aufgaben unbedingt erledigt werden. Wenn es nicht so gut gelaufen ist, starten Sie einfach noch mal neu in die vierte Woche. Denken Sie dran: Es ist nie zu spät, neu anzufangen.

7 TAGE **7 TATEN**

DIE HOPS-PHASE: MEIN GEWICHT SPRINGT RAUF UND RUNTER

Jetzt möchte ich's genau wissen. Ich forsche mit Kuchen und anderen Sünden und finde die Gewichtsexplosionsursache Nummer eins: Alkohol am Abend!

Was haut so richtig rein und was flutscht durch, ohne Spuren auf der Waage zu hinterlassen? Ich will das jetzt genau wissen und nehme mich selbst als Versuchskaninchen. Aus wissenschaftlichen Gründen (prima Ausrede übrigens, denn was tut man nicht alles für die Forschung?) sage ich beim Sonntagnachmittagskaffee nicht Nein und greife zu später Essstunde (nach 17 Uhr) noch in den Teller, als hätte ich nie von was anderem gehört: Meine Futter-Einheit »Drei Stücke Kuchen« kann ich inzwischen im Voraus in Körpergewicht umrechnen. Komisches Hobby, aber es macht Spaß, wenn mein Tipp genau hinkommt. Ich fühle ein deutliches Plus von zwei Kilo im Bauchbereich, und die Waage bestätigt mir genau das. So lasse ich mein Gewicht rauf und runter hüpfen (nur praktisch, dass es mittlerweile zuverlässig von allein nach ein paar perfekten Tagen wieder unten ist).

Meine Forschungen kommen noch einem weiteren Übeltäter auf die Spur. Der ist schlimmer als jeder Kuchen: Die absolute Gewichtsexplosion ist Alkohol am Abend.

Gönne ich mir einmal das volle Programm mit Pizza & Co., kostet mich das drei Kilo – drei Kilo mehr, wohlgemerkt. Wahnsinn. Ob das wohl nur die Kalorien sind? Ober ob ich im leicht benebelten Zustand einfach rutschen lasse, was mir in die Quere kommt, ohne so richtig mitzukriegen,

was ich da in mich hineinstopfe? Meine kalkulierten Ausrutscher im Dienst der Wissenschaft erfüllen allerdings keine Sehnsucht mehr, so wie früher. Sie killen komischerweise auch meine Motivation nicht.

Ich habe mich verändert und schmachte nicht mehr so nach den Kohlenhydraten, fühle mich sogar leicht unangenehm überfressen in einem Zustand, den ich früher als wohlig satt empfunden habe. Mit dem hochprozentigen Drink oder den Bierchen am Abend ist es allmählich das Gleiche – was vorher einfach so »durchgelaufen« ist, wird mir jetzt oft schon zu viel.

Ach ja: Wir haben keine richtige Schokolade mehr im Haus. Zuerst durften noch abgepackte Vollmilchtäfelchen in der Schublade liegen – bei jeder Naschlust schleppte ich eine kleine Tafel von der Sammlung weg, um sie in einem anderen Zimmer zu verdrücken und gar nicht auf die Idee zu kommen, dass es noch mehr geben könnte. Inzwischen habe ich das hinter mir. Manchmal knacke ich mir ein Stück Bitterschokolade aus der Packung, die erstaunlich lange in der Schublade herumliegt. Denn da geht keiner aus der Familie freiwillig dran – und wenn doch, hat er nach spätestens zwei Stücken die Nase voll. Ich übrigens auch. Nicht mal für meine Forschungszwecke nehme ich mehr – und notiere am Wochenende die Folgen: 88 Kilo.

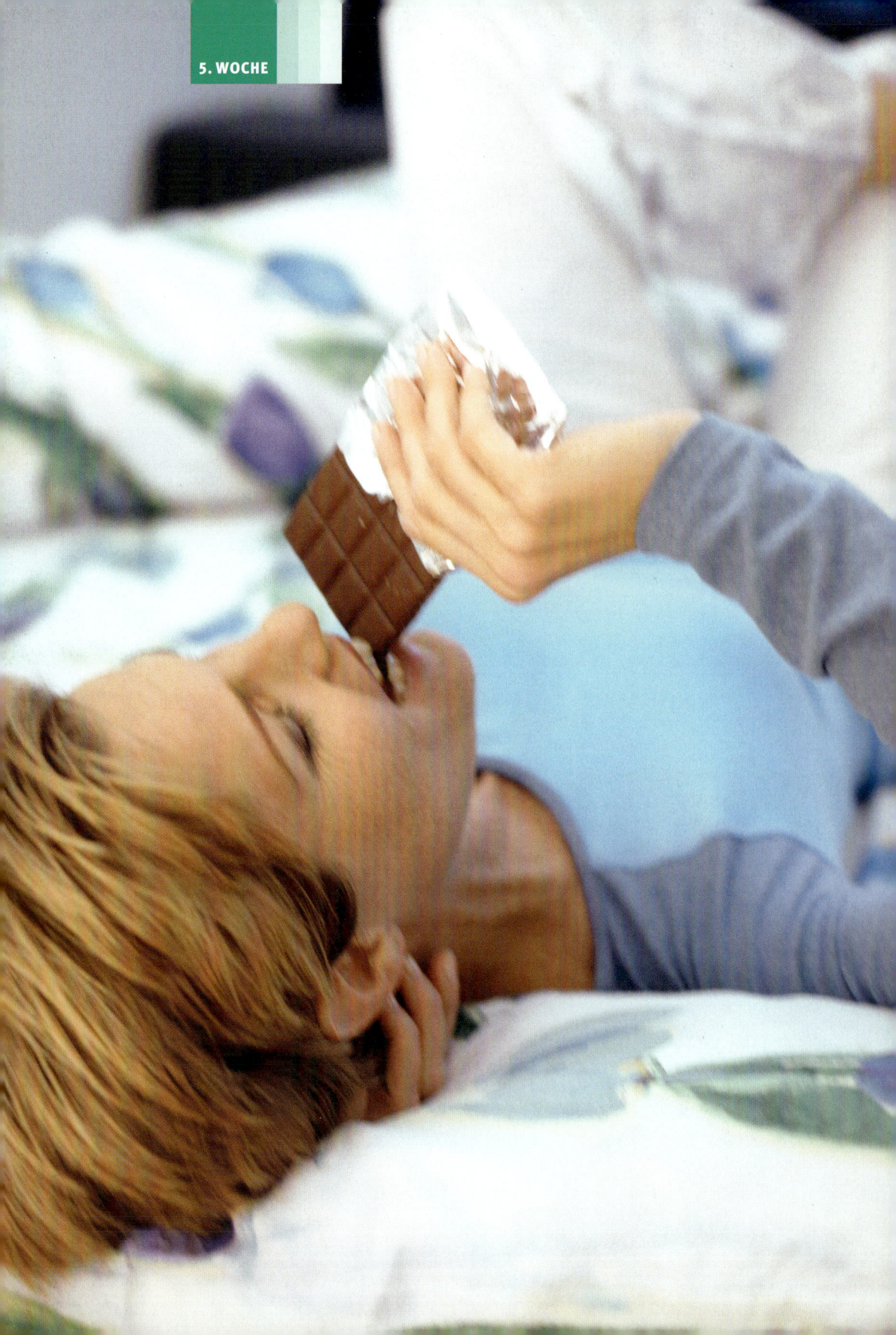

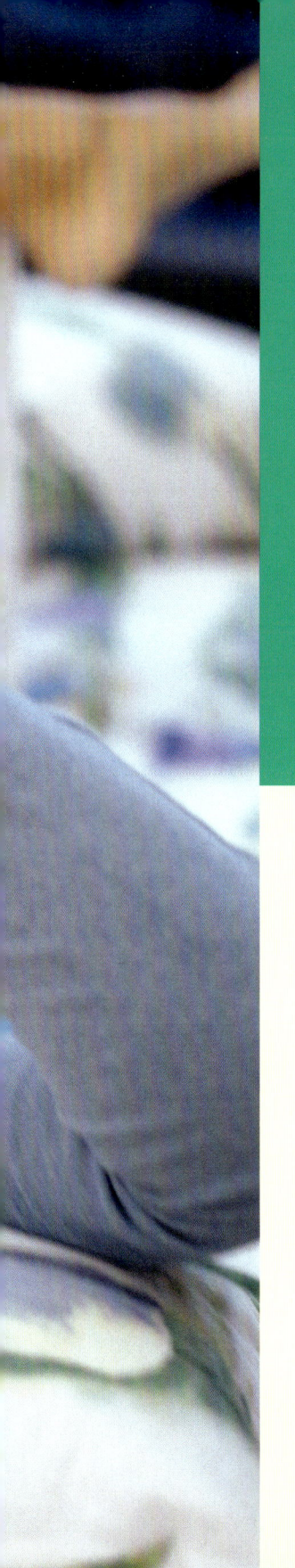

Vorsicht, Fallen!

Lassen Sie sich nicht stressen

»Halbzeit – jetzt habe ich schon viel geschafft; einiges ist für mich sogar Routine geworden. Doch zwischendurch drohen immer wieder Stolperfallen: Familienfeste mit Überfütterungsgefahr, Sport treiben mit Überforderung oder die Begegnung mit Menschen, die es angeblich nur gut meinen. Was tun?« Lernen Sie in Ihrer fünften Woche, auch unter Stressbedingungen durchzuhalten.

Bleiben Sie locker auf Ihrem Weg.

1_Standhaft bleiben unter Alltagsbedingungen

AM ANFANG habe ich Ihnen geraten, sich besondere Tage auszusuchen, um mit der Umstellung in ein gesünderes Leben zu beginnen, denn wer weniger Stress und mehr Zeit hat, bewältigt Veränderungen leichter. Nun sollen Sie schon vier perfekte Tage pro Woche machen. Aber wer hat schon im Job eine Dreitagewoche und auch sonst nichts zu tun? Ab jetzt gehört also zumindest ein schwieriger Tag dazu.

Vielleicht haben Sie einfach feste Gewohnheiten, die sich im Laufe der Jahre eingeschliffen haben. Zum Beispiel:

● Nach jeder Anstrengung – sei es im Beruf, in der Turnhalle oder auf dem Sportplatz – verlangen Sie automatisch nach Belohnung in Form von Süßem oder Fettigem oder beidem. »Das hab ich mir doch verdient« – für Sie die Lizenz zum Leichtsinn. Wenn Sie sich dabei erwischen, schalten Sie beim Sport lieber einen Gang zurück. Essen Sie vorher nur ein bisschen und belohnen Sie sich danach mit einer eiweißhaltigen Mahlzeit. Zuerst müssen Sie das Bewusstsein dafür entwickeln, dann die Umstellung ein paarmal probieren – und bald wird sie zur Routine.

● Sie sind am Wochenende traditionsgemäß bei Ihrer Familie, und dort gehen die Mahlzeiten nahtlos ineinander über? Kaum ist der Sonntagsbraten mit Knödeln abgeräumt, wird der Kuchen zum Nachmittagskaffee aufgefahren. Das kennt die ganze Sippe nicht anders – und wenn einer nicht mehr mitmacht, ist die Köchin beleidigt.

Setzen Sie sich ruhig über Konventionen hinweg, die Ihnen schaden. Einen Sonntagsbraten kann man auch nur mit Rotkohl und ohne Knödel essen. Runzelt die Köchin oder der Koch dann die Stirn, beruhigen Sie sie einfach mit den Worten: »Knödel kann ich immer essen – aber deine Rouladen sind so perfekt, dass ich davon lieber eine mehr nehme.« Wenn die Gewohnheitstiere um Sie herum das nicht akzeptieren, erklären Sie Ihren Liebsten ganz ehrlich, warum Sie das tun. Wundern Sie sich nicht, wenn andere Familienmitglieder (am Anfang vor allem die weiblichen) das plötzlich auch mal probieren wollen. Und schon haben Sie interessanten generationenübergreifenden Gesprächsstoff. Bei der Kuchenschlacht am Nachmittag dann geht's sowieso mehr ums Zusammensein als ums Sattwerden. Das kann man auch nur bei Kaffee oder Tee.

● Jeden Mittwoch müssen Sie im Büro vor versammelter Mannschaft erzählen, wie die Arbeitswoche gelaufen ist. Wenn Sie das überstanden haben, brauchen Sie erst einmal was vom Bäcker. Das haben Sie sich so angewöhnt. Belohnen kann man sich selbst gar nicht oft genug. Aber mal ehrlich: Warum muss es immer mit Dingen sein, die später für einen Anfall von Reue sorgen? Versuchen Sie es mal mit einem (zuckerfreien) Extra-Kaffee zum Entspannen, einer nicht essbaren Ersatzbelohnung oder einer Einzahlung in Ihre Glücksbox. Bald werden Sie merken: Es geht doch.

● Wenn Sie in der Kantine mal was Gesundes nehmen, kommt garantiert jemand blöd von der Seite: »Machst du schon wieder eine Diät?« Das nervt, weil Sie schon am Unterton hören, dass niemand an Ihren Erfolg glaubt. Sie essen deshalb wie alle anderen – meist zu viel und zu fett und vor allem um dazuzugehören. In solchen Fällen sind Buffets prima geeignet (übrigens auch bei Partys und Betriebsfeiern). Sie legen sich nur Salat, Gemüse, Fisch oder Fleisch auf den Teller – und im Eifer des Gefechts fällt's niemandem auf. Ist das nicht möglich, hält auch eine kleine Ausrede Lästermäuler unter den Kollegen auf der Spur: »Mein nervöser Magen – Ich muss Schonkost essen, hat mein Arzt gesagt.« Und dann an der Theke das Fleisch mit Gemüse und ohne Sauce ordern.

● Im Kino sitzen ohne Knabbern? »Undenkbar – das gehört doch zu einem schönen Film dazu!« Viele Leute können kaum vorm Fernseher hocken, ohne automatisch die Hand auszufahren, die reflexartig in den Chipsteller greift – unabhängig davon, ob das Abendessen davor üppig oder bescheiden war. Wir knabbern keineswegs, weil wir hungrig sind, sondern weil wir einmal damit angefangen haben und die Gewohnheiten uns einflüstern: Das geht nicht ohne. Beginnen Sie mit dem »langsamen Entzug«. Zum Beispiel, indem Sie Salzstangen statt Chips knabbern. Auch Reiscracker oder -waffeln sind gute Ersatzlösungen für den Übergang. Davon sollten Sie aber auch keine größeren Lager im Haus haben. Versuchen Sie, jedes Mal mit etwas weniger auszukommen – und zwar so lange, bis Sie schließlich feststellen: Der Film ist mir doch wichtiger als das Essen. Ich brauche nicht mehr beides gleichzeitig.

● Sie verschieben Ihre guten Vorsätze mit Vorliebe nach hinten (»Ich kann ja auch morgen noch mit einer Diät anfangen«) und rechtfertigen damit regelmäßig üppige Henkersmahlzeiten (»Jetzt noch mal richtig und morgen dafür gar nicht«). Durchschauen Sie sich selbst und reden Sie ein ernsthaftes Wörtchen mit Ihrem Schweinehund. Gleichgültig, wann Sie anfangen, jede dieser Henkersmahlzeiten ist eine zu viel. Denken Sie dran: Jedes »Abschiedsessen«, das Sie in Gedanken planen und dann doch ausfallen lassen, ergibt einen Pluspunkt auf Ihrem Durchhaltekonto oder eine Einzahlung in Ihre Glücksbox.

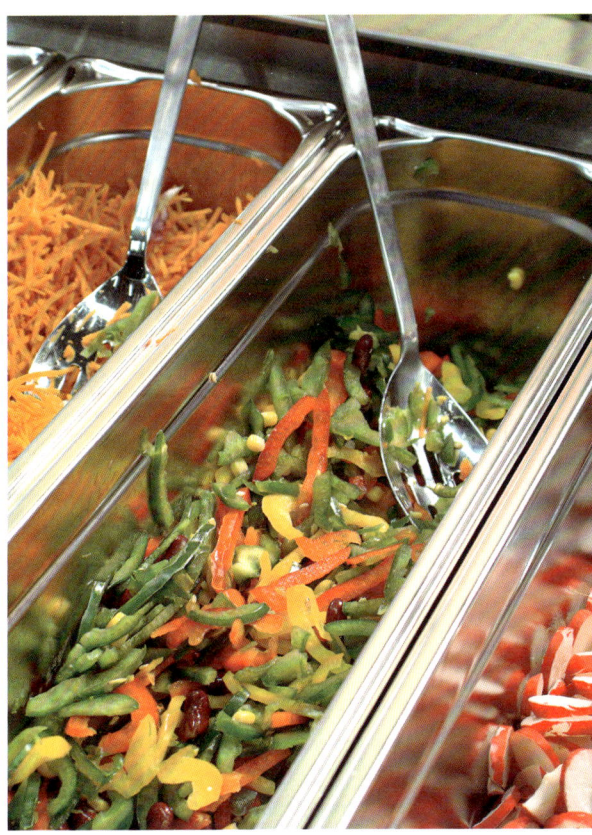

Glücklich, wer in der Kantine eine gute Auswahl an Gesundem vorfindet!

2_So finden Sie das richtige Maß an Bewegung

AN ZWEI ODER DREI von Ihren perfekten Tagen setzen Sie die Muskelkräftigungsübungen in dieser Woche fort, wie Sie es gelernt haben. In Sachen Ausdauer ist es wichtig, dass Sie weder zu viel noch zu wenig machen.

Sie haben es ja mittlerweile gemerkt: Sie sind fitter, kommen besser in Schwung, raffen sich vielleicht schneller auf. Sie beschließen jetzt sogar, noch einen Zahn zuzulegen? Sich zu knechten, zu quälen, an Ihre Grenzen zu stoßen, damit sich die Pfunde lawinenartig verabschieden, quasi von den Rippen gezogen werden wie eine nasse Tapete von der Wand? Das mögen vielleicht schöne Fantasien sein, aber bitte belassen Sie es dabei.

Denn – und das wird Sie jetzt möglicherweise überraschen: Wer zu viel Sport treibt, der wird erst recht dick. »Na dann höre ich jetzt sofort auf damit«, denken Sie jetzt? Auch das wäre der falsche Weg. Sie sollten jedoch beachten: Sport macht immer dann dick, wenn man ihn extrem betreibt. Da ist es wie mit dem Essen – viel zu viel oder viel zu wenig, beides geht nach hinten los. Wie auf dem Teller sollten Sie auch bei Ihren sportlichen Aktivitäten Maß halten. Genau das versuchen Sie in dieser Woche.

Übertreibung: Der normale Schmerz wird ausgeschaltet

Nicht zu viel und nicht zu wenig: Der Mix aus richtiger Ernährung und richtiger Belastung zum richtigen Zeitpunkt entscheidet über Erfolg oder Scheitern. Überfordern Sie sich, stellen Sie sich selbst ein Bein. Besonders Männer neigen dazu, sich zu viel abzuverlangen. »Mehr bringt mehr«, so das Motto, das wie eine Kampfansage verkündet und natürlich umgesetzt wird.

Mit hochroten Köpfen rasen tapfere Läufer durch die Gegend. Die erste Runde noch schnaufend und keuchend. Das Herz am Höchstlimit, gefühlte 120 Stundenkilometer wie unsere Vorfahren auf der Flucht vor irgendeinem wilden Tier. Der Blutzuckerspiegel fällt in den Keller, was normalerweise heftigen Kohldampf zur Folge hätte. Jetzt nicht. Auch von den höllischen Schmerzen, die spätestens nach der dritten Runde normal wären, keine Spur. Der Läufer sprintet leichtfüßig und selig vor sich hin dank seines körpereigenen Schmerzmittels, das jetzt ausgeschüttet wird und Hunger und Schmerzen komplett ausschaltet.

Die Endorphine betäuben nicht nur, sie machen regelrecht high (»Runner's High«). Sie sind so stark, dass der Urzeitmensch problemlos laufen konnte, wann immer es ums nackte Überleben ging: weil das Abendessen vor ihm her rannte oder weil er selbst das Abendessen sein sollte. Da musste er im Notfall von null auf hundert Gas geben.

Der Jogger von heute hat das nicht mehr nötig, doch woher soll sein Urzeit-Gen das wissen? Also wird der Hunger beim extremen Laufen abgeschaltet. Aber später, wenn der Läufer sich zu Hause erschöpft aufs Sofa geschmissen hat, knurrt der Magen umso lauter. Wie ferngesteuert hechtet der Läufer zum Kühlschrank und hat nur noch drei Ziele: essen, essen, essen. »Das hab ich mir jetzt aber auch wirklich verdient«, rechtfertigt er sein Gelage und hat sich am Ende meist mehr Energie einverleibt, als er beim Joggen verbraucht hat. So passiert's, dass ihn der Sport tatsächlich dick macht. Dieser Effekt trifft nicht nur Läufer, sondern auch jeden Hobbyfußballer oder Freizeittennisspieler. Erst auspowern bis zum Gehtnichtmehr, danach ohne Umwege ins Clubheim zu »Schnipobi« – Schnitzel, Pommes, Bier.

Zwei Bahnen schwimmen, drei Stunden unterwegs sein

Doch auch die Unterforderung kann Gefahren bergen. Hier sind meist die Damen gefährdet: Sie durchqueren zweimal hoch motiviert das Schwimmbecken, sind aber inklusive Anfahrt, Umziehen, Föhnen, Schminken und Abfahrt drei Stunden in sportlicher Mission unterwegs. Und danach darf's dann auch gern ein Stück Kuchen mehr sein, schließlich »war ich ja den ganzen Vormittag beim Sport«. Wer sich also nach gemütlichen sportlichen Einsätzen zu großzügig mit Essen belohnt, treibt sein Gewicht eher noch in die Höhe. Wie aber finden Sie jetzt die richtige Grenze zwischen Unter- und Überforderung?

Optimale Belastung: Laufen ohne Schnaufen

Sie könnten natürlich auf Messgeräte zurückgreifen oder den optimalen Ausdauerpuls mit Formeln errechnen. Viel einfacher ist aber die 3 : 3-Atemformel. Wenn Sie gehen, laufen oder walken, atmen Sie auf drei Schritten entspannt ein und auf den nächsten drei

wieder aus. Nun steigern Sie langsam das Tempo. Und zwar so lange, bis die Luft knapp wird und Sie umstellen müssen: von der Drei-Schritt-Atmung auf eine Zwei-Schritt-Atmung. Damit liegen Sie jetzt knapp über der empfohlenen Belastungsgrenze. Drosseln Sie das Tempo nun ein wenig, bis ein Atemzug wieder für drei Schritte ausreicht. Tun Sie das nicht, verbrauchen Sie zu viel Sauerstoff, der für die Fettverbrennung benötigt wird.

Je länger Sie trainieren, desto belastbarer werden Sie. Stellen Sie – zum Beispiel beim Walken – nach ein wenig Übung fest, dass die Drei-Schritt-Atmung noch locker ausreicht, sollten Sie das Tempo erhöhen und sanft in einen Laufschritt übergehen. Kommen Sie beim Laufen ins Schnaufen, drosseln Sie, walken ein Stück und nehmen nach ein bis zwei Minuten wieder Tempo auf. Das Programm wird Intervall genannt und schützt vor Unterforderung, die nur Ihre wertvolle Zeit verschwendet.

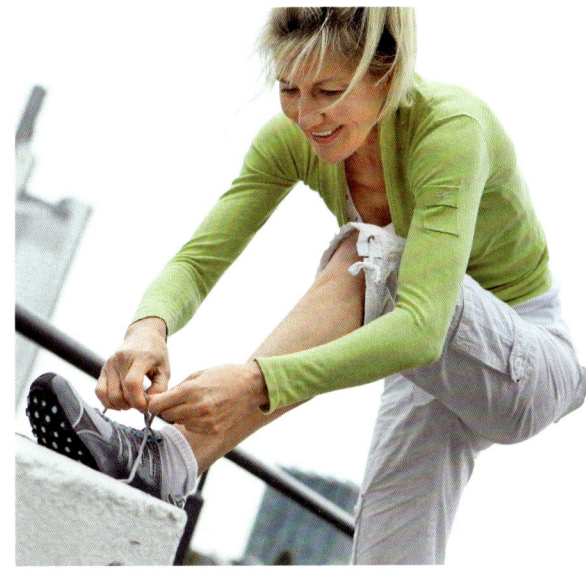

Steigern Sie sich langsam und nehmen Sie es locker – dann stellt sich der Erfolg schneller ein.

Kleine Warenkunde

DIE RICHTIGEN LAUFSCHUHE FINDEN

Ob Sie walken oder joggen, am besten laufen Sie in jedem Fall auf weichem Boden. Doch welche Schuhe brauchen Sie dafür?

Die Auswahl an speziellen Laufschuhen ist riesig und die Wahl eine Qual. Zumal sich gerade eine Änderung anbahnt: Während Experten unsere Füße vor wenigen Jahren noch auf Gel, Luft und Hightech-Polster betten wollten, geht der Trend jetzt in Richtung asketischer Dämpfungssysteme. Grund sind Studien von US-Forschern, die Läufer heute am liebsten barfuß losschicken wollen, weil moderne Laufschuhe den Fuß stabilisieren, dafür aber Knie und Hüften belasten. Wahrscheinlich sind dafür vor allem erhöhte Absätze und Stützmaterial unter dem Fußgewölbe verantwortlich. Das Barfußlaufen erwies sich als wesentlich schonender. Statt aufwendiger Dämpfung, die einen Schuh auch instabiler macht und die Verletzungsgefahr erhöht, ist »natural running« nun wegweisend. Die entsprechenden Schuhe sind nur noch eine Socke auf einer flexiblen, dünnen Sohle. Die Empfehlung lautet, mit 5 Minuten zu beginnen und sich auf bis zu 30 Minuten zu steigern. Auf Rasen, auf Waldwegen und am Strand zeigen die Schuhe ihre Stärken, man hat intensiven Kontakt zum Untergrund, Fuß- und Beinmuskulatur werden wie beim Barfußlaufen gekräftigt. Für Asphaltläufe sind sie dagegen nicht geeignet.

Wenn Sie regelmäßig länger oder auch in der Stadt joggen wollen, investieren Sie in einen gedämpften Laufschuh mit Pronationsstützen – festere Einlagen, die den Schuh so verstärken, dass es zum gewünschten Abknicken nach innen (Pronation) kommt, ein zu starkes Abknicken, eine Überpronation, aber verhindert wird. Wer zu geringer Pronation neigt, wählt ein Modell, das die Bewegung nicht behindert. Ein guter Schuh hilft auch beim perfekten Abrollen, indem Fersenschale und Schaft den Fuß passend umgeben. Lassen Sie sich im spezialisierten Sportgeschäft beraten, welcher Schuh zu Ihren Ansprüchen und Ihrer Fußform passt. Dann haben Sie nach der ersten Runde um den Block Lust auf mehr.

3_Hausputz: Fitnesstraining mit netten Nebenwirkungen

PUTZEN IST SICHER nicht Ihr liebstes Hobby. Armkreisen beim Fensterreinigen, Muskeltraining beim Getränkekästenschleppen oder mit dem Staubsauger etwas für die Ausdauer tun – klar, das klingt nicht sehr verlockend. Aber da Sie diese Arbeiten nun mal erledigen müssen, sollten Sie es einmal ausprobieren, sie mit neuem Schwung und aus einem anderen Blickwinkel heraus anzugehen – nicht zwischendurch, wenn Sie

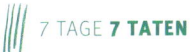

anschließend noch frisch das Haus verlassen wollen, sondern dann, wenn Sie gerade auch Zeit für ein Sportstündchen inklusive Schwitzen haben.

Steigen Sie dafür in Ihre Sportklamotten. Fenster auf, Musik an und dann möglichst viel möglichst schnell schaffen. Wichtig: Halten Sie Ihren Rücken bei allen Tätigkeiten (vor allem beim Heben) aufrecht. Wechseln Sie zwischen den einzelnen Disziplinen hin und her, wenn die Bewegungen zu einseitig werden: Nach dem ersten Fenster kommt der Fußboden im Wohnzimmer, dann geht's zurück ans zweite Fenster, bevor Sie sich

an den Flur machen – so verlangen Sie von Ihrem Körper ganze Arbeit und kommen ordentlich ins Schwitzen. Am Ende stehen Belohnungen:

● Sie dürfen Ihre Sporteinheit heute ausfallen lassen und mit dem herrlichen Gefühl aufs Sofa plumpsen: »Ich habe was für meine Fitness getan.«

● Die Wohnung erstrahlt im neuen Glanz und lobt Sie aus jeder sauberen Ecke: »Das hast du toll gemacht.«

● In die Glücksbox kommt das Geld, das Sie ansonsten für die Putzkolonne ausgegeben hätten.

4_Lernen Sie das Abgewöhnen

TRINKEN SIE KAFFEE oder Tee nur mit Zucker und sind überzeugt: »Ohne genug Zucker schmeckt das doch gar nicht?« Dann rate ich Ihnen auch hier – wie beim Knabbern aus Gewohnheit – zum langsamen Entzug. Beginnen Sie diese Woche, sich ein bisschen weniger Zucker in den Kaffee oder in den Tee zu löffeln. Waren es bisher immer zwei Löffel pro Tasse, reduzieren Sie auf eineinhalb. Wenn Ihnen das zu hart erscheint, können Sie auch noch langsamer vorgehen – zum Beispiel: Am Morgen erlauben Sie sich die gewohnte Menge, am Nachmittag wird reduziert. Bald werden Sie merken, dass Sie sich an den Geschmack von Kaffee mit wenig Zucker gewöhnen können. In der nächsten Wochen nehmen Sie dann nur noch einen gehäuften Löffel pro Tasse, danach einen gestrichenen, sieben Tage später einen halben und in der

letzten Zuckerwoche nur noch einen viertel Löffel, bevor Sie ganz damit aufhören. Am Ende haben Sie gelernt, den Eigengeschmack des Kaffees zu genießen. Schauen Sie sich im Kaffeeladen mal nach neuen Sorten um – je aromatischer der Kaffee, umso leichter wird Ihnen die Übung fallen.

Sie trinken Ihre »heißen Tassen« bereits ohne Zucker? Dann überlegen Sie, von welcher Angewohnheit Sie sich sonst noch gerne verabschieden würden, und gehen Sie dabei genauso nach dem Prinzip »Jede Woche ein bisschen weniger« vor. Das funktioniert zum Beispiel bei Fruchtsäften: Die verlängern Sie immer mehr mit Wasser – ein guter, aromatischer Direktsaft hält das aus. Ebenso können Sie die Methode beim Knabbern vor dem Fernseher oder beim Alkoholtrinken ausprobieren.

5_Der Abend der Verführung

DIESE ÜBUNG WERDEN SIE LIEBEN. Denn Sie sollen sich in dieser Woche einmal einen netten Abend machen. Sie dürfen sogar entspannt vorm Fernseher liegen und knabbern – nur nicht nebenbei nach dem Motto »Irgendwas, Hauptsache heiß und fettig« in sich hineinfuttern, sondern sich Ihre persönlichen Highlights mit gezielter Vorbereitung gönnen. Stillen Sie an diesem Abend Ihren Heißhunger auf Pizza, Pommes und ein Bierchen, aber mit ein paar kleinen Einschränkungen:

- **Pommes** schmecken noch besser, wenn Sie sie aus frischen Kartoffeln schnitzen und mit wenig Olivenöl auf einem Blech im Ofen, am besten auf Backpapier, knusprig backen.
- **Hamburger** sind genauso lecker, wenn Sie das pappige Weißbrötchen drumherum weglassen – und Fleisch, Soßen, Gurken, Tomaten und Zwiebeln solo genießen.
- **Statt Schnitzel** mit Mayo-Kartoffelsalat gibt's Ketchup-Würstchen mit Krautsalat.

- Wer gerne ein **halbes Hähnchen** verputzt, isst mehr als nötig: Eine Hähnchenkeule reicht zum Sattwerden prima aus – am besten ohne fettige Haut.
- **Für Naschkatzen:** Statt wie sonst eine Tafel Schokolade gibt es einen kleinen Becher Zartbitter-Schokopudding. Auch so ist der Heißhunger auf Süßes bedient und rutscht mit dem letzten Löffel weg.
- **Bei Bier & Co.** kann ich ebenfalls eine abgespeckte Version empfehlen: Am besten nach einem Glas (0,2 Liter) immer die gleiche Menge Mineralwasser trinken. So halbiert man seinen Alkoholkonsum, ohne auf den Geschmack verzichten zu müssen. In Wein darf das Wasser gleich mit hinein – in Form von Schorlen ist das Trinkvergnügen erheblich leichter. Rotwein hat übrigens mehr wertvolle Antioxidanzien aus der Traubenschale, und da er nicht so süffig ist wie Sekt oder Weißwein, trinkt man ihn langsamer. Eine Rotweinschorle ist also die beste Wahl.

6_Gast und Gäste – das große Essen

ES GIBT EINEN GUTEN GRUND, weshalb man sich über eine nette Einladung freut – mit Bekannten eine schöne Zeit gemeinsam zu verbringen – und einen Grund, weshalb sie einem trotzdem Magenschmerzen bereiten kann: Es wird in der Regel gnadenlos aufgetischt und dem Gast unermüdlich auf den Teller gelöffelt. »Na, es geht doch bestimmt noch etwas rein. Nur nicht so bescheiden«, wird das aufmunternd kommentiert. Und dann: Mund auf, Augen zu? Nein. Denn selbst wenn Sie Ihre Ernährung umgestellt

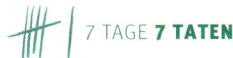

haben, gibt es Mittel und Wege, ohne Gefahr für die Figur und ohne jemanden zu enttäuschen satt zu werden.

Sind Sie mit Freunden unterwegs, geht es einfach nur darum, nicht die Spaßbremse zu sein. Outen Sie sich lieber nicht als Gesund-Esser, wenn Sie sich gerade mühsam ein paar Pfunde heruntergekämpft haben. Machen Sie stattdessen in Maßen mit – und essen Sie dabei heimlich gesund, indem Sie Fett und Kohlenhydrate unauffällig trennen.

Wenn Sie selbst einladen, können Sie natürlich auch selbst bestimmen, was auf dem Tisch steht. Trotzdem sollen die Gäste verwöhnt werden und ordentlich reinhauen dürfen. In dieser Woche sagen Sie also keine Einladung mehr mit dem Argument ab »Das geht nicht, ich will ja abnehmen« und scheuen sich auch nicht, selbst Gastgeber zu sein. Vielleicht haben Sie ja sogar schon ein paar Bekannte infiziert, die gerne einen perfekten Abend mit Gleichgesinnten bei Ihnen verbringen. Mit den Rezepten auf den nächsten Seiten ist das kein Problem. Ihre Besucher werden gesund und fettarm schlemmen – und gar nicht bemerken, dass Sie ihnen gerade ihren ersten perfekten Abend bescheren.

Kasselerpfanne mit buntem Wurzelgemüse

Zubereitungszeit: ca. 12 Minuten
Für 4 Portionen: 1 mittelgroße Steckrübe | 4 mittelgroße Möhren | 1 Bund Radieschen | 1 große Zwiebel | 4 EL Olivenöl | 8 dünne Kasselerscheiben (à 100 g) | 400 ml Gemüsebrühe | 1 Bund Petersilie | Saft von 1 Limette | 6 EL Worcestershiresauce | Jodsalz | schwarzer Pfeffer | Muskat

1. Die Steckrübe und die Möhren putzen, mit der Gemüsebürste unter fließendem Wasser abbürsten, trockentupfen und klein würfeln. Die Radieschen putzen, waschen und in dünne Scheiben schneiden. Die Zwiebel schälen, halbieren und in dünne Scheiben schneiden.

2. 2 EL Öl in einer Pfanne erhitzen und die Kasselerscheiben etwa 1 Minute von jeder Seite bei starker Hitze anbraten. Aus der Pfanne nehmen.

3. Das Gemüse im restlichen Öl etwa 2 Minuten braten. Die Gemüsebrühe angießen, die Kasselerscheiben darüberlegen und alles bei geschlossenem Deckel etwa 5 Minuten kochen lassen.

4. Die Petersilie waschen, trockentupfen, die Blättchen abzupfen und fein hacken. Mit dem Limettensaft, der Worcestershiresauce, Salz, Pfeffer und Muskat verrühren. Unter das Gemüse mischen.

5. In der heißen Bratpfanne servieren.

Pro Portion (ca. 500 g): 374 kcal | 14 g KH | 48 g E | 14 g F

Proteinvarianten: Die Kasselerscheiben können Sie nach Belieben durch geräucherte Rippchen oder Rostbratwürste, Geflügelwürstchen oder Fleischkäse (Leberkäs) austauschen.
Gemüsevielfalt: Kohlrabi, Pastinake, Schwarzwurzeln, Sellerie oder Topinambur sind ein leckerer Ersatz für die Steckrübe.
Mit dem »Blubb« ...: Das Gemüse können Sie mit etwas Kräuterfrischkäse, saurer Sahne, Kräuterquark oder Tsatsiki verfeinern.
Für Gäste: Wurzelgemüse ist so gehaltvoll, dass es den Gästen vermutlich gar nicht auffallen wird, dass sie Low Carb essen. Sie können auch etwas weniger Flüssigkeit zum Gemüse geben und es einfach pürieren.

Kalbfleischröllchen mit Rahmtomaten und Basilikum

Zubereitungszeit: ca. 16 Minuten

Für 4 Portionen: 4 dünne Kalbsschnitzel |
weißer Pfeffer | Paprika rosenscharf |
4 Scheiben Edamer | 1 kleine Zucchini |
100 ml Olivenöl | 8 Strauchtomaten |
4 große Möhren | 1 große Zwiebel |
1 EL Rapsöl | Salz | Currypulver |
1 EL Tomatenmark | 150 ml Gemüsebrühe
| 2 Zweige Basilikum | 4 EL Schmant

1. Die Kalbsschnitzel flach klopfen, mit Pfeffer und Paprika rundum würzen.
2. Die Käsescheiben halbieren. Die Zucchini waschen, trockentupfen, von Stiel- und Blütenansatz befreien, in fingerdicke Stifte schneiden. Die Kalbsschnitzel einseitig mit je zwei Käsestreifen belegen, die Zucchinistifte darübergeben und das Fleisch fest zu kleinen Rouladen aufrollen. Mit Holzspießen oder Zahnstochern fixieren.
3. Das Olivenöl in einer Pfanne erhitzen, die Kalbsröllchen darin etwa 10 Minuten bei mittlerer Hitze mit geschlossenem Deckel schmoren. Gelegentlich wenden.
4. Inzwischen die Tomaten waschen, trockentupfen, vom Stielansatz befreien und in kleine Würfel schneiden. Die Möhren putzen, mit der Gemüsebürste unter fließendem Wasser abbürsten, trockentupfen, halbieren und in dünne Scheiben schneiden. Die Zwiebel schälen und klein würfeln.
5. Das Rapsöl in einem Topf erhitzen, das Gemüse darin 2 Minuten anbraten. Mit Salz und Currypulver würzen und das Tomatenmark unterrühren. Mit der Gemüsebrühe auffüllen und noch etwa 3 Minuten kochen lassen. Das Basilikum abbrausen, trockentupfen, in feine Streifen schneiden und mit dem Schmant unter das Gemüse rühren.
6. Die Kalbsröllchen auf Küchenpapier entfetten und zusammen mit dem Tomatengemüse auf Tellern anrichten.

Pro Portion (ca. 480 g): 385 kcal | 13 g KH | 36 g E | 21 g F

Gemüsevielfalt: Statt Möhren können Sie auch Aubergine, Kürbis, Paprika, Pilze oder Zucchini verwenden.
Käse oder Wurst? Die Röllchen schmecken auch mit anderen Käsesorten oder mit Koch-, Serrano- oder Lachsschinken.
Für Gäste: Als Beilage können Sie Basmatireis, Pasta, Pellkartoffeln, Gemüsepüree (siehe Tipp Seite 101) oder Bulgur servieren.

Melonen-Gurken-Salat mit Chorizo

Zubereitungszeit: ca. 15 Minuten

Für 4 Portionen: 1 Galiamelone | 1 Salatgurke | 6 Zweige Minze | 1 Bund Dill |
160 g Chorizo | 1 ½ Becher körniger Frischkäse (»Hüttenkäse«, 300 g) | 6 EL Dickmilch
| 2 TL Senf | schwarzer Pfeffer | Koriander
| 4 Scheiben Vollkornknäckebrot

1. Aus der Melone 24 Kugeln ausstechen. Die Gurke schälen, längs halbieren, entkernen und in dünne Scheiben schneiden. Minze und Dill abbrausen, trockenschütteln, die Blättchen abzupfen und fein schneiden. Alles in einer Schüssel gut vermengen.
2. Die Chorizo pellen und in kleine Würfel schneiden. Mit Hüttenkäse, Dickmilch und Senf unter den Salat rühren, Mit Pfeffer und Koriander würzen, auf Tellern anrichten und mit Knäckebrot servieren.

Pro Portion (ca. 280 g): 277 kcal | 17 g KH | 23 g E | 13 g F

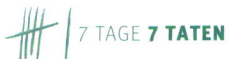

Obstvielfalt: Statt Melone schmecken zum Beispiel auch Mango, Mandarine, Orange, Pfirsich, Erdbeeren oder Stachelbeeren.
Für Vegetarier: Statt Wurst passen Räuchertofu, Pinien- und Sojakerne, Walnüsse.
Bei Laktoseintoleranz: Nehmen Sie statt Hüttenkäse Obstessig und etwas Walnussöl.

Radicchio-Bohnen-Salat mit Thunfischmarinade

Zubereitungszeit: ca. 10 Minuten
Für 4 Portionen: 1 Bund Rucola (ca. 60 g) ǀ 1 Dose weiße Bohnen ǀ 1 Kopf Radicchio ǀ 2 gelbe Paprika ǀ 2 rote Zwiebeln ǀ 2 Dosen Thunfisch natur ǀ 2 EL Öl ǀ 4 EL heller Balsamicoessig ǀ 1 EL Tomatenmark ǀ 1 Becher saure Sahne ǀ 2 EL TK-Kräutermischung ǀ Salz ǀ weißer Pfeffer ǀ Paprika rosenscharf ǀ Currypulver

1. Den Rucola von harten Stielenden befreien und ca. 4 Minuten in kaltes Wasser legen, um die Bitterstoffe (Oxalsäure, Nitrat) zu reduzieren. Danach auf Küchenpapier abtropfen lassen. Die Bohnen über ein Sieb abgießen, unter fließendem kaltem Wasser waschen, abtropfen lassen.
2. Den Radicchio vierteln, vom Strunk befreien, in dünne Streifen schneiden, abbrausen und abtropfen lassen. Die Paprika waschen, vierteln, putzen und ebenfalls in dünne Streifen schneiden. Die Zwiebeln schälen und in dünne Ringe schneiden. Alles in einer Schüssel vermengen und auf Tellern anrichten.
3. Für die Marinade den Thunfisch im Sieb abtropfen lassen, mit 8 EL Wasser und den restlichen Zutaten in einem Rührbecher mit dem Pürierstab pürieren und mit Salz, Pfeffer, Paprika und Curry kräftig würzen. Über den Salat geben und servieren.

← Radiccio-Bohnen-Salat

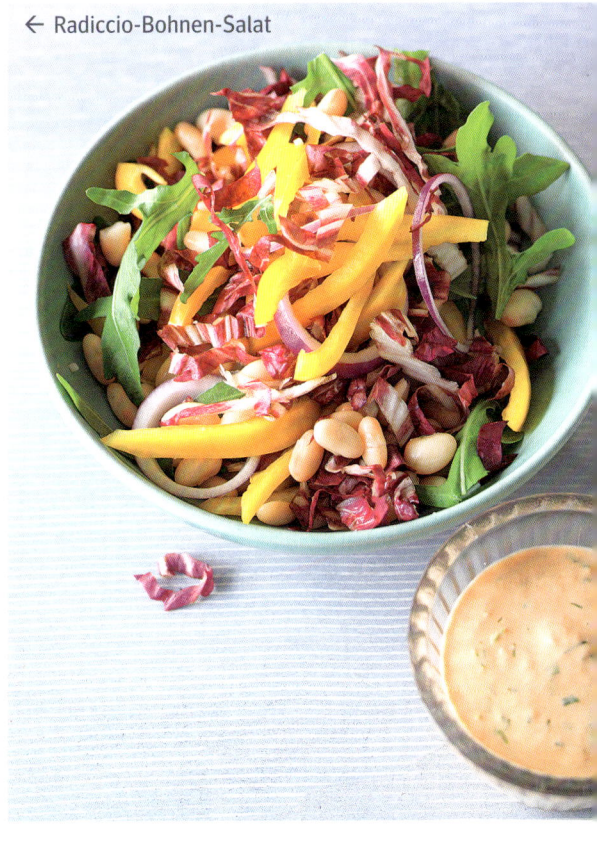

Pro Portion (ca. 550 g): 380 kcal ǀ 24 g KH ǀ 26 g E ǀ 20 g F

Würzige Varianten: Nehmen Sie statt Tomatenmark Senf, Paprikapüree (Ajvar) oder Meerrettich aus dem Glas.
Für Gäste: Reichen Sie zum Salat frisch aufgebackenes Baguette, Brötchen oder Ciabatta, zusätzlich eventuell gekochte Eier, Käsewürfel oder Schinkenstreifen.
Bei Laktoseintoleranz: Ersetzen Sie die saure Sahne durch etwas mehr Öl, Tomatenmark oder passierte Tomaten.

Ragout von Rosenkohl und Pilzen

Zubereitungszeit: ca. 18 Minuten

Für 4 Portionen: 100 g getrocknete Steinpilze
I Salz I Muskat I 1 kg Rosenkohl I
500 g Champignons I 1 große Zwiebel I
2 EL Butter I 150 g magere Schinkenwürfel
I 2 TL Gemüsebrühe I schwarzer Pfeffer I
Koriander I Kreuzkümmel I Thymian
I 8 Esslöffel fettarmer Frischkäse

1. Die Steinpilze in einer Schale in hand-
   warmem Wasser einweichen.
2. Ca. 1 Liter leicht gesalzenes Wasser mit
   einer Prise Muskat in einem Topf zum
   Kochen bringen. Inzwischen die äußeren
   welken Blätter vom Rosenkohl zupfen, die
   Köpfchen waschen. Den Strunk jeweils
   tief und kreuzweise mit einem Messer einschneiden, dann wird der Kohl schneller
   weich. Im kochenden Wasser etwa 8 Minuten gar kochen.
3. Die Champignons mit Küchenpapier säubern und in kleine Würfel schneiden. Die
   Zwiebel schälen und klein würfeln. Die
   Butter in einer Pfanne sanft erhitzen, die
   Zwiebeln, die Champignons und die Schinkenwürfel etwa 2 Minuten unter gelegent-
   lichem Rühren darin braten.
4. Die Steinpilze in einem Sieb abtropfen lassen, mit dem Rosenkohl und 200 ml vom
   Kochfond aus dem Topf unter die Champignons rühren. Mit der Gemüsebrühe,
   Pfeffer, Koriander, Kreuzkümmel und Thymian würzen und weitere 3 Minuten bei
   mittlerer Hitze dünsten.
5. Zum Schluss den fettarmen Frischkäse
   unterrühren, das Ragout nochmals kräftig
   abschmecken und servieren.

Pro Portion (ca. 430 g): 388 kcal I 14 g KH I
38 g E I 20 g F

Info: Getrocknete Pilze liefern viel Protein
und Vitamin D, Sie sind etwa 8 bis 9 Monate
haltbar.

Für Eilige: Wenn es schneller gehen muss,
können Sie statt frischem Rosenkohl auch
tiefgefrorenen nehmen – achten Sie aber auf
die Zutatenliste, es sollte sich um »blanken«
Rosenkohl ohne Zusätze handeln.

Kohl-Ideen: Probieren Sie statt Rosenkohl
auch mal Brokkoli, Romanesco, Blumenkohl oder Kohlrabi. Besonders im Winter ist
Abwechslung willkommen!

Für Gäste und die ganze Familie: Ein leckeres
Sonntagsessen, das richtig zufrieden macht:
Servieren Sie zum Ragout Serviettenknödel,
Thüringer Klöße oder Petersilienkartoffeln.
Der typische Geschmack des Rosenkohls,
den Kinder oft nicht mögen, wird durch den
intensiven Pilzgeschmack und den Schinken
gut kaschiert. Als i-Tüpfelchen können Sie
über den Rosenkohl noch gebratene Sem-
melbrösel (in Butter gebratenes Paniermehl)
krümeln.

Für Vegetarier: Nehmen Sie statt Schinkenwürfel Raclettekäse, Ziegenkäse, Parmesan
oder fein gewürfelten Räuchertofu.

Low-Carb-Flammkuchen mit Porree

Zubereitungszeit: ca. 8 Minuten (ohne Backzeit)

Für 4 Portionen: 300 g gemahlene Mandeln
I 2 EL Vollkornmehl I ¼ TL Backpulver I
¼ TL Muskat I ½ TL Salz I 1 Eiweiß

Für den Belag: 1 große Porreestange I
1 TL Butter I 50 g magere Schinkenwürfel
I Salz I schwarzer Pfeffer I Kreuzkümmel I
Thymian I 6 EL Magerquark I 4 EL saure
Sahne (10 % Fett) I 1 Ei

1. Den Backofen auf 200 °C (Umluft) vorheizen.

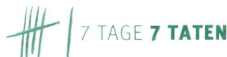

2. Die Mandeln, das Mehl, das Backpulver, den Muskat und das Salz vermengen. Das Eiweiß mit 100 ml Wasser zum Mandelmehl hinzugeben und alles gut miteinander verkneten.

3. Den Teig zu einer Kugel formen und zwischen 2 Lagen Backpapier legen. Mit dem Nudelholz gleichmäßig dünn und in etwa rund ausrollen. Auf der mittleren Schiene des vorgeheizten Backofens etwa 5 Minuten backen.

4. Inzwischen den Porree putzen, längs halbieren und auch innen gründlich waschen, in dünne Streifen schneiden. Die Butter in einer Pfanne erhitzen und den Porree darin etwa 1 ½ Minuten bei geringer bis mittlerer Hitze braten. Die Schinkenwürfel zugeben und noch ½ Minute mitbraten. Die Pfanne vom Herd nehmen und das Lauchgemüse mit Salz, Pfeffer, Kreuzkümmel und Thymian würzen.

5. Den Quark, die saure Sahne und das aufgeschlagene Ei in einer Schüssel glattrühren, dann das Lauchgemüse unterrühren. Den Teig aus dem Backofen nehmen und das Lauchgemüse gleichmäßig darauf verteilen. Wieder in den Backofen geben und etwa 10 Minuten fertig backen.

Pro Portion (ca. 200 g): 433 kcal | 6 g KH | 19 g E | 37 g F

Tipp: Der Belag schmeckt auch ohne den Teig lecker – zum Beispiel im Grünkohl- oder Spinatgemüse.

Mehr Gemüse? Nehmen Sie zu gleichen Teilen Porree und Champignons, Schwarzwurzeln oder Chinakohl.

Für Vegetarier: Tauschen Sie den Schinken durch geriebenen Käse (zum Beispiel Parmesan oder geräucherten Scamorza) oder Räuchertofu aus.

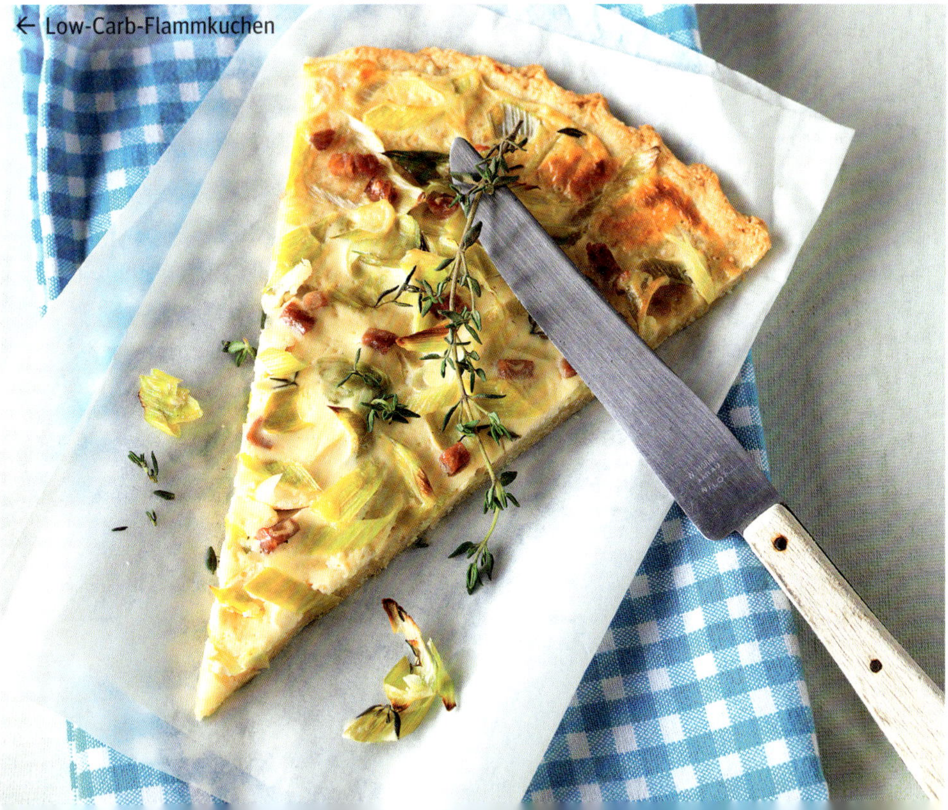

← Low-Carb-Flammkuchen

Quark-Walnuss-Eis

Zubereitungszeit: ca. 8 Minuten (ohne Kühlzeit)
Für 2 Portionen: 250 g Magerquark |
2 TL flüssiger Honig | ½ Vanilleschote |
1 Handvoll Walnüsse | 100 g Schlagsahne
(30 % Fett)

1. Den Quark mit dem Honig in einer Schüssel glattrühren.
2. Die Vanilleschote längs aufschneiden und das Vanillemark mit einem Messer herauskratzen.
3. Die Walnüsse mit einem Messer grob hacken und zusammen mit dem Vanillemark unter den Quark rühren.
4. Die Schlagsahne mit dem Handrührgerät steif schlagen und langsam unter die Quark-Walnuss-Masse unterheben.
5. Die Eismasse auf zwei Schälchen verteilen und 2 bis 3 Stunden im Tiefkühlfach gefrieren lassen.

Pro Portion (ca. 180 g): 371 kcal | 15 g KH | 17 g E | 27 g F

Tipp: Statt der Vanilleschote können Sie auch Bourbon-Vanillearoma verwenden. Was Fruchtiges? Nehmen Sie statt Vanille zum Beispiel Orangen- oder Apfelaroma.
Süße Varianten: Der Honig kann durch Ahornsirup, Birnendicksaft oder Süßstoff ausgetauscht werden.
Nussvielfalt: Die Walnüsse können Sie durch Mandeln, Erdnüsse, Pistazien, Haselnüsse oder Pekannüsse austauschen. Zu Nüssen schmecken auch ein paar Zartbitter-Schokoraspel sehr lecker.
Joghurteis: Wer Joghurteis liebt, kann natürlich statt Quark Joghurt oder auch Dickmilch nehmen. Wobei eine Mischung aus Quark und Joghurt zu gleichen Teilen auch köstlich ist.

Bei Laktoseintoleranz: Verwenden Sie Minus-L-Quark, weil dieser kaum Milchzucker (Laktose) enthält.

Joghurtmilch-Dessert mit Pfirsich und Sanddorn

Zubereitungszeit: ca. 8 Minuten (ohne Kühlzeit)
Für 4 Portionen: 12 Blatt Gelatine | 2 Pfirsiche | 1 großer Becher fettarmer Joghurt
(500 g) | 300 ml Buttermilch | 3 Tropfen flüssiger Süßstoff | Zimtpulver |
4 EL Sanddornsaft | 200 ml fettarme Milch | 1 Pck. Vanillesaucenpulver (ohne Kochen)

1. Die Gelatineblätter nach Packungsanleitung in kaltem Wasser etwa 5 Minuten einweichen.
2. Die Pfirsiche waschen, halbieren, vom Stein befreien und grob in Stücke schneiden. Den Joghurt und die Buttermilch zusammen mit den Pfirsichstücken in einem hohen Rührbecher mit dem Pürierstab pürieren. Mit dem Süßstoff und dem Zimt nach Belieben würzen.
3. Die Gelatine etwas ausdrücken, mit 4 EL Wasser und dem Sanddornsaft in einen Topf geben, unter ständigem Rühren zum Kochen bringen, bis sich die Gelatine aufgelöst hat. Den Topf vom Kochherd nehmen, etwas abkühlen lassen und die fruchtige Joghurt-Buttermilch langsam und unter ständigem Rühren dazugeben.
4. Das Joghurt-Buttermilch-Dessert in zwei kleine Glasschüsseln füllen und im Kühlschrank bis zum Gelieren (etwa 3 Stunden) kalt stellen.
5. Vor dem Servieren die Milch mit dem Vanillesaucenpulver nach Packungsanleitung etwa 1 Minute rühren, bis sich das Pulver auflöst. Danach das Dessert aus dem Kühlschrank nehmen und nach Belieben

← Joghurtmilch-Dessert

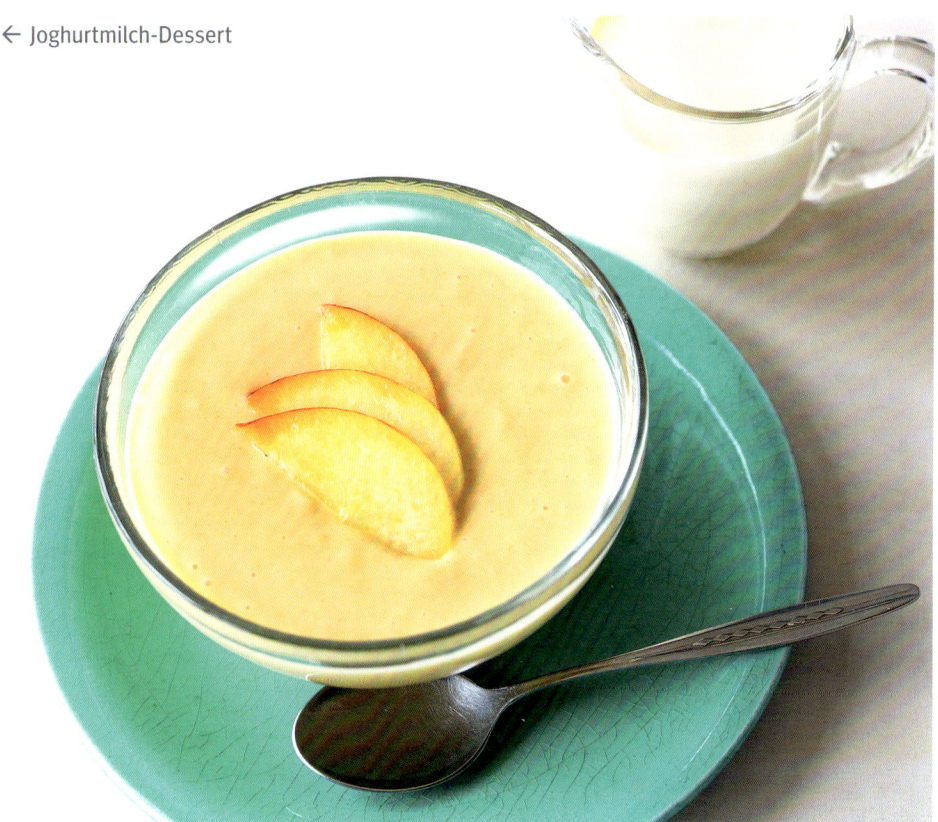

auf Dessertteller stürzen (siehe Tipp unten/rechts). Mit der Vanillesauce übergießen und servieren.

Pro Portion (ca. 230 g): 156 kcal | 19 g KH | 11 g E | 4 g F

Für Naschkatzen: Sie können das Dessert noch mit ein paar Schoko- oder Kokosraspeln oder einigen ohne Fett in der Pfanne gerösteten Nüssen »krönen«.

Obstvielfalt: Wählen Sie für die Zubereitung unter Ihren Lieblingssorten wie Ananas, Mango, Papaya, Erdbeeren, Kirschen, Nektarinen, Schwarze Johannisbeeren ... Auch die mittlerweile oft erhältlichen Platt- oder »Weinbergpfirsiche« schmecken sehr saftig und aromatisch.

Sommerfreuden: Geben Sie das Dessert in gefriergeeigneten Förmchen ein paar Stunden ins Gefrierfach, und Sie bekommen ein leckeres Joghurt-Fruchteis.

Für Gäste: Ein optischer Leckerbissen wird die Joghurt-Buttermilch, wenn Sie sie auf kleine Teller stürzen und die Vanillesauce darum herum gießen. Damit sich das Dessert besser von den Schälchen löst, spülen Sie diese vor dem Befüllen mit kaltem Wasser aus. Haben Sie Kinder-Besuch? Die freuen sich bestimmt, wenn ihr Dessert mit bunten Schokodragees, Zuckerstreuseln oder -kugeln dekoriert ist.

7_Yoga zur Entspannung außer Haus

ENTSPANNUNG ZU HAUSE klappt bei Ihnen nicht so richtig? Weil Kinder im Haus sind, weil dauernd das Telefon klingelt, weil Sie im alltäglichen Tohuwabohu einfach keine Ruhe haben? Dann suchen Sie Erholung außerhalb Ihrer eigenen vier Wände. Zum Beispiel in einem Yogakurs. Die jahrtausendealte Methode, zur Ruhe zu kommen, ist viel mehr als komplizierte Verrenkungen in Räucherstäbchen-Atmosphäre. Wer es einmal ausprobiert hat, bleibt meist dabei.

Man lernt beim Hatha-Yoga (dies sind Körperübungen; es gibt noch weitere Yoga-Arten), dass in der Ruhe tatsächlich die Kraft liegt. Man tut etwas für seinen Körper, lernt Meditationstechniken – und wird Fan dieser aus Indien stammenden Übungen, die einerseits fit machen, andererseits zur inneren Gelassenheit führen. Wenn Sie einmal erste Kenntnisse im Sportverein, in der Volkshochschule oder in einer Yogaschule gesammelt haben, können Sie sie »mit nach Hause nehmen« und die Übungen (Asanas) ohne großen Aufwand regelmäßig machen.

Yoga gibt Ihnen übrigens auch die innere Stärke, um zu sagen: »Ich ziehe mich mal eine Viertelstunde zurück und möchte nicht gestört werden!«

Das habe ich in den letzten sieben Tagen geschafft

ERFOLGS-CHECKLISTE FÜR DIE FÜNFTE WOCHE

○ Ich habe vier perfekte Tage durchgehalten, einen auch unter erschwerten Bedingungen.

○ Ich habe mein ideales Maß fürs Ausdauertraining gesucht und gefunden.

○ Ich habe einen Hausputz als Fitnessübung gemacht.

○ Ich habe mit einem langsamen Zuckerentzug aus meinem Kaffee angefangen oder mir eine andere Gewohnheit vorgeknöpft.

○ Ich habe mir einen netten, aber kalorienreduzierten Abend gemacht.

○ Ich habe ein Essen in Gemeinschaft vorbildlich überstanden, habe Gäste zum Essen eingeladen und dabei durchgehalten.

○ Ich habe mich bewusst entspannt – entweder mit einer Übung aus den letzten Wochen oder mit etwas Neuem, zum Beispiel Yoga.

Wenn Sie sieben Haken machen können, haben Sie Ihre fünfte Woche erfolgreich bewältigt. Ihr Schrittzähler ist Ihr treuer Begleiter geblieben und zählt jetzt täglich 6000 Schritte.

7 TAGE **7 TATEN**

Auch in dieser Woche gilt: Die perfekten Tage müssen wie die anderen Aufgaben unbedingt erledigt werden. Wenn es nicht so gut gelaufen ist, starten Sie einfach noch mal neu in die fünfte Woche. Denken Sie dran: Es ist nie zu spät.

ETAPPENSIEG: ICH DARF ALLES, WILL ABER GAR NICHT

Perfekte Tage mit drolligen Drei-Minuten-Einlagen – es funktioniert prima, solange die neu erworbene Routine mich rettet und ich nicht auf komische Gedanken komme. Ich riskiere sicherheitshalber nichts und bemühe mich, das Nachdenken übers Essen einfach einzustellen.

Bin ich geheilt? Kann man mich aus der Umstellungs- und Abnehmanstalt entlassen und zurück ins normale Leben schicken?

Ich habe mal gelesen, dass der Mensch im Durchschnitt vier Wochen braucht, um sich an neue Umstände zu gewöhnen. Scheint bei mir hinzuhauen. Oder war's eine selbst gemachte Gehirnwäsche? Die Kohlenhydrate lassen mich kalt – selbst wenn sie im Haus sind. Sie killen keine Vorsätze mehr, weil sie mir gleichgültig sind. Ich stehe nicht mehr so auf sie – und offenbar merken die das, nerven weniger, verhalten sich einfach ruhig in ihren Schubladen und in meinem Unterbewusstsein. Von mir aus können sie da bleiben.

Ich weiß allerdings nicht, ob ich einen Härtetest bestehen würde. Also zum Beispiel standhaft bleiben könnte, wenn sich jemand mit einer angebrochenen Tafel Schokolade zwei Stunden nach dem Abendessen neben mich aufs Sofa vor den Fernseher packen und das Silberpapier-Paket routiniert rüberschieben würde: »Hier, das muss noch weg.« Ich glaube, das wäre noch zu viel für mich. Sicherheitshalber setze ich mich solchen Nerven-Crashtests gar nicht erst aus. Ich mache die Essenstrennerei und die Liegestütze hartnäckig weiter. Mehr oder weniger nur noch perfekte Tage, die ich gelegentlich durch drollige Drei-Minuten-Einlagen mit Bier oder Gummibärchen unterbreche. Ohne System und zum Glück ohne anstrengendes Nachdenken.

Das ist übrigens ein guter Trick: Ich habe festgestellt, dass Nicht-Denken der beste Schutz vorm Regelnbrechen ist. Man kommt mit ausgeschaltetem Gehirn gar nicht erst auf komische Ideen – wie zum Beispiel: »Ich verspüre noch einen Hauch von Appetit. Was dürfte ich mir denn wohl genehmigen? Mal überlegen, was da wäre oder wie ich rankomme, wann ich damit fertig wäre und wie ich es schaffen würde, wieder aufzuhören.« Solche Gedanken darf ich gar nicht erst aufkommen lassen. Und wenn sie anklopfen, lasse ich sie nicht rein.

Es geht tatsächlich weiter. Ich nehme dabei langsam, aber sicher ab. Ich wiege jetzt 86,2 Kilo. In Not komme ich nur noch da, wo mir die Übung fehlt – in Ausnahmezuständen wie Reisen zum Beispiel. Und nächste Woche will ich in Urlaub.

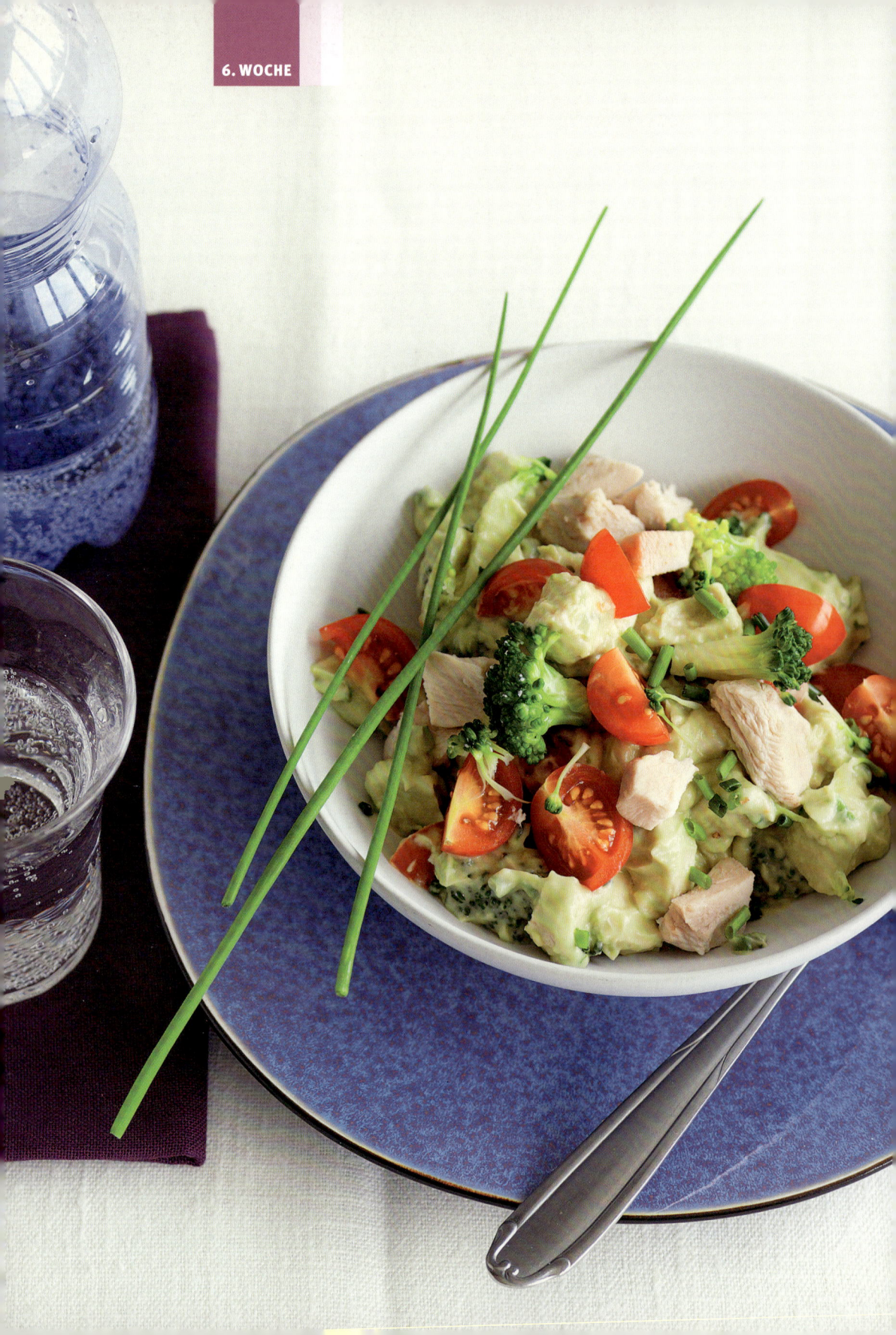

Achtung, Ausnahmen

Gehen Sie nach einem Schritt zurück wieder einen vor

»Es läuft schon ganz gut, wenn ich mich auf meine neuen Regeln verlasse. Doch kaum gucken die alten Gewohnheiten um die Ecke, gebe ich nur zu gern nach – das passiert meist in Ausnahmefällen wie Urlaub, Dienstreisen, Krankheiten. Das wirft mich zurück.« Macht nichts! *In Ihrer sechsten Woche lernen Sie* die wichtigsten Erste-Hilfe-Maßnahmen *für vermasselte Tage kennen.*

1_Ein guter Plan schützt vor der Pleite

AM MITTWOCH sind Sie bis abends auf Dienstreise, Donnerstag steht ein Geschäftsessen auf dem Programm, am Freitag geht's mit Freunden auf die Piste – und trotzdem möchten Sie fünf perfekte Tage schaffen? Natürlich haben Sie diese Woche noch zwei Heimwehtage (siehe Seite 72) frei, auf die Sie Ihre geplanten Fehltritte legen können – doch wenn nur noch ein einziger weiterer Tag dazu kommt, könnte der das ganze Projekt »Sechste Woche« gefährden. Betrachten Sie die Heimwehtage deshalb lieber wie einen Joker, den Sie einsetzen, wenn gar nichts mehr geht, und versuchen Sie erst einmal, ohne Joker so weit wie möglich zu kommen.

Geschäftsessen: Verbreiten Sie keine schlechte Stimmung!

Zum Beispiel, wenn ein Geschäftsessen ansteht. Das ist ein besonders schwieriger Fall, weil es hier um mehr geht als ums Essen. Es steht viel auf dem Spiel: Sie müssen einen guten Eindruck machen, wollen sich optimal verkaufen und keinesfalls Ihr Gegenüber vor den Kopf stoßen. Indem Sie zum Beispiel den ganzen Abend an einem Salat herumkauen, während Ihr potenzieller Auftraggeber sich an einer Schlachtplatte abarbeitet. Sie können sicher sein, dass der sich in Ihrer Gegenwart nicht gerade wohlfühlt! Schließlich führen Sie ihm – ob bewusst oder nicht – vor Augen, dass er eigentlich auch mit weniger auskommen sollte, aber sich offenbar nicht beherrschen kann. Das ist keine gute Voraussetzung,

um ins Geschäft zu kommen. Sie sollten sich ruhig anpassen, um keine schlechte Stimmung zu verbreiten.

Das heißt nicht, dass Sie zuschlagen müssen, bis Sie nicht mehr können. Doch Sie sollten so bestellen, dass Sie nicht sofort als Blättchenpicker auffallen. Am besten eignet sich dafür das, was Sie auch zu Hause für die Mahlzeiten an Ihren perfekten Tagen wählen: Fleisch oder Fisch mit Gemüse oder Salat, Eintöpfe, Aufläufe oder Käseteller – alles ist erlaubt, solange keine Kohlenhydrate drin sind. Also keine Nudeln, kein Reis, keine Pommes, keine Kartoffeln oder Knödel, kein Brot und auch keine Pizza.

Bestellen Sie eine Flasche Wasser (stilles oder halbstilles) und trinken Sie schon vor dem Essen ein Glas davon. Dann fällt es leichter, das Weißbrot nicht anzurühren. Und später fällt es weniger auf, wenn Sie bei einem Glas Rotwein bleiben und den Rest des Abends mit Wasser überstehen.

Auf Nachtisch zu verzichten ist nach einem ansonsten vollständigen Essen nicht unhöflich. Sie können ja der Geselligkeit zuliebe einen Espresso ohne Zucker genießen.

Um zu genießen, brauchen Sie auch in besonderen Situationen keine »Extrawurst«!

Urlaub: Endlich Zeit und Auswahl wie sonst nie

»Ich möchte mir doch die schönsten Wochen des Jahres nicht mit einer Diät vermiesen«, sagen viele, die immer noch glauben, dass Erholung und Sich-den-Bauch-Vollschlagen zusammengehören. Auch hier sollten Sie umdenken: Denn kaum eine Zeit im Jahr eignet so gut fürs Ändern von Gewohnheiten wie die Ferienzeit.

Das fängt schon morgens an: Am Frühstücksbüfett im Hotel ist die Auswahl meist größer als zu Hause. Sie müssen nur richtig wählen: Naturjoghurt, Quark, Milch, Eier, Vollkornmüsli, Obstsalat – wer bringt das schon im Alltag morgens auf den Tisch? Verzichten Sie auf Weißbrot, Kuchen, Pudding oder Zuckermüsli. Eiweiß, Vollkorn und Obst sind nicht nur gesünder, sondern machen auch länger satt.

Wer spät am Frühstückstisch erschienen ist und sich morgens vor allem mit Eiweiß- und Vollkornprodukten gut satt gegessen hat, der hält leicht durch bis zum Mittagessen. Bei Hitze merkt man kaum, wenn dieses etwas bescheidener ausfällt. Sie sollten die Mittagsmahlzeit jedoch – auch wenn Ihr Bedürfnis danach gering ist – keineswegs ganz ausfallen lassen, nur weil das so schön leicht erscheint. Denn dann kommt später, mit dem kühlen Abendwind, Heißhunger auf, der alle guten Vorsätze begräbt. Für mittags eignet sich alles, was leicht ist und bei dem sich Fett und Kohlenhydrate trennen lassen.

Abends genießen Sie am besten die Vorteile der regionalen Küche: Bestellen Sie zum Beispiel Gemüse und Salate mit Olivenöl und Fisch statt Pommes, Pizza oder Burger.

Ach ja, und noch was: Wer Ferien macht, ist keineswegs zum Nichtstun verurteilt. Im Gegenteil: An freien Tagen bleibt sogar mehr

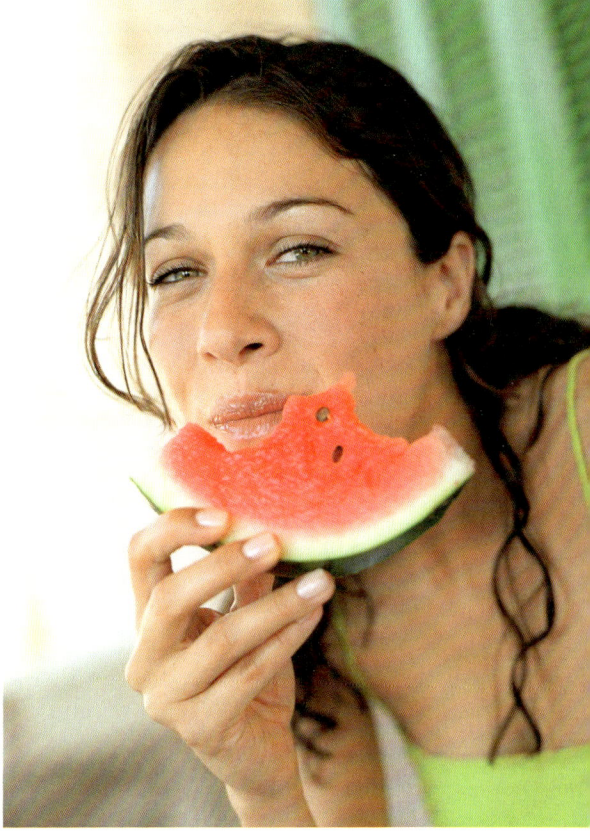

Der Urlaub ist die ideale Gelegenheit, um aus dem Vollen zu schöpfen und seine Gewohnheiten zu ändern.

Zeit für Bewegung. Nicht nur Schwimmen hält fit, man kann auch am Strand laufen (zum Beispiel frühmorgens, wenn er noch ganz einsam ist ...) oder im Wasser mit großen Schritten gegen den Wasserwiderstand ankämpfen, und Muskeltraining funktioniert im Hotelzimmer genauso wie zu Hause im Wohnzimmer. Beachvolleyball spielen, Strandfahrrad fahren, Sandburgen bauen – auch das kleinste Vergnügen wird Ihrem Bewegungskonto gutgeschrieben.

113

Essen in Gemeinschaft: Zusammen geht's leichter

Ihr Ess-Feind lauert nicht im Restaurant und nicht an der Strandbar, sondern zu Hause am Küchentisch? Ein gemütlicher Abend zu zweit funktioniert bei Ihnen nicht ohne Naschen? Macht der eine dabei nicht mehr mit, droht der andere mit Stimmungsabfall (»Du immer mit deiner Gesundheitsmacke, es könnte doch so schön sein, wenn wir beide ein bisschen sündigen«)? Wenn der Partner sabotiert, ist eine Ernährungsumstellung gleich doppelt schwer. Macht er aber mit, wird es viel leichter, weil man sich gegenseitig motivieren kann und nicht ständig in Versuchung gerät. Und es bringt doppelt Spaß.

Deshalb mein **Tipp:** Versuchen Sie mit den Leuten, mit denen Sie gemeinsam durch dick und dünn gegangen sind, auch zusammen zurückzugehen: von dick nach dünn. Wenn Sie beide abnehmen möchten, steht dem nichts im Wege. Sie können zusammen Regeln aufstellen, einkaufen, kochen und – besonders wichtig – darauf achten, dass bestimmte Dinge einfach nicht mehr ins Haus kommen.

Möchte hingegen nur einer ein paar Pfunde loswerden, sollten klare Absprachen gemacht und auch eingehalten werden. Erklären Sie Ihrem Partner oder Ihrer Partnerin, dass es Ihnen wichtig ist durchzuhalten und dass Sie es ernst meinen. Die bessere Hälfte reagiert nämlich nicht immer mit Begeisterung; manche sind eifersüchtig, drohen mit Liebesentzug, wittern Verrat und ziehen sich schmollend mit Chipstüte und Bierglas zurück ins Wohnzimmer vor den Fernseher: »Bisher haben wir immer alles zusammen gemacht, und jetzt lässt du mich allein.«

In solchen Fällen dürfen Sie Ihren Liebsten ruhig sagen, dass gesunde Ernährung auch schlanken Menschen nicht schadet und dass das gemeinsame Projekt »Wir leben jetzt besser« genauso nett zusammenschweißen kann wie das Sündigen im Doppelpack – nur mit schöneren Folgen. Sobald Sie sich gegenseitig Komplimente machen, ist die Gefahr gebannt, dass einer eifersüchtig auf der Strecke bleibt.

Außerdem sollten Sie im Alltag ein paar Ernährungsvarianten erlauben: Sie essen zum Beispiel zusammen viel Salat und eine Bratwurst, und derjenige, der nicht abnehmen will, kocht sich Nudeln dazu. Der Abnehmwillige hingegen isst beilagenfrei.

Das ist übrigens auch mein Tipp an Eltern: Mütter und Väter haben meist weder Lust noch Zeit, mehrmals am Tag doppelt zu kochen – einmal Trennkost für sich selbst, einmal das Lieblingsessen für die Kinder. In diesem Fall machen Sie es genauso: Die Kinder bekommen zusätzlich Kartoffeln, Nudeln oder Reis – und die Erwachsenen essen nach der Heizmann-Uhr.

Nachts an der Imbissbude: Noch ist nicht alles verloren

Der Tag ist tatsächlich perfekt gelaufen, Sie möchten aber abends nicht früh ins Bett, sondern noch auf die Piste? Ins Nachtleben, das Sie nur über Straßen erreichen, auf denen es zu später Stunde noch nach Pizza und Döner duftet? Ihre Begleiter stehen schon am Imbiss Schlange, während Sie noch mit Ihrem Schweinehund kämpfen: Soll ich jetzt alle guten Vorsätze über Bord werfen?

Besser nicht. Natürlich müssen Sie Pommes-Ketchup-Currywurst-Kombis meiden, wenn der Tag noch als perfekt durchgehen soll. Kleine Stippvisiten an der Imbissbude sind jedoch erlaubt, wenn sie abends kohlenhydratfrei bleiben. Für den nächsten Besuch an der heißen Ecke heißt das: »Döner auf die Hand«, sprich auf den Teller – also ohne Weißbrot. Das isst sich auch viel einfacher, und man kann sich dabei sogar unterhalten. Pizza ist ein schwieriger Fall, denn wer möchte schon den Belag abkratzen und den leckeren Teig liegen lassen? Ein Frikadellenbrötchen dagegen essen Sie dann einfach ohne pappiges Brötchen, eine Bratwurst ebenso. Auch Alkohol und gezuckerte Getränke bleiben besser beim Verkäufer. Klar, dass das immer noch alles andere ist als eine Gesundheitskur. Aber es ist ein guter Kniff, mit dem man auf dem Weg zu mehr Gesundheit durchhalten kann.

Ostern und Weihnachten: Brechen Sie mit Traditionen

»Es hat alles so gut geklappt – und dann kam Weihnachten dazwischen.« Ein Stoßseufzer, den wohl jeder kennt, dem seine Figur nicht gleichgültig ist. Denn vor, an und nach Feiertagen legen wir vor allem deshalb zu, weil es Tradition ist, mehr zu essen – und sich noch weniger zu bewegen – als sonst.

»Das gehört an Weihnachten dazu«, »Das war Ostern schon immer so«, »Das machen ja alle« – die Liste der Ausreden und Erklärungsversuche ist lang. Aber mal ehrlich: Brauchen wir die Tafelschlachten aus Tradition wirklich? Müssen wir unbedingt der Geselligkeit zuliebe zu viel essen und trinken? Nein! Versuchen Sie es beim nächsten Mal anders. Steigen Sie um auf die Devise: »Lieber wenig mit Genuss als viel mit Verdruss.« Die meisten Menschen bereuen die Süßigkeiten- und Kuchenattacken nämlich hinterher bitter und sind dankbar, wenn jemand sie auf neue Ideen bringt. Es geht ja gar nicht darum, sich alle leckeren Näschereien grundsätzlich zu verbieten, sondern nur um Maßnahmen, die das dauernde Zuviel verhindern.

Wer Vanillekipferl wirklich liebt, lässt sie sich langsam auf der Zunge zergehen!

Und warum nicht mal einen Teller Mandarinen statt Kekse auf den Konferenztisch stellen? Ostergäste mit einem Eiersalat mit frischen Kräutern und essbaren Blüten empfangen statt mit überdimensionierten Schoko-Hasen, Biskuit-süßem Osterlamm und Nougateiern?

Auch in der Adventszeit im Dezember oder an den Tagen rund um Ostern bedeutet es keineswegs einen Verlust an Lebensqualität, weiterhin perfekte Tage einzulegen. Im Gegenteil: Mit Verzicht an einem Tag steigern Sie die Vorfreude auf den nächsten und geben sich gleichzeitig das gute Gefühl: »Ich schaffe das – sogar in der schwierigsten Zeit des Jahres.«

Lange unterwegs? Am besten mit Picknick im Handschuhfach

Auf längeren Reisen ist frisch zubereitetes Essen zu festen Zeiten meist nicht möglich. Und schon drohen wieder die üblichen Gefahren: Dauernaschen aus der Tüte, nebenbei ins Wurstbrötchen beißen, nie richtig satt werden und später heißhungrig die Currywurst an der Raststätte ordern. Mein Tipp: Achten Sie auch unterwegs auf eiweißreiche, sättigende Mahlzeiten – nicht am Steuer nebenbei, sondern als Pausenritual. Nüsse, Joghurt, hartgekochte Eier, Käse, Obst und rohes Gemüse eignen sich besonders. Ein kleines Picknick-Set mit Taschenmesser, Joghurtlöffel und Serviette gehört ab jetzt in Ihr Handschuhfach.

2_Vielseitigkeitswunder Muskel

IHRE BEWEGUNGSPFLICHT ist in dieser Woche eine Kombination aus allem, was Sie bisher gelernt haben: Sie steigern die Wiederholungen beim Muskelaufbau von Woche zu Woche und achten darauf, dass auch der Ausdauersport nicht zu kurz kommt (mindestens zweimal in sieben Tagen eine halbe Stunde oder einmal eine ganze). Ihr Schrittzähler pendelt sich bei 7000 Schritten pro Tag ein. Und Sie unterstützen Ihre guten Vorsätze obendrein mit Fitnesseinheiten im Alltag (siehe Seite 58).

Reicht das denn? Muss ich nicht noch mehr machen? Das fragen viele, die bereits dicke Bücher mit komplizierten Übungsanleitungen aller Art gewälzt haben. Keine Sorge, das müssen Sie nicht. Natürlich schadet es nicht, wenn Sie im Rahmen Ihrer Bauch-Beine-Po-Gymnastik auch Dehnübungen machen oder beim Yoga anspruchsvolle Haltungen auf die Matte legen. Doch mit gezieltem Muskeltraining erreichen Sie nebenbei vieles, was Sie sich bei anderen Sportarten zusätzlich mühsam erarbeiten müssten.

Muskeln sind sehr dankbare Trainingspartner

Muskeln sind nämlich echte Vielseitigkeits-Wunder: Sie helfen nicht nur höchst effektiv beim Abnehmen, sondern schützen auch vor Verletzungen, stärken die Koordinationsfähigkeit und sogar Ihr Immunsystem, stützen die Knochen, halten beweglich und die Gelenke geschmeidig und sind sehr nette Trainingskumpels. Wenn man ihnen nur ein bisschen gibt, sie trainiert und pflegt, danken sie es einem sofort – und zwar in jedem Alter. Selbst völlig untrainierte Menschen können ihre Muskelkraft innerhalb von einem halben Jahr um 30 bis 40 Prozent steigern und haben danach keineswegs Bodybuildermaße. Genauso schnell, wie sie kommen, wenn sie gefordert werden, verschwinden Muskeln übrigens auch wieder, wenn man sie vernachlässigt. Denken Sie mal an einen Arm im Gips: Wenn der nach ein paar Wochen Stilllegung wieder zum Vorschein kommt, ist er dünn und schlapp. Seine Muskeln haben ihre Arbeit eingestellt. Zum Glück bleibt das nicht so: Sobald sie wieder gefordert werden, kehren die Muskeln von allein zurück.

Aussehen wie ein Bodybuilder? Das geht nicht so schnell

Übrigens: Eine typische Frauensorge ist unbegründet. »Wenn ich mir Muskeln antrainiere, werden meine Arme und Beine ja eher dicker als dünner. Wie sieht das denn aus? Ich möchte doch nicht herumlaufen wie ein Bodybuilder.« Dieser Satz dient vielen Frauen als willkommene Ausrede, um aufzuhören, sobald es etwas anstrengend wird. Aber keine Sorge, meine Damen: Zwischen dem Aufbau einer gesunden, eleganten und schlank machenden Muskulatur und einem Meistertitel als Bodybuilderin liegen noch Welten.

3_Neu-Effekt: Räumen Sie mal Ihre Wohnung um

SIE HABEN LUST AUF VERÄNDERUNG? Ihr neues Leben beflügelt Sie auch in anderen Bereichen? Dann habe ich einen preisgünstigen (und kalorienverbrauchenden) Tipp für Sie: Für ein frisches, verändertes Lebensgefühl müssen Sie sich nicht gleich neue Möbel kaufen oder die Wände neu tapezieren, sondern einfach mal ein bisschen umräumen. Selbst Bücherregale sind schneller aus- und eingeräumt, als man denkt (und die Armmuskeln danken es). Meist lässt sich das auch prima mit Ausmisten und Abstauben verbinden – das ist unglaublich befreiend. Nach der schweißtreibenden Arbeit sieht plötzlich alles ganz neu aus – das bringt eine Riesenportion Energie!

4_Bitte einmal Dosenessen aus der Handtasche

»WAS GIBT'S DENN HEUTE?« Fast kann man im Büro die Uhr nach dieser Frage stellen. Ja, und was gibt es in den meisten Kantinen? Nicht unbedingt das Beste. Natürlich existieren positive Ausnahmen. Einige Firmen bieten ihren Mitarbeitern sogar eine abwechslungsreiche Salatbar, in anderen kann man sich die einzelnen Zutaten – Beilagen, Gemüsesorten, Saucen – selbst zusammenstellen und so eine möglichst individuelle und gesunde Mischung auf den Teller bekommen.

Doch in der Regel sind die Mittagessen in der Firma ein ganz wichtiger Punkt, den Sie angehen müssen, wenn Sie eine Ernährungsumstellung in Angriff nehmen. Auch an der zunächst naheliegenden Alternative – hinaus

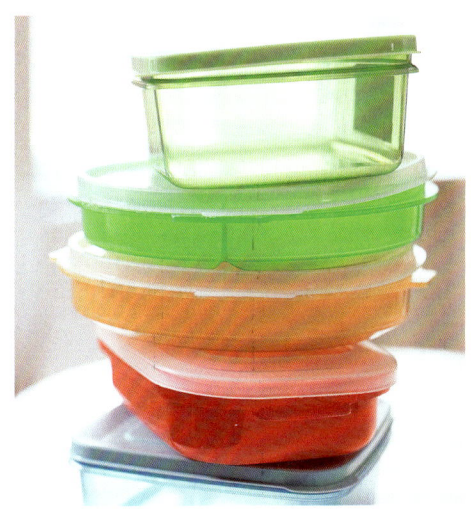

Für den »Boxenstopp« im Büro gibt es viele schöne Accessoires.

117

an die frische Luft und außerhalb der vier Firmenwände einen Imbiss zu sich nehmen – ist nur der Spaziergang dorthin eine positive Veränderung. Denn viele Snacks, die man im Bistro, »beim Chinesen um die Ecke«, dem »neuen Italiener« oder »Bratwurst-Rudi« dann schnell in sich hineinschlingt, sind auch nicht viel besser als die Hausmanns-Haxe aus der Firmenküche. Der Haken: Wir essen wegen des erhöhten Zeitdrucks außer Haus fast immer zu schnell, bekommen Magengrummeln und Blähungen und werden noch nicht einmal ausgiebig satt. Bereits zwei Stunden später meldet sich ein alter Bekannter zurück – der kleine Hunger. Und schon ist man auf dem Weg zum Bäcker.

Do-it-yourself-Food fürs Büro

Steigen Sie um auf Dosenfutter – nein, nicht aus der Konservendose, sondern aus Ihrer Nimm-mich-mit-Box. Schauen Sie sich mal in einem guten Haushaltswarenfachgeschäft um – Sie werden staunen, welch praktische und schicke Ideen es mittlerweile gibt. Geben Sie dem mittäglichen Boxenstopp ab sofort eine Chance – diese Woche mindestens einmal.

Doch halt! Das bedeutet nicht, dass Sie Ihren persönlichen Mittagsleckerbissen am Schreibtisch genießen sollen. Das Essen vor dem Computer oder – noch schlimmer – einfach immer zwischendurch ist ebenso wenig sinnvoll wie beim Fernseher am Abend. Genießen Sie jeden Bissen, nehmen Sie die Pause als Entspannung und Auszeit. Gehen Sie mit Ihren Kollegen auch weiterhin in die Kantine oder setzen Sie sich draußen in die Sonne, während Sie Ihre selbst zubereitete Mahlzeit essen. Mit Genuss. Denn den wissen immer mehr neue Dosen-Fans zu schätzen, bestätigen Trendforscher. Kein Wunder – man nimmt sich ein Stück Privatsphäre mit ins Büro. Und tut sich etwas Gutes.

Kleine Warenkunde

BOXEN ZUM MITNEHMEN

Packen Sie einfach alles in die Frischhalte-Boxen, was gesund ist und was Ihnen schmeckt. Etwas größere Dosen sind ideal für geschnittene Paprikaschoten, Gurkenscheiben, Obstsalat.

Wenn Sie keine brauchbaren Frischhaltedosen im Haus haben und sich neu bestücken wollen, sollten Sie nicht die billige Multipackung vom Discounter kaufen, sondern ein paar Dinge beachten. Hochwertige Boxen ...

- ... für unterwegs sind luft- und wasserdicht. Denn wer will schon Pflaumenkompott in der Aktentasche?
- ... sorgen dafür, dass wertvolle Vitamine nicht verloren gehen und die Lebensmittel länger frisch bleiben.
- ... sind spülmaschinen- und mikrowellenfest.
- ... lassen sich leicht und sicher schließen und öffnen.
- ... sind aus umweltfreundlich hergestelltem Material und kommen ohne Einsatz schädlicher Chemikalien aus – fragen Sie nach!
- ... sind so stabil, dass sie viele Jahre halten.
- ... lassen sich gut unterbringen (in kleineren Taschen genauso wie im Kühlschrank).
- ... sollten im gefüllten und im leeren Zustand platzsparend stapelbar sein.

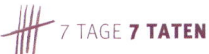
5_Mit Butterbrot ins Büro

WANN HABEN SIE SICH zum letzten Mal ein Butterbrot für unterwegs geschmiert und es mit einem Salatblatt unter der Salami verziert? Einen Apfel mitgenommen, Karotten in mundgerechte Stücke zerlegt oder Gurkenscheiben in Plastiktüten transportiert? Wahrscheinlich in Ihrer Kindheit oder – wenn es noch nicht ganz so lange her ist – für Ihre Kinder. Die haben es meist besser als ihre Eltern. Denn nur wenige Erwachsene nehmen sich die Zeit, sich selbst unterwegs gut zu versorgen. In dieser Woche ändern Sie das und nehmen sich mindestens einmal eine gesunde Mischung mit ins Büro (siehe auch Seite 117). Wenn Ihnen das gute alte Butterbrot zu langweilig ist, probieren Sie es mal mit einem dieser leckeren Rezepte als mobiles Mittagessen zum Mitnehmen. Die Rezepte sind für 2 Portionen berechnet, weil sie auch zu Hause gut schmecken. Fürs Büro halbieren Sie einfach die Mengen – oder lassen die Kollegin mitschlemmen.

Lachswürfel in Fenchel-Lauch-Gemüse

Zubereitungszeit: ca. 10 Minuten

Für 2 Portionen: 2 Fenchelknollen ǀ ½ Stange Porree ǀ 2 TL Butter ǀ Salz ǀ weißer Pfeffer ǀ Muskat ǀ 200 ml Gemüsebrühe ǀ 2 frische Lachsfilets ǀ ½ Bund Dill ǀ Saft von ½ Zitrone ǀ 2 EL fettarmer Frischkäse

1. Den Fenchel und den Porree waschen und putzen, die Fenchelknollen längs halbieren, beides in dünne Streifen schneiden.
2. Die Butter in einem Topf zerlassen, das Gemüse darin etwa 2 Minuten braten.

Mit Salz, Pfeffer und Muskat würzen, die Gemüsebrühe angießen und aufkochen.
3. Die Lachsfilets in mundgerechte Stücke schneiden und vorsichtig unter das Gemüse heben. 6 Minuten mit geschlossenem Deckel bei mittlerer Hitze kochen lassen.
4. Den Dill abbrausen, trockenschütteln, die Blättchen abzupfen und hacken. Mit Zitronensaft und Frischkäse unterrühren.

Pro Portion (ca. 460 g): 329 kcal ǀ 10 g KH ǀ 34 g E ǀ 17 g F

Ab-ins-Büro: Das Fenchelgemüse können Sie sich im Büro in der Mikrowelle aufwärmen. Wenn Sie es lieber als Salat essen, ersetzen Sie den Lauch durch 2 Frühlingszwiebeln und schneiden den Fenchel roh in feine Streifen. Mischen Sie das Gemüse mit allen weiteren Zutaten außer Lachs, Gemüsebrühe und Butter in einer Schüssel und geben statt frischem Lachs in Streifen geschnittenen Räucherlachs darüber. Schmeckt prima mit ein paar Mandarinenspalten! Wählen Sie am besten mit der Angel gefangenen Wildlachs aus nachhaltiger Fischerei.

Fischvarianten: Zum Fenchel schmecken auch Riesengarnelen, Meeresfrüchte, Krebsfleisch oder Muscheln sehr lecker.

Gemüsevielfalt: Statt Fenchel passen auch Gurken, Chicorée, Chinakohl, Kohlrabi, Romanesco, Kürbis oder Zucchini. Den Porree können Sie durch Lauchzwiebeln, Schalotten oder normale Zwiebeln ersetzen.

Zum Grillen: Das Fenchelgemüse (ohne Lachs) passt prima zu gegrillten Würstchen, Steaks oder Fisch.

Eier-Schinken-Ragout

Zubereitungszeit: ca. 15 Minuten

Für 2 Portionen: 4 Eier | Salz | ½ kleiner, frischer Blumenkohl | 1 mittelgroße Zwiebel | 1 EL Olivenöl | 200 ml Gemüsebrühe | schwarzer Pfeffer | Muskat | Currypulver | 200 g Erbsen (TK) | 2 große Scheiben Kochschinken | 4 EL fettarmer Frischkäse | 2 TL Kräutermischung (TK)

1. Die Eier in leicht gesalzenem Wasser in etwa 8 Minuten hartkochen, danach gut mit kaltem Wasser abschrecken.
2. Den Blumenkohl halbieren, putzen und in Röschen zerteilen. Die Zwiebel schälen und klein würfeln.
3. Das Öl in einem Topf erhitzen, die Blumenkohlröschen und die Zwiebeln darin 1 Minute braten. Die Gemüsebrühe angießen, mit Pfeffer, Muskat und Curry würzen und alles bei mittlerer Hitze mit geschlossenem Deckel etwa 6 Minuten dünsten.
4. Die Erbsen unaufgetaut in den Topf zum Blumenkohlgemüse geben und weitere 4 Minuten dünsten.
5. Inzwischen den Schinken in feine Streifen schneiden. Die Eier pellen, vierteln und zusammen mit dem Schinken und dem Frischkäse unter das Gemüse heben. Nochmals mit den Gewürzen abschmecken und kurz vor dem Servieren die Kräuter untermischen.

Pro Portion (ca. 450 g): 438 kcal | 16 g KH | 35 g E | 26 g F

Ab-ins-Büro: Das Ragout können Sie vorbereiten, abgekühlt in eine Box füllen und am nächsten Tag in einer Mikrowelle aufwärmen. Es schmeckt aber auch kalt.

↑ Eier-Schinken-Ragout

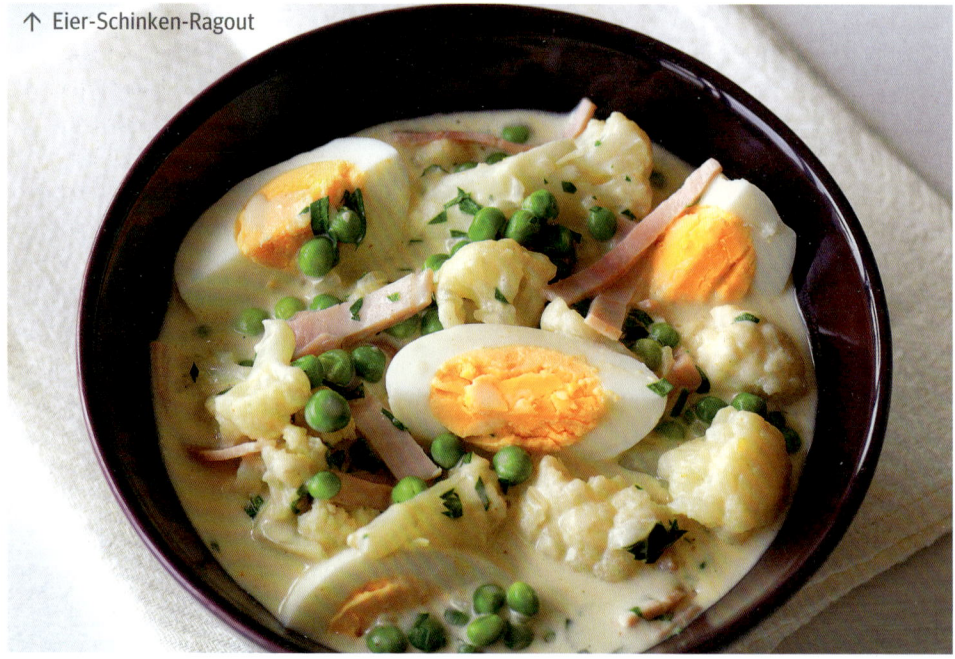

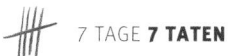

Gemüsevielfalt: Den Blumenkohl können Sie durch Kohlrabi, Möhren oder Kürbis ersetzen. Wer es eilig hat, kann auch Gemüse(mischungen) aus der Tiefkühltruhe verwenden.

Zur Abrundung: Das Eier-Schinken-Ragout lässt sich auch mit saurer Sahne, Sour Cream, Quark oder Dickmilch verfeinern. Dabei sollten Sie die Milchprodukte nicht ins kochende Ragout geben, da sonst das Milcheiweiß unschön gerinnt.

Für Hungrige: Mittags können Sie das Ragout bei großem Hunger mit Parboiled Reis, Basmati-Reis oder Vollkornnudeln servieren.

Salat aus Kichererbsen mit Bierschinken

Zubereitungszeit: ca. 11 Minuten

Für 2 Portionen: 2 Eier | Salz | 1 kleine Dose Kichererbsen | 1 rote Zwiebel | 2 rote Paprika | ½ mittelgroße Salatgurke | ½ Bund Schnittlauch | 150 g Bierschinken | 2 EL saure Sahne | 4 EL Weinessig | weißer Pfeffer | Koriander | Kreuzkümmel | Chilipulver | Currypulver

1. Die Eier in leicht gesalzenem Wasser in etwa 8 Minuten hartkochen, danach gut mit kaltem Wasser abschrecken.
2. Die Kichererbsen in einem Sieb abtropfen lassen. Die Zwiebel schälen, die Paprika und die Gurke waschen und putzen, die Gurke halbieren und alles klein würfeln. Den Schnittlauch abbrausen, trockentupfen und in kleine Röllchen schneiden.
3. Den Bierschinken in feine Streifen schneiden. Die Kichererbsen, das Gemüse, den Bierschinken und den Schnittlauch in einer Schüssel miteinander vermengen. Das Ganze mit der sauren Sahne und dem Essig marinieren und mit Salz, Pfeffer, Korian-

der, Kreuzkümmel, Chilipulver und Currypulver würzen.

4. Die Eier mit einem Eierschneider oder einem sehr scharfen Messer klein würfeln. Unter den Salat rühren und nochmals abschmecken.

Pro Portion (ca. 630 g): 424 kcal | 30 g KH | 31 g E | 20 g F

Ab-ins-Büro: Sie können den Salat fertig zubereitet 2 bis 3 Tage im Kühlschrank aufbewahren. Er ist also auch das optimale gesunde Fastfood, wenn es mal tagsüber zum Engpass kommt.

Tipp: Den Salat mit Kichererbsen können Sie prima auch zu Fleisch- und Fischgerichten servieren.

Viele feine Hülsenfrüchte: Die Kichererbsen lassen sich auch durch Kidneybohnen, weiße oder rote Bohnen, Riesenbohnen oder Linsen ersetzen.

Gemüsevielfalt: Zu den Kichererbsen können Sie statt Paprika oder Gurke auch die Kombinationen Tomaten und Staudensellerie oder Möhren und Zucchini wählen. Wer gern auf was Knackiges beißt oder etwas mehr »Volumen« braucht, darf den Kichererbsensalat auch noch mit jungem Blattspinat, Endivien, Rucola, Batavia- oder Eisbergsalat verfeinern.

Frische Kräuter: Probieren Sie den Kichererbsensalat auch mal mit etwas fein gehackter frischer Minze, ein paar Korianderblättchen oder etwas Zitronenmelisse. Aber auch glatte Petersilie, Kerbel oder Kresse passen gut dazu.

Für Vegetarier: Ersetzen Sie den Bierschinken durch Räuchertofu, eingelegten Tofu oder Käsesorten wie Edamer, Emmentaler, Gouda – oder durch Nüsse.

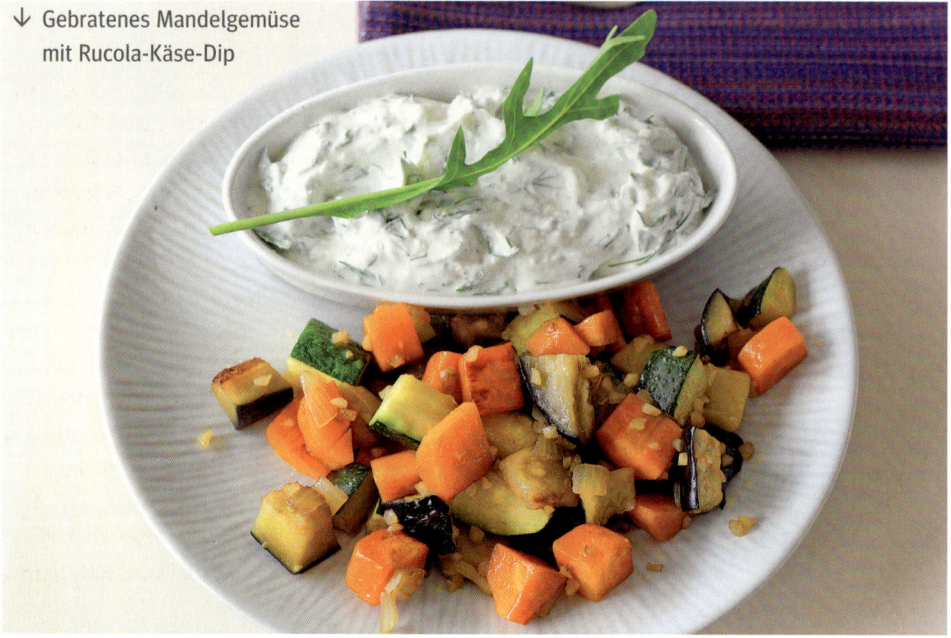

↓ Gebratenes Mandelgemüse mit Rucola-Käse-Dip

Gebratenes Mandelgemüse mit Rucola-Käse-Dip

Zubereitungszeit: ca. 6 Minuten

Für 2 Portionen Mandelgemüse: 2 große Möhren | 1 mittelgroße Zwiebel | ½ Aubergine | 1 mittelgroße Zucchini | 1 TL Olivenöl | 1 EL gehackte Mandeln | weißer Pfeffer | Muskat | Thymian | 200 ml Gemüsebrühe

Für den Dip: 60 g Rucolasalat | 2 TL tiefgefrorener Dill | 12 EL Magerquark | 100 ml Mineralwasser mit Kohlensäure | 60 g geriebener Parmesan | Salz | weißer Pfeffer | Paprikapulver

1. Für den Dip den Rucola von harten Stielenden befreien, gründlich waschen und 4 Minuten in Wasser liegen lassen, um die Bitterstoffe Nitrat und Oxalsäure zu reduzieren. Auf ein Sieb zum Abtropfen geben.

2. Die Möhren mit der Gemüsebürste abbürsten, die Zwiebel schälen. Die Aubergine und die Zucchini waschen und von Stiel- und Blütenansatz befreien. Die Zucchini längs halbieren und in dicke Scheiben schneiden, das übrige Gemüse grob würfeln.

3. Das Öl in einer Pfanne erhitzen, das Gemüse und die Mandeln darin etwa 2 Minuten scharf anbraten. Mit Pfeffer, Muskat und Thymian würzen. Die Gemüsebrühe angießen und weitere 4 Minuten mit geschlossenem Deckel dünsten.

4. Imzwischen den Rucola klein hacken, mit dem Dill, dem Quark, dem Mineralwasser und dem Parmesan in einer Schüssel zu einer cremigen Masse rühren. Mit Salz, Pfeffer und Paprikapulver würzen.

5. Das Mandelgemüse auf zwei Tellern anrichten und dazu den Rucola-Käse-Dip servieren.

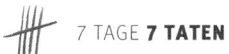
Pro Portion Mandelgemüse (ca. 450 g):
165 kcal | 12 g KH | 9 g E | 9 g F

Pro Portion Rucola-Käsedip (ca. 280 g):
250 kcal | 7 g KH | 33 g E | 10 g F

Ab-ins-Büro: Das gebratene Gemüse hält
sich 3 bis 4 Tage im Kühlschrank und kann
morgens portionsweise in die Box gefüllt und
mitgenommen werden.
Pikante Ergänzung: Wer möchte, kann zum
Gemüse noch geräucherte Putenbruststreifen,
Räuchertofu, Räucherlachs oder Ziegenkäse
hinzugeben.
Kräutervielfalt: Statt Rucola können Sie auch
mildere Kräuter wie Petersilie, Basilikum oder
Kerbel nehmen.
Für Eilige: Nehmen Sie als Dip einfach Sour
Cream, Tsatsiki oder fertigen Kräuterquark.

Hühnchen in Brokkoli-Avocado-Sauce mit Cherrytomaten

Zubereitungszeit: ca. 12 Minuten
Rezeptfoto siehe Seite 110.

Für 2 Portionen: 800 ml Geflügelbrühe |
2 Hähnchenbrustfilets | 1 Kopf Brokkoli
| Muskat | ½ Avocado | 2 EL dunkler
Balsamicoessig | 2 EL Dickmilch | ½ Bund
Schnittlauch | 8 Kirschtomaten | Salz |
weißer Pfeffer | Muskat | Koriander |
Paprika edelsüß | Currypulver

1. Die Geflügelbrühe (nach Packungsanleitung) in einem Topf aufkochen.
2. Die Hähnchenbrust waschen, trockentupfen, längs in 4 dünne Stücke schneiden und
   mit Pfeffer würzen.
3. Den Brokkoli in Röschen teilen und mit
   dem Hähnchenfleisch in die kochende Brühe geben. Mit Muskat kräftig würzen und

etwa 6 Minuten mit geschlossenem Deckel
bei mittlerer Hitze kochen lassen.
4. Die Avocado halbieren, vom Kern befreien
   und das Fruchtfleisch mit einem Suppen-
   löffel aus der Schale heben. Mithilfe einer
   Gabel mit dem Essig und der Dickmilch
   glattrühren. Den Schnittlauch abbrausen,
   trockentupfen, in kleine Röllchen schneiden und unter die Avocadosauce rühren.
   Die Kirschtomaten waschen, halbieren und
   zu Avocadosauce geben.
5. Das Fleisch und den Brokkoli aus dem
   Kochwasser und nehmen und etwa 2 Minuten abkühlen lassen. Die Filets in kleine
   Würfel schneiden und zusammen mit dem
   Brokkoli unter die Avocadosauce heben.
   Mit Salz, Pfeffer, Muskat, Koriander, Paprika und Curry würzen.

Pro Portion (ca. 380 g): 415 kcal | 15 g KH |
37 g E | 23 g F

Ab-ins-Büro: Das Hühnchen schmeckt nicht
nur kalt, sondern auch aufgewärmt lecker.
Wer es länger als 2 Tage im Kühlschrank
aufbewahren möchte, sollte den Schnittlauch
weglassen und dafür Petersilie, Kerbel oder
Kresse verwenden.
Tipp: Das würzige Kochwasser vom Brokkoli
und Hähnchenfleisch können Sie über eine
Woche im Kühlschrank aufbewahren und für
Suppe oder Eintopf verwenden.
Gemüsevielfalt: Statt Brokkoli schmeckt auch
Blumenkohl, Romanesco, Chinakohl oder
Weißkohl. Zum Brokkoli passen statt Kirsch-
tomaten auch Paprika, Möhren, Radieschen
oder Radicchio.
Kräutervariationen: Wer möchte, kann zur
Avocadosauce noch andere Kräuter wie Kori-
ander, Kerbel, Liebstöckel, Dill, Basilikum
oder Petersilie hinzugeben.

Weißkrautpfanne mit Zitrusfrüchten und Schweinelachs

Zubereitungszeit: ca. 12 Minuten

Für 2 Portionen: 2 Schweinelachse | schwarzer Pfeffer | Koriander | Chilipulver | Sojasauce | ¼ Kopf Weißkohl (ca. 300 g) | 1 Knoblauchzehe | 1 Bund Lauchzwiebeln | 1 kleine Orange | 1 Grapefruit | 2 EL Olivenöl | Salz | Kreuzkümmel | 300 ml Fleischbrühe | 2 EL fettarmer Frischkäse | ½ Bund Petersilie

1. Schweinelachse waschen, trockentupfen und in kleine Würfel schneiden. Mit Pfeffer, Koriander, Chili und Sojasauce würzen.

2. Den Weißkohl vom harten Strunk befreien und quer in dünne Streifen schneiden. Den Knoblauch schälen und fein würfeln. Die Lauchzwiebeln waschen und in dünne Röllchen schneiden. Mit einem Messer die Schale von der Orange und der Grapefruit entfernen. Beide Zitrusfrüchte in dünne Filets schneiden.

3. 1 EL Öl in einem Topf erhitzen und das Fleisch darin von jeder Seite 2 Minuten anbraten. Herausnehmen und auf einem Sieb abtropfen lassen.

4. Den Topf mit Küchenpapier ausreiben und das restliche Öl darin erhitzen. Zuerst das Weißkraut und den Knoblauch etwa 1 Minute bei größerer Hitze braten. Mit Salz, Pfeffer, Koriander und Kreuzkümmel würzen. Anschließend mit der Fleischbrühe (Zubereitung nach Packungsaufschrift) auffüllen und mit geschlossenen Deckel etwa 4 Minuten dünsten.

5. Schweinelachse, Lauchzwiebeln und Zitrusfilets in den Topf zum Weißkraut geben, verrühren und eine weitere Minute mitdünsten. Die Petersilie abbrausen, trockentupfen, die Blättchen abzupfen und fein hacken. Mit dem Frischkäse unter das fertig gegarte Gemüse mischen. Nochmals abschmecken und servieren.

Pro Portion (ca. 500 g): 480 kcal | 25 g KH | 41 g E | 24 g F

Ab-ins-Büro: Wer die Weißkrautpfanne länger im Kühlschrank lagern möchte, sollte das Gemüse ohne Schweinelachse zubereiten und diese am besten frisch dazu braten. Sie können alternativ auch ein mageres Stück Fleisch in der Kantine zur mitgebrachten Weißkrautpfanne kaufen.

Tipp: Den restlichen Weißkohl können Sie mit heißem Salzwasser blanchieren und etwa 8 Minuten ziehen lassen. Auf einem Sieb abtropfen lassen. Lässt sich im Tiefkühlschrank über mehrere Monate lagern.

Gemüsevielfalt: Statt Weißkohl können Sie Chicorée, Chinakohl oder Porree nehmen.

Zur Abrundung: Die Weißkrautpfanne schmeckt auch lecker mit Schinkenspeck, Fleischkäse und Würstchen.

Für Vegetarier: Nehmen Sie Bratkäse statt Fleisch oder streuen Sie geriebenen Käse wie Emmentaler, Parmesan oder Maasdamer über das fertige Gericht.

Bitterstoffe machen satt: In der Grapefruit steckt der Bitterstoff Naringin (ein Flavonoid), ein sekundärer Pflanzenstoff, der unser Appetit- und Hungerzentrum im Gehirn dämpft. Wir sind dadurch schneller satt. Bitter schmecken wir schon in geringsten Spuren auf der äußeren Zunge, da in der Evolution der Bittergeschmack ein Hinweis für giftige Substanzen war. Das führte zur Abwehrhaltung und zog einen appetithemmenden Effekt nach sich. Also auch ein ideales Gericht für alle, die am Abend öfter mit Heißhunger kämpfen.

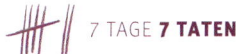

6_Fehltritte ohne Folgen: Schaffen Sie Ausgleiche

AUCH WENN IN DIESER WOCHE für Sie keine großen Familienfeste (oder andere Veranstaltungen, die tagelang zu viel Essen bieten) anstehen, sollten Sie sich diese Übung durchlesen und sie sich für den Ernstfall merken. Ob Weihnachten oder Ostern, Familientreffen oder runde Geburtstage – verlangen Sie in solchen Zeiten nicht zu viel von sich: Wenn Sie es schaffen, dabei nicht zuzunehmen, reicht das völlig.

Gelegentliche Entgleisungen kann man nämlich gut wieder ausgleichen, ohne dass sofort der Abnehmerfolg von drei Wochen auf dem Spiel steht.

Das gilt nicht nur für Feiertage, sondern passiert jedem mal – auch im Alltag. Wenn Sie zum Beispiel wissen, dass abends eine Einladung auf dem Programm steht, die das Durchhalten wohl unmöglich macht, können Sie schon mittags vorbeugen: Essen Sie nur Obst, Rohkost oder einen Salat. Sie mögen lieber was Warmes? Dann eignet sich auch eine Suppe oder Gemüse. Wenn Sie hingegen mittags nicht mehr rechtzeitig aufhören konnten oder wollten (oder beim Nachtisch kein Ende fanden), schaffen Sie den Ausgleich abends: mit einer reinen Salat- oder Gemüsemahlzeit.

Für kleine Essenssünden zwischendurch empfehle ich Ihnen wärmstens die Suppe danach. Ob Sie sich morgens beim Frühstück von Nutellabrötchen in großen Mengen verführen ließen, am Schreibtisch eine Tafel Schokolade angetroffen haben, der Sie nicht widerstehen konnten, oder trotz bester Vorsätze der Nase nach gegangen und an der Pommesbude gelandet sind – wenn Sie sich nach solchen Fällen bei der nächsten Mahlzeit mit einer Möhrensuppe begnügen, ist der Ausgleich gelungen (Rezeptideen finden Sie in Woche 8 ab Seite 159). Sie brauchen auf diese Weise kein schlechtes Gewissen zu haben und machen einfach weiter mit dem nächsten perfekten Tag.

7_Finden Sie Ihren Entspannungsfavoriten

WAS HAT IHNEN AM BESTEN GEFALLEN von allen Entspannungsmethoden, die Sie bisher kennengelernt haben? Ob eine gemütliche Sitzung in der Badewanne oder Musik hören oder bewusst nichts tun – wählen Sie an Ihren perfekten Tagen jeweils Ihre Lieblings-Entspannungsübung. Falls Sie noch keinen Favoriten haben, probieren Sie es mal mit meiner persönlichen Blitzentspannung: Ich gönne mir nach hektischen Stunden gern eine große Tasse Milchkaffee. Mache es mir damit gemütlich, lege die Beine hoch, schließe die Augen und denke an nichts – ein Kurzurlaub zwischendurch. Funktioniert natürlich auch mit Tee.

Wem es nicht so leicht fällt, einfach abzuschalten, der sollte eine Entspannungsmethode erlernen wie zum Beispiel autogenes Training. Kurse gibt es unter anderem an der Volkshochschule. Mit dieser Methode können Sie sich in wenigen Minuten in den wohltuenden Alpha-Zustand (siehe Seite 50) versetzen und fühlen sich nach dem Üben unvergleichlich frisch und wach.

Auch kleine Ausflüge auf die Palmeninsel helfen – dafür schließen Sie einfach die Augen und malen sich Ihre Trauminsel aus, mit allem, was dazugehört: der warme Sand unter Ihren Füßen, das Rauschen der Wellen, leuchtende Farben, exotische Vögel ...

Natürlich ist aber auch ein Kurzbesuch in der »echten« Natur immer eine wunderbare Gelegenheit zum Auftanken – und für ein bisschen Bewegung. Sicher gibt es irgendwo in Ihrer Nähe ein schönes Plätzchen, um (auch in der Mittagspause) mal die Seele baumeln zu lassen. Falls nicht, schwingen Sie sich doch mal eben aufs Fahrrad – auch eine gute Möglichkeit, um zwischendurch ein wenig abzuschalten.

Das habe ich in den letzten sieben Tagen geschafft:

IHRE ERFOLGS-CHECKLISTE FÜR DIE SECHSTE WOCHE

○ Ich habe fünf perfekte Tage hingelegt, gleichgültig was anstand.

○ Ich habe meine Trainingseinheiten weiter gemacht und mich gesteigert.

○ Ich habe meine Wohnung umgeräumt oder ausgemistet und mich darüber gefreut, wie neu alles wirkt.

○ Ich habe die Imbissbude in der Mittagspause links liegen gelassen.

○ Ich habe mir einen gesunden Snack für unterwegs eingepackt und den nicht zwischendurch, sondern ohne Ablenkungen in der Mittagspause gegessen.

○ Ich habe mich bewusst einmal nicht an die Regeln gehalten und das später wieder ausgeglichen.

○ Ich habe unter allen Vorschlägen in diesem Buch meine Lieblings-Entspannungsübung entdeckt und sie freiwillig ein paarmal gemacht.

Wenn Sie sieben Haken machen können und es täglich auf 7000 Schritte bringen, haben Sie Ihre sechste Woche erfolgreich bewältigt. Sind Sie auf Hindernisse gestoßen (Protest des Partners, Familienfeiern & Co.) und haben es trotzdem geschafft? Umso besser!

Wenn es nicht so gut gelaufen ist, starten Sie einfach noch mal neu in die sechste Woche. Denken Sie dran: Es ist nie zu spät.

⫲⫲⫲ 7 TAGE **7 TATEN**

Der Büro-Bernhard erzählt Teil 6

KURZE FREIHEIT: OHNE REGELN GEHT ES NICHT

*Ich mache Fressferien und lasse meinen Schweinehund
frei herumlaufen – ein Rückfall im beinahe abgeschlossenen
Heilungsprozess*

*Solange ich Schreibtischtäter bin, war Urlaub
für mich vor allem mit Essen bis an die Abfüll-
kante verbunden. Und zwar abends.*

Tagsüber konnte ich immer gut auf Reptil
machen, wenn's heiß war. Nichts essen, nichts
trinken, kein Geld ausgeben – immer schön trocken bleiben. Faul in der Sonne liegen oder auch
durch heiße Städte laufen – alles ging, ohne was
nachzulegen oder nachzugießen. Umso großar-
tiger war dann natürlich das Essen am Abend.
Nicht nur die Uhrzeit (schlimmstenfalls nach 21
Uhr) war aus meiner heutigen Sicht eine Kata-
strophe, sondern es kamen noch zwei weitere
Gefahren hinzu: die Gemeinschaft (wir sind im
Urlaub mindestens acht Leute) und die Höflich-
keit (manche von denen kochen verdammt gut
und grundsätzlich zu viel).
Während die Frauen und Kinder regelmäßig vorzeitig schwächelten, blieb das Aufessen immer an
uns Männern hängen – vor allem an mir.
»Komm, das schaffst du jetzt auch noch. So'n
Rest kann ich doch nicht aufheben. Viel zu
schade für den Hund«– leider bin ich anfällig für
solche Jammereien. Vor allem wenn Köchinnen
Wettkampf auffordern: »Los, Männer, jeder die
Hälfte – und die Schüssel ist leer. Ihr wollt doch
wohl jetzt nicht aufgeben?« Die Hälfte meiner
überschüssigen Pfunde dürfte ich mir in dieser Art
von Fressferien zugelegt haben.

Ich war überzeugt, dass ich das diesmal im
Griff haben würde. Ich outete mich also gleich
am ersten Tag (»Leute, ich bin nicht mehr euer
Resteesser«) und meine Urlaubsgemeinschaft
zeigte sich sofort solidarisch: Klar, abnehmen
– das wollten sie alle. Ein paar Abend-Rezepte
wurden kohlenhydratfrei abgewandelt – und das
Programm ging weiter. Ich war so stolz auf mich,
dass ich sicher war, mich belohnen zu dürfen
– mit den Nudeln, die eigentlich nur für gemüse-
hassende Kinder gedacht waren, mit Nachtischen
in Form von Kuchen und Pudding, die nur für
tagsüber in der Küche gehortet waren. Beim Rotwein zu später Stunde verfiel ich in alte Zeiten.
Ich ließ meinen inneren Schweinehund einfach
laufen – vier Tage lang. Ob das gehen würde? Ele-
ganterweise hatten wir keine Waage mit. Ich war
ja geheilt, oder?
Am fünften Tag entdeckte ich in einer Fußgänger-
zone eine Waage, opferte einen Euro, um mir das
bestätigen zu lassen. Doch die Waage dachte gar
nicht daran, sondern gab mir gleich die ganze
Packung: Vier Kilo mehr in vier Tagen. Nein, ich
habe nicht geheult. Ich nahm meinen Schweinehund wieder an die Leine, packte das alte Regel-
werk wieder aus und lebte, als sei ich zu Hause
– zehn Tage lang. Ohne Waage. Zu Hause war sie
wieder nett zu mir. Eingangsgewicht war gleich
Ausgangsgewicht. Na also!

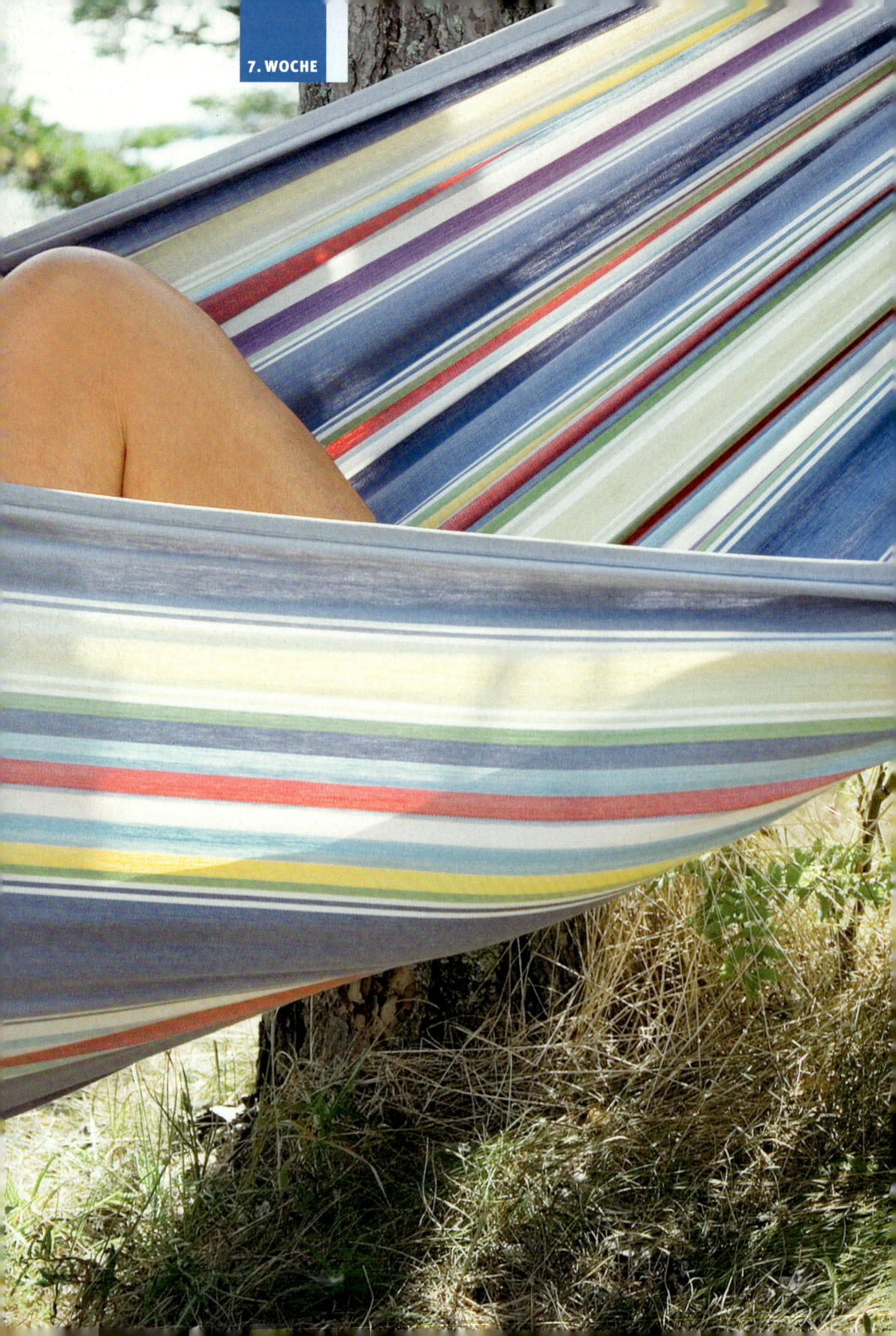

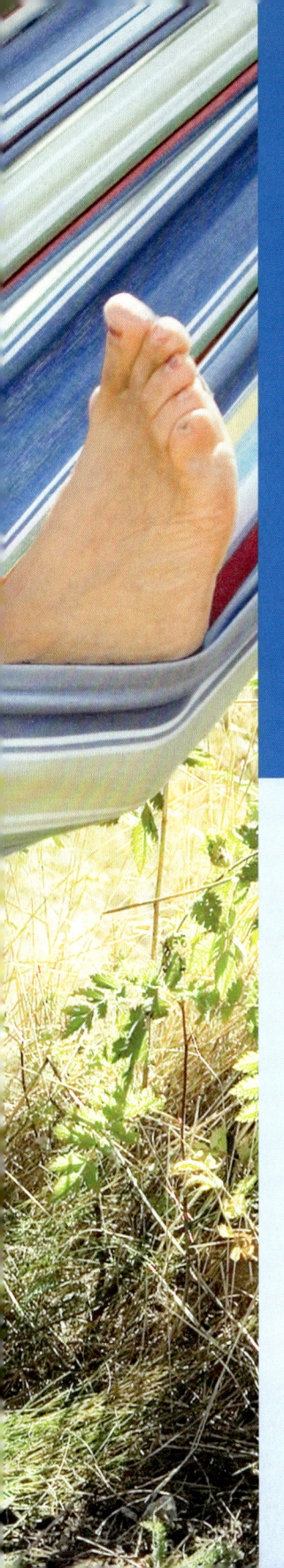

Mehr Zeit fürs Glück

Bleiben Sie dran – indem Sie Spaß haben!

»Die Anfangseuphorie ist vorbei. Ich weiß jetzt, wie es geht – aber eine Gewähr für dauerhaften Erfolg ist das noch nicht. Ich werde nur dranbleiben, wenn ich Spaß dabei habe und vielleicht auch noch weitere Mehrwerte entdecke, zum Beispiel im Rahmen der Ernährungsumstellung auch mehr Zeit für mich gewinne.« Lernen Sie in der vorletzten Woche, wie Sie sich selbst mit *neuen Anregungen* helfen können, wenn mal ein Durchhänger kommt.

1_Motivieren Sie sich mit neuen Ideen

JETZT STARTEN SIE SCHON in die siebte Woche und haben den Endspurt fast erreicht. Läuft es noch rund, oder merken Sie gerade jetzt, dass Sie eigentlich keine Lust mehr haben, weiterzumachen? Zwar halten Sie schon sechs perfekte Tage durch, aber noch einen weiteren in Angriff nehmen – und das auch noch für den Rest des Lebens? Puh, da sind Sie sich gar nicht mehr so sicher. Trösten Sie sich: Das geht fast allen anderen auch so. Gerade jetzt beginnt nämlich eine besonders durchhängergefährdete Zeit.

Das liegt daran, dass die erste Euphorie vorbei ist. Weil man sich bereits an die Umstellung gewöhnt hat – der Reiz des Neuen, des Ausprobierens ist dahin. Und wo am Anfang noch die Pfunde purzelten, klammert sich der Körper jetzt regelrecht an seine Speckröllchen. Das Gewicht stagniert, an dem einen oder anderen Morgen zeigt die Anzeige der Waage sogar wieder ein bisschen mehr an. Gemein, aber machen Sie sich klar: Es geht ja nicht nur ums Abnehmen, sondern auch um Ihre Gesundheit, Ihr Aussehen und Ihr Wohlbefinden. Wer lange kernig bleiben und die biologische Uhr ein bisschen zurückdrehen möchte, muss lediglich ein kurzes, aber intensives Fitness-Programm absolvieren. Stundenlanges Joggen oder Hantelnstemmen muss nicht sein. Wissenschaftler beobachteten zehntausend trainierte und untrainierte Menschen. In der Gruppe der Untrainierten starben dreimal mehr Menschen vorzeitig. Bei denen, die sich regelmäßig in Schwung bringen, schnitten keineswegs die Marathonhechler am besten ab – die großen Sieger waren diejenigen, die sich mäßig, aber regelmäßig ein wenig anstrengen. Jeder Schritt zählt.

Wer gefrustet in den nächsten Imbiss marschiert, kriegt flott ein paar Pfunde wieder drauf, fällt in den alten Trott und hat zu schnell aufgegeben. Denn es geht weiter. Vielleicht nicht immer im Eiltempo, aber das ist auch gut so. Denn langsameres Abnehmen durch eine langfristige Ernährungsumstellung macht nicht jeden Tag Spaß auf der Waage, wird aber – anders als eine Blitzdiät – langfristig ein Erfolg.

Vielleicht konnten Sie sich früher nicht vorstellen, Gemüse zu essen, und merken jetzt plötzlich: »Hey, das schmeckt ja gar nicht so schlecht, wie ich gedacht habe.« Auch das Butterbrot am Abend erweist sich als verzichtbar – ebenso wie die ein, zwei oder drei Bierchen danach.

Andere neue Impulse können Ihnen den Schwung geben, weiterzumachen: ein Zeichenkurs, der Beitritt in einen Gospelchor, soziales Engagement. Ein neuer, spannender Sport, etwa Reiten, Kajakfahren oder Boulespielen. Wer weiß, welche versteckten Talente bei Ihnen zum Vorschein kommen, wenn Sie sich nur die Zeit dafür nehmen! Und all das ist ja auch verbunden mit neuen Bekanntschaften mit Gleichgesinnten, außerhalb vom gewohnten Trott. Die Veränderungen in Ihrem Leben müssen und sollen sich also wie gesagt gar nicht immer nur aufs Essen beziehen. Denn das Reizvolle an einem neuen Leben ist auch der Blick über den Tellerrand hinaus. Apropos Tellerrand: Auch beim Kochen ist Abwechslung ein guter Motivationstrick. Stöbern Sie doch mal in der Gemüseabteilung, lassen sich im Fischgeschäft beraten, probieren Sie sich durch exotische Obstsorten und kaufen Sie einfach mal andere Gewürze als die, die Sie bereits seit Jahren benutzen.

Behalten Sie das im Hinterkopf, wenn Sie in dieser Woche sechs perfekte Tage durchhalten wollen. Motivieren Sie sich selbst mit neuen Ideen. Für kulinarische Neuentdeckungen kommen hier ein paar Rezepte.

Chicorée-Gurken-Frikassee mit Jakobsmuscheln

Zubereitungszeit: ca. 15 Minuten

Für 2 Portionen: 250 g tiefgefrorene Jakobsmuscheln I Saft von 1 kleinen Zitrone I Salz I weißer Pfeffer I Koriander I 1 große Salatgurke I 1 Staude Chicorée I 1 große Tomate I jeweils 6 schwarze und grüne, große, entsteinte Oliven I 1 Bund Dill I 1 TL Rapsöl I 1 TL Butter I 2 EL fettarmer Frischkäse

1. Die Jakobsmuscheln Stunden zuvor im Kühlschrank (oder vor dem Kochen in der Mikrowelle) auftauen.
2. Das Muschelfleisch mit der Hälfte des Zitronensafts beträufeln und mit Salz, Pfeffer und Koriander würzen.
3. Die Salatgurke waschen und trocknen, längs halbieren und mit einem Teelöffel die Kerne herauskratzen. Die Gurke in dünne Scheiben schneiden.
4. Den Chicorée kurz abbrausen und trockentupfen, vom Strunk befreien, längs halbieren und quer in dünne Streifen schneiden.

5. Die Tomaten vierteln, von Stielansatz und Kernen befreien. Das Fruchtfleisch klein würfeln.
6. Die Oliven abtropfen lassen oder mit Küchenpapier abtupfen und in dünne Scheiben schneiden.
7. Den Dill abbrausen, trockenschütteln, die Blättchen abzupfen und hacken.
8. In einem Topf das Öl erhitzen und das Muschelfleisch darin von jeder Seite etwa 2 Minuten anbraten. Herausnehmen, das Gemüse in den Topf geben und etwa 2 Minuten bei mittlerer Hitze braten. Mit Salz und Pfeffer würzen. Den Zitronensaft, den Dill und den Frischkäse unterrühren und nochmals abschmecken.
9. Das Muschelfleisch auf das Gemüse geben, noch eine weitere Minute mitkochen und servieren.

Pro Portion (ca. 350 g): 281 kcal | 7 g KH | 25 g E | 17 g F

Statt Muscheln: Zu dem Gemüsefrikassee passen auch Garnelen, Krebsfleisch oder Tintenfischringe sehr gut. Oder Sie servieren das Gemüse zu gebratenem Fisch wie Forelle, Dorade oder Lachs.

Gemüsevarianten: Die Tomaten können Sie durch rote Paprika austauschen, die Sie ebenfalls in feine Würfel schneiden. Wem Chicorée zu bitter schmeckt, der kann auf Chinakohl, Eisbergsalat oder Salatherzen zurückgreifen.

Aromenvielfalt: Die Oliven können durch Kapern, Senfgurken, Perlzwiebeln oder Sardellen ersetzt werden.

Bei Laktoseintoleranz: Nehmen Sie bei einer ausgeprägten Unverträglichkeit statt des Frischkäses ungesüßten Reis- oder Haferdrink oder Sojamilch.

Erdnuss-Fleischspieße auf Mango-Weißkohl-Salat

Zubereitungszeit: ca. 15 Minuten

Für 2 Portionen: ½ kleiner Kopf Weißkohl | 200 ml Gemüsebrühe | 1 rote Paprika | 2 Frühlingszwiebeln | Fruchtfleisch von ½ Mango | 4 EL Branntweinessig | Salz | weißer Pfeffer | Koriander | Kreuzkümmel | 2 dünne Putenschnitzel | 1 Ei | 4 EL gesalzene Erdnüsse | 4 EL Erdnussöl

1. Für den Salat den Weißkohl vom harten Strunk befreien, nochmals halbieren und in feine Streifen schneiden. Mit der heißen Gemüsebrühe übergießen, gut verrühren und etwa 3 Minuten ziehen lassen.
2. Die Paprika waschen, halbieren, von Samen und Scheidewänden befreien und klein

würfeln. Die Frühlingszwiebeln waschen, putzen und in Röllchen schneiden. Das Mangofruchtfleisch klein würfeln.
3. Das Weißkraut über einem Sieb abgießen. In einer Schüssel mit der Paprika, den Lauchzwiebeln und der Mango vermengen. Den Essig mit Salz, Pfeffer, Koriander und Kreuzkümmel mischen und über die Mischung gießen.
4. Für die Spieße die Putenschnitzel waschen, trockentupfen und rundum mit Pfeffer würzen.
5. Das Eiweiß schaumig schlagen. Die Erdnüsse mit einem scharfen Messer oder im Mörser zerkleinern.
6. Die Putenschnitzel von beiden Seiten ins Eiweiß tauchen, danach in den gehackten Erdnüssen wenden. Das Erdnussöl in einer Pfanne erhitzen und die Schnitzel darin etwa 3 Minuten von beiden Seiten bei mittlerer bis starker Hitze anbraten. Aus der Pfanne nehmen und auf Küchenpapier abtropfen lassen, in jeweils 4 dünne Streifen schneiden und jeweils einen Fleischstreifen auf einen Schaschlikspieß stecken.
7. Den Weißkrautsalat auf Tellern anrichten und die Hähnchenspieße darauflegen.

Pro Portion (ca. 670 g): 576 kcal | 35 g KH | 46 g E | 28 g F

Für Kalorienzähler: Wer mehr Kalorien einsparen möchte (oder eine Erdnussallergie hat), kann die Putenbrust auch ohne Erdnüsse braten.
Gemüsevielfalt: Statt Weißkraut können Sie alternativ Spitzkohl, Chinakohl oder Chicorée verwenden.
Statt Mango: Sie können das Weißkraut auch mit Birnen, Weintrauben, Pfirsichen, Nektarinen, Mandarinen oder Orangen süßen.

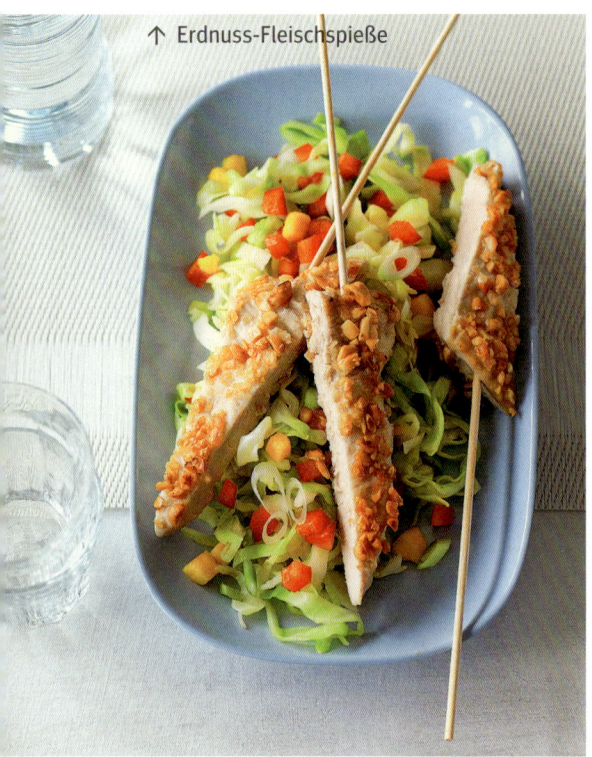
↑ Erdnuss-Fleischspieße

i-Tüpfelchen: Wer möchte, kann auf den Mangosalat noch etwas frisches Koriandergrün geben (aus dem Asienladen).

Für Vegetarier: Verwenden Sie statt Putenbrust Tofu oder Räuchertofu in sehr dünnen Scheiben. Wenden Sie die Tofuscheiben vor dem Wenden im Eiweiß leicht in Vollkornmehl oder geriebenen Parmesan, damit die Erdnusspanade auch hält.

Zucchini-Frittata mit Schinken und getrockneten Tomaten

Zubereitungszeit: ca. 11 Minuten (ohne Backzeit)
Für 2 Portionen: 1 mittelgroße Zucchini |
1 Zwiebel | 40 g getrocknete Tomaten |
2 große Scheiben gekochter Schinken | ½
Bund Petersilie | ½ Laib Mozzarella (ca. 60
g) | 4 Eier | 1 EL Olivenöl | Salz | schwarzer
Pfeffer | Muskat | Thymian | Majoran

1. Die Zucchini waschen, abtrocknen, von Stiel- und Blütenansatz befreien und klein würfeln. Die Zwiebel schälen und klein würfeln. Die getrockneten Tomaten klein hacken. Den gekochten Schinken in feine Streifen schneiden.
2. Die Petersilie abbrausen, trockentupfen, die Blättchen abzupfen und hacken. Den Mozzarella in sehr feine Würfel schneiden oder reiben (siehe Tipp). Mit den Eiern und der Petersilie in einer Schüssel gut vermischen.
3. Das Öl in der Pfanne erhitzen und das Gemüse darin etwa 3 Minuten anbraten, gelegentlich rühren. Mit Salz, Pfeffer, Muskat, Thymian und Majoran würzen.
4. Den Schinken und die Eiermasse gleichmäßig über das Gemüse geben und bei geschlossenem Deckel noch etwa 4 Minuten bei mittlerer Hitze mitbraten.
5. Die Zucchini-Frittata in der Pfanne halbieren, auf Tellern anrichten und servieren.

Pro Portion (ca. 230 g): 340 kcal | 4 g KH |
27 g E | 24 g F

Tipp: Wenn Sie den Mozzarella ca. ½ Stunde ins Gefrierfach legen, lässt er sich auch wunderbar auf einer Gemüseraspel reiben.

Gemüsevielfalt: Die Zucchini können Sie durch Aubergine, Steckrübe, Kürbis, Kohlrabi, Champignons, Möhren, Zwiebeln, Porree oder grüne Bohnen austauschen.

Herzhafte Abwechslung: Statt gekochtem Schinken können Sie auch Serranoschinken, Räucherschinken, Cabanossi oder sogar Meeresfrüchte wie zum Beispiel Shrimps oder Krebsfleisch nehmen.

Aus dem Kräutergarten: Statt der Petersilie schmecken auch Basilikum, Kerbel oder Korianderkraut sehr fein zur Frittata.

Für Pasta-Fans: In der italienischen Küche bereitet man die Frittata traditionell auch gern mit Nudeln und Parmesan zu. Für ein Mittagessen reichen 100 g gekochte Nudeln (25 g Kohlenhydrate) pro Portion aus.

Kleine Warenkunde

GEMÜSE VOM BALKON

Tomaten, Auberginen, Paprika, Gurken und Zucchini in Mini-Ausgabe, sogar kleine Melonen können Sie auf dem kleinsten Balkon ziehen und haben so stets frische Zutaten für Frittata & Co. Gerade bei Tomaten ist die Sortenvielfalt riesig; probieren Sie es doch mal mit den fleischigen »Caprese« oder den zuckersüßen »Cupido«. Ebenso lassen die vielen Chili- und Paprikasorten das Herz des Balkongärtners höher schlagen. Auch Bohnen, Schnittsalat und der dekorative Mangold eignen sich. Unter Suchwörtern wie »Mini-Balkongemüse« finden Sie im Internet Tipps und Versandadressen für Saatgut.

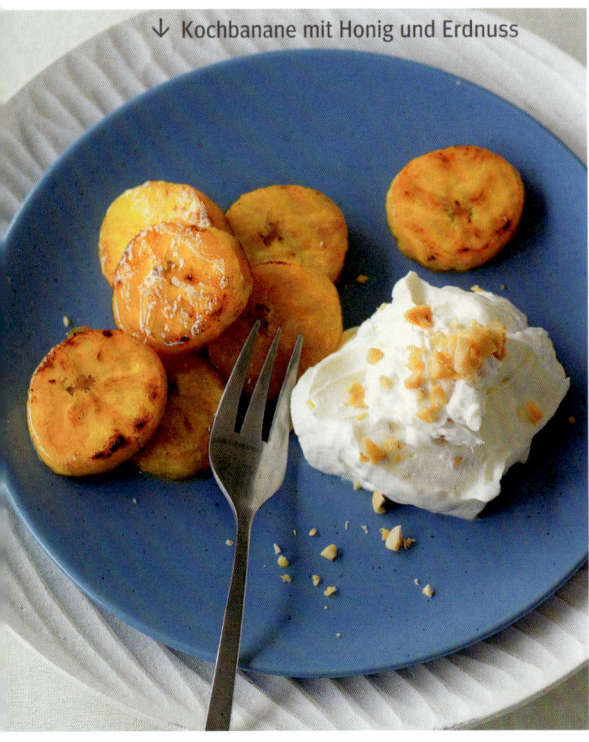

↓ Kochbanane mit Honig und Erdnuss

3. Die Kochbanane schälen und in 1 Zentimeter dünne Scheiben schneiden.

4. Das Öl in einer Pfanne erhitzen und die Bananenscheiben darin von beiden Seiten jeweils etwa 2 Minuten braten. Den Honig über die Banane geben und diese etwa 1 Minute darin schwenken. Mit dem Zitronensaft beträufeln und ganz kurz aufkochen.

5. Die Frischkäsecreme mit den Bananenscheiben auf Desserttellern anrichten und mit Erdnüssen bestreuen.

Pro Portion (ca. 200 g): 366 kcal | 25 g KH | 17 g E | 22 g F

Tipp: Kochbananen bekommen Sie meist beim türkischen, griechischen oder afrikanischen Gemüsehändler oder im gut sortierten Supermarkt. Unreife Kochbananen sind noch grün und haben ein festes und sehr stärkehaltiges, also mehliges und kaum süßes Fruchtfleisch. Die reifen Bananen hingegen haben eine braun gefleckte Schale und sehen meist ein wenig unattraktiv aus. Manchmal sind sogar kleinere Schimmelstellen an der Schalenoberfläche zu erkennen. Aber bei Kochbananen zählen die inneren Werte: Das Fruchtfleisch in der braunen Schale duftet sehr angenehm, schmeckt sehr aromatisch und ist von einer dezenten Süße, nicht so süß wie eine Obstbanane.

Nussvielfalt: Statt Erdnüssen können Sie auch Walnüsse, Pekannüsse, Sesamsamen, Sonnenblumenkerne oder Leinsamen nehmen. Insbesondere Walnüsse sind gute Eiweißlieferanten und gesunde Alleskönner. Sie enthalten herzschützende Fettsäuren und gelten als hervorragendes »Gehirnfutter«.

Statt Honig: Zum Süßen können Sie natürlich auch Ahornsirup oder Agavendicksaft verwenden.

Kochbanane mit Honig und Erdnusscreme

Zubereitungszeit: ca. 10 Minuten (ohne Backzeit)
Für 2 Portionen: 1 Eiweiß | 200 g fettarmer Frischkäse (12 % Fett) | 2 EL Joghurt | 1 Handvoll Erdnüsse (ungeröstet und ohne Salz) | 1 große, gut reife Kochbanane (siehe Tipp) | 1 TL Erdnussöl | 1 TL Honig | Saft von ½ Zitrone

1. Das Eiweiß steif schlagen. Den Frischkäse mit dem Joghurt glattrühren, das Eiweiß vorsichtig unterheben.

2. Die Erdnüsse klein hacken und in einer Pfanne ohne Fett etwa 1 Minute bei mittlerer Hitze rösten. 1 EL beiseite stellen, den Rest unter die Frischkäsecreme heben und die Creme in eine Schale füllen.

Currywurst arrabbiata mit erfrischendem Ananas-Melonen-Salat

Zubereitungszeit: 15 Minuten

Für 2 Portionen: 2 große Rostbratwürste |
600 g Strauchtomaten | 1 Zwiebel | 1 TL Öl
| 1 TL Salz | 1 Handvoll frischer Majoran |
1 EL Currypulver | 1 Sternchen Sternanis
| 1 gehackte Chilischote | ¼ Ananas |
½ Honigmelone | 100 g Joghurt |
50 g Eiweißpulver Vanille

1. Für die Currysauce die Strauchtomaten
   waschen, vom Stielansatz befreien und ach-
   teln. Die Zwiebel halbieren und in Streifen
   schneiden.
2. Das Öl in einer beschichteten Pfanne erhitzen und die Tomaten darin anbraten. Die
   Zwiebelringe dazugeben, weiterdünsten,
   bis die Zwiebeln glasig sind. Salz, Majoran,
   Currypulver, Sternanis und die gehackte
   Chilischote hinzufügen und bei kleiner Hitze weiterschmoren, bis eine sämige Sauce
   entstanden ist. Nochmals mit den Gewürzen abschmecken.
3. Für den Fruchtsalat den Joghurt mit dem
   Vanillepulver glattrühren. Die Ananas und
   die Melone schälen, das Fruchtfleisch in
   mundgerechte Würfel schneiden und mit
   dem Joghurt vermengen.
4. Die Bratwürste grillen oder mit wenig Fett
   in der Pfanne braten, mit dem Ananas-
   Melonen-Salat auf Tellern anrichten und
   die Currysauce darübergeben.

Für Eilige: Wenn es zur Mittagszeit etwas
schneller gehen soll, nehmen sie fertig gewür-
felte, ungezuckerte Ananas aus der Dose für
den Salat.
Mildere Variante: Wem die Currysauce mit
der Chilischote zu feurig wird, schärft lieber
mit Pfeffer.

Pro Portion (ca. 750 g) 717 kcal | 29 g KH |
32 g E | 53 g F

Pikante Auberginencreme

Zubereitungszeit: 5 Minuten

Für 2 Personen: 1 Aubergine | 1 kl. Knob-
lauchzehe | 2 El Olivenöl | 100 g Frischkäse
| 1 große Tomate | 4 getrocknete Tomaten |
½ Bund Petersilie | Salz | Pfeffer

1. Die Aubergine waschen, abtrocknen, von
   Stiel- und Blütenansatz befreien und würfeln. Den Knoblauch schälen, grob schneiden und mit etwas Salz mithilfe einer Gabel
   zerdrücken. Das Öl in einer beschichteten
   Pfanne erhitzen, die Auberginenwürfel mit
   dem Knoblauch darin anbraten, anschließend gar dünsten.
2. Den Pfanneninhalt in einen Rührbecher
   geben, kurz abkühlen lassen und mit dem
   Frischkäse zu einer Creme pürieren.
3. Die Tomaten vierteln, von den Kernen
   befreien und das Fruchtfleisch würfeln. Die
   Petersilie abbrausen, trockentupfen, die
   Blättchen abzupfen und fein hacken. Die
   getrockneten Tomaten klein schneiden.
   Beides unter die Creme mischen, mit Salz
   und Pfeffer würzen.

Tipp: Als pikanter Brotaufstrich ist die Creme
genauso lecker wie zum Grillen, als Beilage
oder Dip oder zum Omelett.

Pro Portion (ca. 200 g): 174 kcal | 8,7 g KH |
12 g E | 10 g F

Marokkanische Geflügel-Tajine mit Linsengemüse

Zubereitungszeit: ca. 10 Minuten
(ohne Einweich- und Kochzeit für die Linsen)

Für 2 Portionen: 200 g Linsen ∣ 2 Hähnchenkeulen ∣ schwarzer Pfeffer ∣ Kreuzkümmel ∣ 2 Zwiebeln ∣ 1 mittelgroße Möhre ∣ ¼ kleine Sellerieknolle ∣ 1 EL Olivenöl ∣ 1 TL Tomatenmark ∣ 1 TL Garam Masala ∣ ½ TL Kurkuma ∣ 1 Prise Zimt ∣ 850 ml Geflügelbrühe ∣ ½ Bund Liebstöckel ∣ Saft von ½ Zitrone ∣ Salz

1. Die Linsen nach Packungsanleitung gegebenenfalls einige Stunden oder über Nacht in kaltem Wasser einweichen. Danach in einem Sieb abtropfen lassen.
2. Die Hähnchenkeulen mit Pfeffer und Kreuzkümmel würzen. Die Zwiebeln, die Möhre und den Sellerie schälen, waschen und in grobe Würfel schneiden.
3. Das Öl in einem Schmortopf oder einer Pfanne mit hohem Rand erhitzen und die Hähnchenkeulen darin etwa 2 Minuten von beiden Seiten anbraten. Danach das Gemüse mit dem Tomatenmark, dem Masala, dem Kurkuma und dem Zimt hinzugeben und etwa 3 Minuten bei größerer Hitze unter ständigem Rühren braten. Anschließend mit der heißen Geflügelbrühe angießen, die eingeweichten Linsen dazugeben und bei mittlerer Hitze etwa 30 Minuten mit geschlossenem Deckel kochen lassen. Gelegentlich rühren.
4. Den Liebstöckel abbrausen, trockentupfen und klein schneiden, etwa 2 Minuten vor dem Ende der Garzeit in den Topf geben und verrühren.
5. Kurz vor dem Servieren mit dem Zitronensaft und Salz würzen und nochmals mit den Gewürzen abschmecken.

Pro Portion (ca. 600 g): 515 kcal ∣ 23 g KH ∣ 54 g E ∣ 23 g F

Fleischvarianten: Statt Hähnchenkeule können Sie ebenso gut Putenoberschale, Lammkeule oder Rinderkeule nehmen. Die Garzeit kann sich allerdings je nach Fleischsorte und Beschaffenheit verlängern, geben Sie die Linsen dann entsprechend später zu.

Gemüsevielfalt: Auch Aubergine, Kürbis, Paprika, Tomaten oder Zucchini schmecken lecker in der Tajine. Das Tomatenmark können Sie durch frische Tomaten ersetzen.

Süße Abrundung: Statt Gemüse oder in kleinen Mengen als Gewürz sind getrocknete Tomaten, Aprikosen, Pflaumen, Feigen oder Datteln tolle Tajine-Zutaten.

Garvarianten: Sie können den Schmortopf auch in den Backofen stellen und das Essen bei 180 Grad Umluft fertig garen.

Original marokkanisch: Für begeisterte Köche, die gern experimentieren und etwas Zeit haben, lohnt sich die Anschaffung eines original Tajine-Topfes aus Ton. Die Speisen entwickeln darin ein unvergleichliches Aroma und garen sehr schonend – allerdings dauert es auch etwas länger als im Metalltopf, und der Tontopf will sorgfältig vorbereitet und gepflegt sein. Die Tajines gibt es in Größen für zwei, vier oder sechs Personen, und sie sind für alle Herdarten geeignet. Sie erhalten Sie mit Pflege- und Gebrauchsanleitung in Naturkostläden oder im Versandhandel.

Für Vegetarier: Lassen Sie das Fleisch einfach weg und streuen dafür zum Schluss geriebenen Emmentaler, Gouda oder Mozzarella über das Gericht. Wer mag, kann auch ein paar Walnüsse, Erdnüsse, Pekannüsse oder Pistazien untermischen.

2_Bleiben Sie dran: Jede Anstrengung lohnt

NICHT NUR AUF DEM TELLER tut Ihnen Abwechslung jetzt und in den kommenden Wochen besonders gut. Eine prima Medizin gegen kleine Durchhänger sind Veränderungen im gesamten Alltag – wann immer sich die Gelegenheit ergibt. Warum sich denn jetzt schon festlegen und wieder in eine festgefahrene Routine verfallen? Sie haben doch gerade erst damit angefangen, wieder mehr Schwung in Ihr Leben zu bringen. Da geht bestimmt noch mehr. Halten Sie die Muskelübungen weiterhin durch. Versuchen Sie, diese Woche 8000 Schritte als Tagespensum zu erreichen, und probieren Sie was Neues aus, wenn Ihnen langweilig wird.

Boxen oder Ballett? Kinderträume werden wahr

Auch hier gilt das Motto: Probieren geht über Studieren. Sie haben keine Lust auf einen Step-Aerobic-Kurs? Dann testen Sie Fitnessgymnastik. Die Sonne scheint? Dann gönnen Sie sich ein Paar Inlineskates samt Knieschützern und frischen Ihre Rollschuhkenntnisse auf, oder Sie leihen sich ein Kanu und versuchen sich als Flussindianer. Schenken Sie sich einmal Tanzstunden oder einen Box-Kurs. Gehen Sie zum Tag der offenen Tür in den Sportverein, oder erfüllen Sie sich einen Kindheitstraum, indem Sie Ballettunterricht nehmen oder spontan Ihre erste Reitstunde buchen.

Ob Fitnessclub, Volkshochschule, Tennis-Verein – fast überall werden Schnupperstunden angeboten, die zu nichts verpflichten, es Ihnen aber ermöglichen, einfach einmal unverbindlich alles durchzuprobieren, was Sie interessieren könnte. Seien Sie neugierig, bis Sie das Richtige für sich gefunden haben, bei dem sowohl Anspruch als auch Spaßfaktor stimmen. So kommt keine Langeweile auf, die Motivation steigt wieder und Ihr Körper wird mit immer unterschiedlichen Belastungen gefordert.

Trampolin: Luftsprünge in ein leichteres Leben

Auch zu Hause kann man mehr tun. Morgens mit dem Springseil auf die Terrasse gehen beispielsweise. Sich nicht vor den Computer hocken, sondern ihn mit einer Fitness-Software füttern und sich ab sofort auch mal davorstellen – und im Rhythmus guter Musik loslegen. Alle, die einigermaßen hohe Zimmerdecken oder einen Garten haben, können sich zudem mit regelrechten Luftsprüngen fit und schlank hopsen – auf einem Mini-Trampolin.

Eine geniale Erfindung, denn es ist eine prima Ergänzung zu allen Sportarten, die Sie sonst noch betreiben – egal ob der Schwerpunkt dabei auf Ausdauer, Kraft oder Koordination liegt. Selbst Sportmuffel, die seit vielen Jahren ein faules Leben fristen, haben Spaß an diesem Gerät – denn sie spüren schnell Erfolge. Schon ein paar Minuten Hüpferei täglich reichen aus, um den Körper zu straffen. Die Kondition wächst ganz nebenbei,

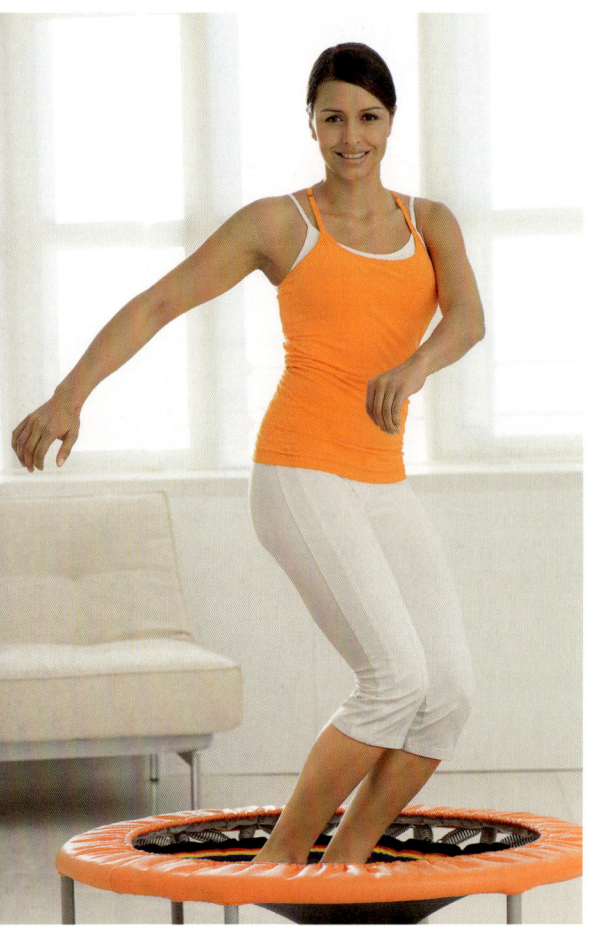

Schlagen Sie der Schwerkraft doch mal auf dem Mini-Trampolin ein Schnippchen!

felchen – Glückshormone ausgelöst. Schon einfaches Wippen lockert und befreit. Wer sich ein wenig mit dem wackeligen Untergrund vertraut gemacht hat, kann dann mit Sprüngen loslegen: Abheben, ein kurzes Schweben, bis die Schwerkraft den Körper wieder nach unten zieht – dabei spannt sich der Körper kurz an und lockert sich dann wieder. Das macht Morgenmuffel munter, bringt Schwung in die kleinste Pause und lässt sich immer wieder spontan in den Alltag einbauen, zum Beispiel um Stress loszuwerden oder die von der Büroarbeit müden Muskeln aufzuwecken.

»Schlechtes Wetter« gilt beim Trampolin-Hüpfen nicht

Selbst walken und joggen kann man auf dem kleinen Trampolin, geübtere Luftspringer peppen das Training mit Hanteln und Thera-Bändern auf. Auch die US-Astronauten machen sich auf diese Weise fit fürs All – weil die amerikanische Weltraumbehörde NASA in einer Studie herausfand, dass beim Trampolinspringen 68 Prozent mehr Kondition und Muskeln aufgebaut werden als beim Laufen! Das allein wäre schon ein Grund, den Kängurus nachzueifern. Zusätzlich verbrennen wir bei den Luftsprüngen sogar noch mehr Kalorien als beim Joggen auf der Straße, und die Ausrede »Schlechtes Wetter!« gilt in der persönlichen Hüpfburg zu Hause nicht.

Gerade Zeitsparer werden das Trampolin lieben: Weil auf der Sprungmatte wirkungsvoll mit der Schwerkraft gespielt wird, haben zehn Minuten Hüpfen genauso viel Trainingseffekt wie eine halbe Stunde Laufen! Das ergab bereits die oben erwähnte Studie der NASA aus den 1980er-Jahren. Das Tolle daran ist, dass Trampolinspringen subjektiv viel weniger anstrengend ist als Joggen, außerdem ist es sehr gelenkschonend.

das Abnehmen fällt viel leichter. Viel Kraft ist dafür nicht nötig. Deshalb ist das Trampolin für alle Altersgruppen und auf jedem Fitnessniveau gleichermaßen geeignet.

Ob Wippen oder leichtes Hüpfen, durch den ständigen Wechsel von Belastung und Entlastung werden gleichzeitig Muskeln, Sehnen, Bänder und der gesamte Knochenapparat trainiert, Gleichgewichtssinn und Motorik auf Vordermann gebracht und – als tolles i-Tüp-

Kleine Warenkunde

MINI-TRAMPOLIN: SCHLANK-HÜPFEN ZU HAUSE

Das Mini-Trampolin im Wohnzimmer ist ein perfekter Hometrainer. Wer sich nicht in der Öffentlichkeit bewegen mag oder kleine Bewegungseinheiten für zwischendurch braucht, kauft sich ein eigenes Gerät für zu Hause.

Viel Platz brauchen Sie dafür nicht. Mini-Trampoline haben einen Durchmesser zwischen 1 Meter und 1,30 Meter und sind etwa 40 Zentimeter hoch. Um ungefährdet hüpfen zu können, brauchen Sie eine etwa zwei mal zwei Meter große Fläche. Auch das schönste Trainingsgerät steht mal im Weg, deshalb lohnt es sich, ein Mini-Trampolin mit klapp- oder abschraubbaren Beinen zu kaufen. Die werden bei Nichtbenutzung angelegt oder abgeschraubt, und das ganze Teil verschwindet unterm Bett oder hinterm Schrank.

Sie können die Hüpfgeräte in speziellen Trampolinfachgeschäften, in Sport- und Spielzeugläden, bei großen und kleineren Versandhäusern kaufen. Online stößt man mit dem Suchbegriff »Mini-Trampolin« ebenfalls schnell auf entsprechende Fachhändler.

Beim Kauf sollten Sie vor allem auf Qualität achten. Sehr billige Trampoline (dazu zählen meist die, die für Preise zwischen 19 und 100 Euro angeboten werden) schaden der Gesundheit oft mehr, als sie nützen. Insbesondere für Kinder findet man häufig billige Sprungtücher, die eher Spielzeug als Fitnessgerät sind. Für ein qualitativ hochwertiges Gerät müssen Sie rund 170 Euro investieren.

Die Aufhängung sollte robust und die Sprungmatte gelenkschonend sein – vor allem Übergewichtige müssen darauf achten. Nicht jedes Trampolin ist für jedes Gewicht geeignet. Es gibt Modelle für Leichtgewichte bis 65 oder 75 Kilo, und stabilere für schwerere Hüpfer. Gute Hersteller geben in der Regel an, für welches Körpergewicht welche Hüpfmatte passt.

Die Rahmenfedern sollten an der Aufhängung mit Ösen und Bügeln verstärkt sein; bei einer Aufhängung mit Gummiseilen sollten die Seile speziell ummantelt und von hoher Qualität sein. Sonst lässt die Spannung schnell nach. Trampoline mit Stahlfedern halten stärkere Belastungen aus und haben eine längere Lebensdauer, sie sind ideal fürs Training im schnellen Bewegungsrhythmus, für Joggen, Walking oder Skigymnastik. Da sie der Sprungmatte viel Stabilität geben, sind sie günstig bei einer untrainierten Stützmuskulatur und zur Rehabilitation von Fuß-, Knie- und Hüftgelenken. Ein relativ geringer Bodenabstand der Sprungmatte von ca. 24 Zentimetern reicht aus. Mini-Trampoline mit Gummikabel sind dagegen weicher, haben einen längeren Federweg und brauchen mehr Bodenabstand (Deckenhöhe des Zimmers beachten!). Sie eignen sich, wenn Sie im langsamen Rhythmus schwingen und springen wollen, etwa wenn Ihre Wirbelsäule und Ihre Gelenke besonders empfindlich sind. Sie sind auch für ein sehr geringes Körpergewicht geeignet, also auch für Kinder. Gute Sprungmatten werden mit einer Herstellergarantie von bis zu fünf Jahren verkauft und leben lange; Matten von geringer Qualität leiern schnell aus. TÜV-geprüfte oder mit einem GS-Siegel versehene Exemplare stehen für geprüfte Sicherheit.

Auf Seite 168 finden Sie noch einen Buchtipp mit vielen Infos und Übungen zum Mini-Trampolin.

3_Gesund essen mit Mehrwert

BEIM NÄCHSTEN EINKAUF sollten Sie nicht nur Ihre Liste abarbeiten, sondern auch auf den gesunden Mehrwert achten. Gehen Sie früh auf den Markt und essen Sie Obst und Gemüse, das Sie dort kaufen, anschließend frisch. Besuchen Sie mal einen Hofladen oder einen Biomarkt oder sehen Sie sich in den Öko-Ecken im Supermarkt um. Selbst Discounter bieten mittlerweile Bioprodukte an. Meist sind sie die gesündere Variante.

Beim Essen geht es nicht nur ums Sattwerden. Es geht auch um Gefühle, Gewohnheiten, Gemeinschaftserlebnisse – und natürlich um Gesundheit. Die richtige Ernährung hält nicht nur schlank, fit und schön, sondern beugt auch gegen zahlreiche gefürchtete Zivilisationskrankheiten vor. In der Speisekammer und im Kühlschrank schlummert Medizin in Form von Nahrungsmitteln! Sie muss nur entdeckt und richtig eingesetzt werden.

Auch das funktioniert im Prinzip unkompliziert. Wenn Sie nach der Heizmann-Uhr essen, können Sie kaum etwas falsch machen: Frische Früchte, Gemüse, gute Kohlenhydrate mit Ballaststoffen, Raps- oder Olivenöl, fettarme Milchprodukte wie Joghurt und Käse, viel Fisch und wenig mageres Fleisch – das sind die Grundpfeiler.

Ob familiär bedingte Herz-Kreislauf-Erkrankungen, Krebserkrankungen, Diabetes, eine drohende Erkältung oder Osteoporose – auch wer bereits unter Beschwerden leidet, kann sie mit einer Ernähungsumstellung mildern. Und auch diejenigen, die

noch nichts erwischt hat, dürfen ruhig ein bisschen vorsorgen.

Nahrung fürs Immmunsystem

Starke Fitmacher für das Immunsystem sind Nährstoffe wie Betakarotin (in Karotten), Vitamin A (zum Beispiel in Tomaten oder Kürbis) und Vitamin C (wie in Kiwis und Zitronen) sowie Zink (in Fisch). Zucker hingegen schwächt die Immunwirkung und ist zudem begehrtes Futter für Krebszellen.

Gegen Herz-Kreislauf-Erkrankungen

Hier ist vor allem Vitamin E wichtig. Es steckt zum Bespiel in Leinsamen, Mandeln, Himbeeren, Aal, Krabben oder Kartoffeln (Achtung: Wer abnehmen will, sollte Kartoffeln wegen der Kohlenhydrate nicht abends essen). Auch hier gilt: Greifen Sie mehr zu Obst und Gemüse, meiden Sie schlechte Fette, Weißmehl und Zucker. Ölhaltige Fischarten und Olivenöl gelten als Blutverdünner und sind gut fürs Herz. Knoblauch putzt die Gefäße von innen.

Mit guter Ernährung gegen den Krebs

Die Zellen unseres Körpers erneuern sich ständig. Das ist ein ganz normaler Vorgang, der zum gesunden Leben gehört. Wenn die Zellen jedoch außer Kontrolle geraten, bilden sich daraus Krebsgeschwüre. Das passiert, weil auch ein gesunder Körper ständig

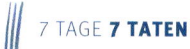

Angriffen ausgesetzt ist – sei es durch Sonneneinstrahlung, durch Medikamente, Abgase, Zigaretten, Chemikalien oder Umweltgifte. Wer sich schlecht ernährt, aktiviert in besonderem Maße die sogenannten freien Radikale – Moleküle, die ein gesundes System zerstören. Wer möglichst viele Vitalstoffe isst, geht gestärkt in den Kampf gegen diese Sauerstoffräuber im Körper.

Je früher man damit anfängt, desto besser funktioniert es als Vorsorge. Doch auch später ist Schadensbegrenzung besser als gar nichts, und eine gesunde Ernährung kann die ärztliche Behandlung sehr wirkungsvoll unterstützen (siehe Buchtipp Seite 168). Hülsenfrüchte, frisches Obst, möglichst viel Gemüse und Vollkornprodukte (für alle, die abnehmen wollen, nicht am Abend) liefern die besten Vitalstoffe. Die Vitamine C (zum Beispiel in Zitronen oder Kiwis) und E (in Pflanzenölen, Nüssen, Butter) und das Mineral Selen (in Spargel, Lauch, Brokkoli, Zwiebeln) neutralisieren die freien Radikale. Auch Betakarotin ist ein effektives Mittel gegen sie.

»Futter« für die Knochen

Den normalen Alterungsprozess, der häufig mit Knochenschwund (Osteoporose) einhergeht, kann man mit Kalzium ein bisschen aufhalten. Grüne Blattpflanzen, Makrelen oder Meeresfrüchte sind prima Kalziumlieferanten. Wenn wenig Sonne scheint, kann man das »Knochen-Vitamin« D auch über Vitamin-D-Lieferanten wie Sardinen, Hühnereier, Butter und Milch aufnehmen. Das Vitamin D braucht der Körper nämlich unbedingt in ausreichenden Mengen, um Kalzium aus dem Darm aufnehmen und in die Knochen einbauen zu können. Achtung: Zucker, kohlensäurehaltige Getränke oder rotes Fleisch entziehen den Knochen das Kalzium.

Ausgewogener Speiseplan für Diabetiker

Diabetiker müssen nach heutigen Erkenntnissen meist keine spezielle Diät mehr einhalten. Für sie ist vielmehr – ebenso wie für gesunde Menschen – eine ausgewogene Mischkost mit möglichst wenig Zucker die beste Basis. Ob Limonaden, Kuchen, Schokolade oder gezuckertes Müsli – süße Lebensmittel lassen den Blutzuckerspiegel ansteigen, Sie sollten sie deshalb unbedingt meiden. Auch Kartoffeln, Weißmehlprodukte und weißer Reis gehören nicht auf den Speiseplan.

Als Ursache Nummer eins für Diabetes Typ 2 (erworbener Diabetes) gilt Übergewicht. Wer sich so ernährt, dass es gar nicht dazu kommt oder das Übergewicht nach der Diagnose mit ausgewogenem Essen reduziert, hilft sich selbst am besten. Reicht eine konsequente Ernährungsumstellung nicht, verschreibt der Arzt Medikamente.

Tipps für die schonende Zubereitung von Gemüse

Damit möglichst viel Gesundes auf den Tisch kommt, sollten Sie beim Zubereiten ein paar Tipps beachten:

● **Salat** sollte auf keinen Fall ewig im Wasser schwimmen. Waschen Sie ihn kurz und gründlich, damit nicht zu viele Vitamine und Mineralstoffe dabei verloren gehen.

● Wenn Sie **Gemüse und Kartoffeln** kleingeschnitten kochen, nehmen Sie dazu möglichst wenig Wasser und verwenden Sie die Brühe möglichst mit. Das hält den Vitaminverlust gering. Dabei gilt: Das Gemüse erst waschen, dann klein schneiden.

● **Karotten** entfalten ihre gesundheitsfördernde Wirkung am besten, wenn sie mit etwas Fett gegart werden. Erst dann geben sie das wertvolle Betakarotin weiter.

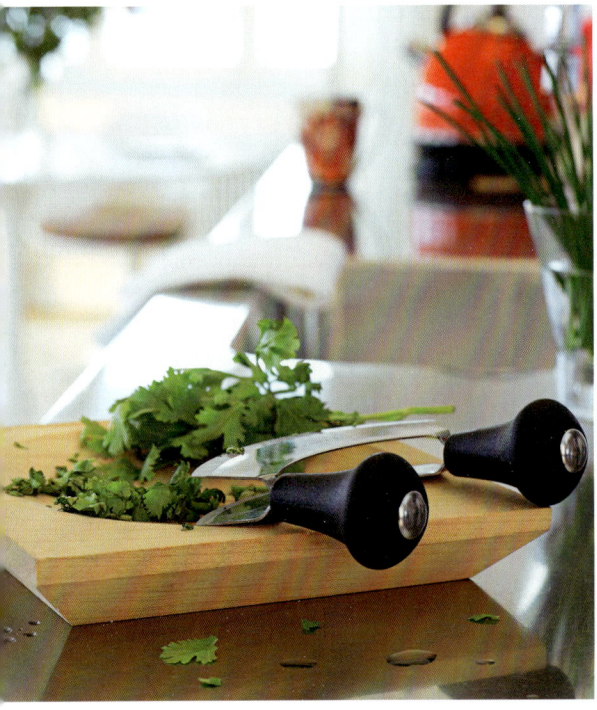

Frische Kräuter sind tolle Küchenhelfer und liefern eine Extraportion Gesundheit.

● **Tiefkühlgemüse** ist besser als sein Ruf. Nur frisch Geerntetes, das direkt vom Gartenbeet auf den Tisch kommt, kann Tiefgekühltes toppen. Gemüse aus dem Supermarkt ist oft schon ein paar Tage alt und hat viele Vitamine bereits verloren. Selbst Eingefrorenes ist übrigens weniger reich an Vitalstoffen – nur beim Schockgefrieren, wie es die Lebensmittelhersteller einsetzen, bleiben möglichst viele Nährstoffe erhalten. Empfindliche Vitamine werden beim Auftauen geschont, wenn das tiefgekühlte Gemüse nicht zu lange gekocht und noch im gefrorenen Zustand gegart wird. Es kann außerdem auch in einem tiefen Teller oder in einer Schüssel über Nacht im Kühlschrank auftauen.

● **Bei vielen Obstsorten** sitzt das Beste unmittelbar unterhalb der Schale, außerdem liefern uns Früchte wertvolle Ballaststoffe. Sie sollten deshalb gegessen und nicht als Saft getrunken werden. Verzehren Sie Äpfel möglichst mit Schale und Apfelsinen nicht gepresst, sondern in Scheiben. Gönnen Sie sich gute Bioprodukte, die Sie nur gründlich abwaschen müssen. Achten Sie darauf, dass Obst und Gemüse keine langen Wege hinter sich hat – statt der Supermarktäpfel aus Argentinien sollten Sie sich lieber an die vielfältigen Sorten vom heimischen Bauernmarkt halten.

● **Frische Kräuter** sind mehr als nur Dekoration für den Salat oder den Teller Nudeln. Sie sind reich an sekundären Pflanzenstoffen, Vitaminen und Mineralstoffen, bringen den Stoffwechsel in Schwung und entschlacken. Schneiden oder hacken Sie sie immer mit einem sehr scharfen, glatten Messer und kurz vor der Verwendung. Ein Blumenkasten mit den Lieblingskräutern, die man dann immer frisch zur Hand hat, passt auch auf die kleinste Fensterbank!

All das klingt wunderbar einfach. Aber wer ehrlich zu sich selbst ist, muss meist eingestehen: Jeden Tag was Frisches einkaufen, selbst zubereiten und die Vitalstoffe, die man vielleicht aufgrund von Erkrankungen oder persönlichen Risiken braucht, in optimalen Mengen zu essen – das schafft kaum jemand. Machen Sie sich deshalb nicht verrückt. Setzen Sie sich einfach das Ziel, es so gut zu machen, wie Sie es in Ihrem Alltag hinkriegen. Wichtige Stoffe nimmt der Körper von allein im richtigen Verhältnis auf, ohne dass sein Besitzer sich sklavisch an Tagesmengen hält. Solange regelmäßig gesundes Essen nachkommt, kann der Körper Schwankungen ausgleichen.

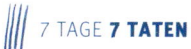

4_Mehr Zeit für mich – auch das hilft beim Abnehmen

AB UND ZU EINEN GANG ZURÜCK-SCHALTEN, kleine Ruhepausen einlegen – damit haben Sie sich in den letzten sechs Wochen schon häufiger belohnt: Sie haben Ihre Gedanken bei klassischer oder anderer Musik schweifen lassen, sind einfach mal früher ins Bett gegangen, statt bis zum Abwinken fernzusehen, haben sich im warmen Wasser entspannt. Kleine Auszeiten, ohne Rennen, ohne Hetze, ohne Hektik. Vielleicht gelingt es Ihnen jetzt auch, Ihr Leben mal so richtig zu entstressen.

Ach du liebe Güte, wie soll das gehen? Die Familie, der Job, die Freunde, die vielen Verpflichtungen – schließlich muss man das alles unter einen Hut bringen. Da bleibt Ihnen kaum noch Zeit, gemütlich die Beine hochzulegen? Ich sage: Versuchen Sie es trotzdem. Mit ein paar Tricks werden Sie bald ein ruhigeres Leben führen als jetzt. Damit Sie verstehen, worauf ich hinaus will, zuerst ein Stress-Beispiel, das sicher auch Ihnen gut bekannt ist.

Nehmen wir einfach mal das Thema Urlaub – seit Monaten freuen Sie sich schon darauf, auszuspannen, abzuschalten, die Energiespeicher durch Nichtstun aufzufüllen. Und dann? Wird noch mal ordentlich rangeklotzt, damit vor der freien Zeit der Schreibtisch leer gearbeitet ist. Zahlreiche Telefonate werden noch geführt, vertrauenswürdige Menschen werden angeheuert, um sich um die Blumen, die Katze, die Post zu kümmern. Danach wird auf den letzten Drücker eingekauft, um für alle Eventualitäten – gutes Wetter, schlechtes Wetter, Ausgeh-Abende, Langeweile oder Magenverstimmung – gerüstet zu sein. Da braucht so mancher gar nicht das Einchecken am Flughafen oder den ersten Stau auf der Autobahn – der Stress hat sich auch ohne sie schon verdreifacht. Zurückschalten von Hundert auf Null innerhalb kurzer Zeit ist nur schwer möglich. Die lang ersehnte Ruhe am Ziel wird oft als Langeweile empfunden, man fällt in ein Loch und versucht sich verzweifelt selbst zu animieren.

Souvenirs müssen gekauft, Karten sollen geschrieben werden. Sehenswürdigkeiten und Sonnenuntergänge werden digital festgehalten – damit man zu Hause zeigen kann, wo man gewesen ist. Die Zeit vergeht im Fluge, und schon ist man wieder da, wo man herkommt: in der Tretmühle. Bis zum nächsten Urlaub.

Das ist nur ein Beispiel von vielen, die alle zeigen, wie sehr Stress selbst die so dringend benötigten Entspannungsphasen beeinflusst. Das ist nicht nur ungesund (die Weltgesundheitsorganisation WHO erklärte Stress zu einer der größten Gesundheitsgefahren des 21. Jahrhunderts), es verführt uns auch zum unkontrollierten Essen und macht obendrein schlechte Laune.

So befreien Sie sich vom Alltagstrubel

Na, sind Sie jetzt bereit, an dieser Stelle ein paar Minuten für Ihr Zeitmanagement zu opfern, um viel Zeit für sich selbst zu gewin-

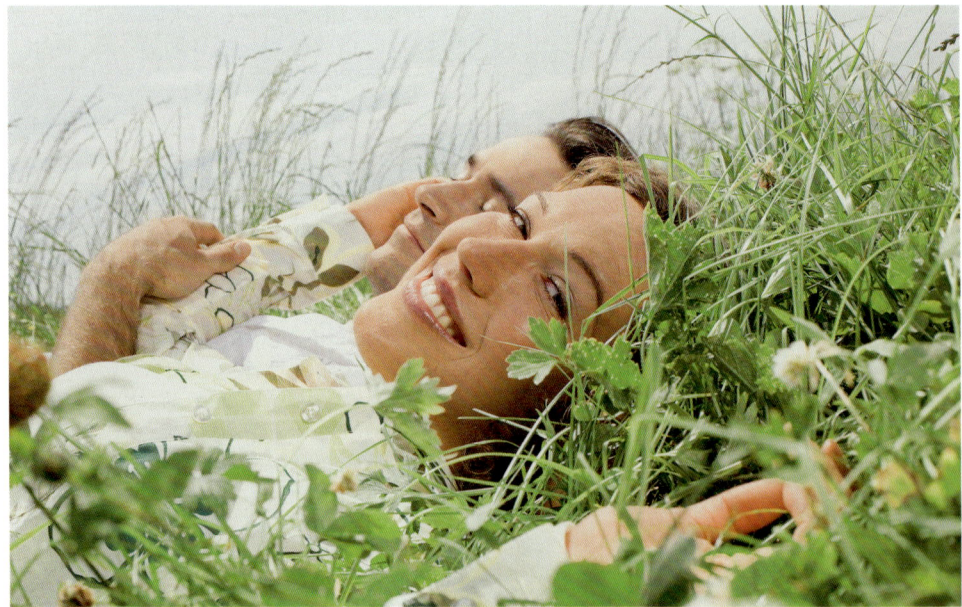

*Nichtstun ist genauso wichtig, wie Verpflichtungen zu erfüllen. Nutzen Sie Ihre freie Zeit,
indem Sie mal gar nichts Nützliches tun – das aber ausgiebig.*

nen? Es liegt allein an uns, wie weit wir uns auf den Stress einlassen. Setzen Sie in dieser Woche möglichst mehrere Maßnahmen zum Zeitgewinnen um.

● **Zeit in eigene Zeit umwandeln:** Bevor Sie anfangen Ballast abzuwerfen und Prioritäten zu setzen, machen Sie sich klar, dass es nicht darum geht, die gewonnenen Lücken mit neuen Verpflichtungen aufzufüllen. Unser Ziel ist es, mehr Gelassenheit und Lebensqualität zu gewinnen – für spontane Dinge, die uns gut tun: einfach mal mit geschlossenen Augen die Sonne genießen, einen Spaziergang machen, mit den Kindern toben, mit Freunden kochen.

● **Alles zu seiner Zeit tun:** Nehmen Sie sich für die einzelnen Lebensbereiche jeweils eigene Zeiten und versuchen Sie nicht, ständig alles miteinander zu verbinden: Beruf, die Kinder, Hobbys. Wenn möglich, sprechen Sie sich mit Ihrem Partner ab, wer wann »frei« hat – der andere kümmert sich in dieser Zeit um die Alltagsaufgaben. Und es heißt auch: Die Arbeit bleibt im Büro. Ausnahmen gibt es nicht.

● **Keine Zeit verschwenden:** Grübeln, sich Gedanken über Dinge machen, die man hätte besser machen können oder die in der Zukunft passieren könnten – wozu? Es gibt im Englischen einen Spruch, der lautet: »Cross that bridge when you come to it« – überqueren Sie die Brücke erst, wenn Sie dort ankommen. Oftmals gilt auch: »Wir machen uns Gedanken und Sorgen für tausend Jahre, obwohl wir nur hundert werden.« Das heißt: Wir sollten Dinge erst entscheiden oder Knoten lösen, wenn sie da sind. Andersherum: Chaos ist ein Zeitfresser. Sind Probleme dann

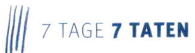

tatsächlich da, sollte man sie schnell angehen, statt den Kopf in den Sand zu stecken und sie immer vor sich herzuschieben.

● **Die Ungeduld zügeln:** Wer etwas überstürzt, steckt sich das Ziel fast immer zu hoch, trifft unüberlegte Entscheidungen, muss von vorn anfangen und provoziert den Widerspruch seines inneren Schweinehunds, statt ihn im Griff zu haben. Fast alle Dinge brauchen Zeit zu reifen. Besser gesagt: Wer seine Erdbeeren im Winter isst, wird nicht ihren erhofften süßen, sonnigen Geschmack genießen können. Zu Recht heißt es: »Wir überschätzen, was wir in einem Monat erreichen können, und unterschätzen, was wir in einem Jahr erreichen können.«

● **Pausen einlegen:** »Das musst du gesehen haben. Das musst du ausprobieren. Das ist angesagt. Ich schicke dir mal einen Link ...« Bei solchen Sprüchen hören Sie am besten gleich weg. Aus Angst, etwas zu verpassen, verschwenden wir viel zu viel Zeit. Zeit, die wir eigentlich dringend brauchen, um Pausen zu machen. Das klingt simpel, wird aber häufig vergessen – man isst am Schreibtisch, liest beim Frühstück Zeitung, arbeitet ohne nachzudenken pausenlos. Als Faustregel gilt: Nach 90 bis 120 Minuten Aktivität brauchen Körper und Geist 20 Minuten Entspannung. Und wenn Sie mal ein paar Stündchen gar nichts müssen: Überlegen Sie nicht fieberhaft, womit Sie die wertvolle Zeit gewinnbringend füllen könnten. Lehnen Sie sich doch mal zurück, machen Sie einen Spaziergang oder tun Sie einfach gar nichts.

● **Nein:** Auch wenn man auf Sie einstürmt – versuchen Sie es mal mit einem Nein. Entscheiden Sie selbst, welche Aufgaben wirklich getan werden müssen und welche nicht. Welche Forderungen Sie erfüllen sollten und welche nicht. Es ist ein Unterschied, ob Sie

jemandem kurz mal aus der Klemme helfen oder ob Sie einem Kollegen dauernd die Arbeit abnehmen, damit er pünktlich Feierabend machen kann. Oder ob Ihre beste Freundin nur kurz Ihren Rat braucht oder sich täglich eine Stunde bei Ihnen ausweint, aber nichts ändert. Wer dann »Nein« sagt, ist kein Egoist, er grenzt sich nur ab und erhält sich seine Kräfte. Ein Nein ist sehr oft auch ein Ja zu sich selbst.

● **Seine Frei-Räume bewusst einplanen:** Das ist vor allem am Anfang einer Ernährungsumstellung wichtig. Diese Zeit gehört Ihnen allein. Sie allein tun damit etwas für sich. Sperren Sie den Stress aus, die Gedanken an die Arbeit, an Alltagsprobleme. Nach und nach werden diese kleinen stressfreien Zonen Ihnen absolut selbstverständlich und unverzichtbar sein. Und, Donnerwetter: Sie realisieren, dass es Ihnen eigentlich an Zeit dafür gar nicht mangelt!

● **Fortschritte wahrnehmen:** Übrigens kann man nicht nur beim Abnehmen den Erfolg messen, sondern auch beim Entschleunigen des Lebens. Sie merken es vielleicht daran, dass Sie viel spontaner geworden sind, weniger auf die Uhr gucken. Oder dass Sie Ihre Mittagspause plötzlich lieber im Park statt in der Kantine verbringen. Dass Sie sich dabei ertappen, häufiger zu lächeln oder zu lachen. Sich öfter als zuvor mit Freunden treffen. Ihre Eltern anrufen, ohne Grund, einfach nur, weil Sie Lust dazu haben.

● **Die eigene Zeit gut managen:** Wer künftig mehr von seinem Leben haben möchte, sollte spätestens für den nächsten Urlaub ein Buch über Zeitmanagement im Koffer haben. Gehen Sie in eine Buchhandlung und lassen sich inspirieren: Zum Beispiel von Prof. Dr. Lothar Seiwert (siehe Buchtipp Seite 168). Sein Motto: »Gut ist besser als perfekt.«

5_Trinken Sie zur Abwechslung mal Gemüse

Gesundheit aus der Flasche – praktischer geht's nicht!

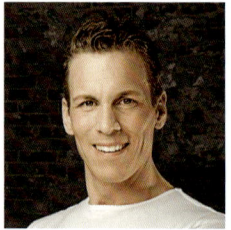

WENN SIE MAL ETWAS NEUES, überraschend Gesundes probieren wollen, empfehle ich Ihnen, die Bekanntschaft mit Gemüsesäften zu machen. Ob Tomaten-, Karotten-, Rote-Bete-, Sauerkraut- oder Gemüsemixgetränke – diese Säfte sind wirklich Geschmackssache. Viele Menschen rümpfen aber schon beim Gedanken daran die Nase. Schade eigentlich, denn im Vergleich zu ihren süßen Brüdern, den allseits beliebten Obstsäften, enthalten Gemüsesäfte deutlich weniger Kohlenhydrate und weniger Kalorien, weil weniger Fruchtzucker drin ist. Der Saft steckt aber trotzdem voller wertvoller Vitamine, Mineral- und Ballaststoffe.

Außerdem haben Gemüsesäfte noch andere Vorteile für alle, die sich schlank ernähren wollen: Einen Tomatensaft zum Beispiel kann man warm machen, mit Salz und Pfeffer würzen und dann genüsslich trinken oder sogar löffeln. Das gibt einem das gute Gefühl, eine kleine Mahlzeit bekommen zu haben. Der Saft ist nämlich – obwohl flüssig – ein wirkungsvoller Satt- und Gesundmacher. Er enthält zum Beispiel Lycopin, einen Farbstoff, der zur Gruppe der wichtigen sekundären Pflanzenstoffe gehört, entzündliche Prozesse im Körper hemmt und somit krebsvorbeugend wirkt.

Stewardessen stillen damit an Bord den kleinen Hunger, und selbst Passagiere, die auf dem Boden nicht einmal an einem Tomatensaft nippen würden, verlangen plötzlich danach. Möglicherweise hat das auch etwas mit dem Luftdruck an Bord zu tun.

Gemüsesaft ist außerdem weniger harntreibend als Kaffee, schwarzer Tee oder alkoholische Getränke. Und dank seiner festen Konsistenz kann er ausgetrocknete Schleimhäute besser benetzen als andere Flüssigkeiten.

Wer im Supermarkt zu den Gemüsesorten im Saftregal greift, sollte auf jeden Fall die Zutatenliste beachten. Wichtig ist dabei, dass die puren Zutaten nicht mit zusätzlichem Zucker oder Aromen versetzt werden, was bei Karotten- oder Rote-Bete-Saft häufig der Fall ist.

Ihre Aufgabe der Woche lautet: Probieren Sie mal einen Gemüsesaft. Zum einen, weil Sie ruhig etwas Neues testen sollten. Zum anderen, weil es vielleicht eine Entdeckung ist, die unkompliziert Abwechslung auf Ihren Speiseplan bringt. Wenn Ihnen wirklich keiner schmeckt, sollten Sie auch nicht dabeibleiben. Es sei denn, beim nächsten Flug kommen doch plötzlich Gelüste auf.

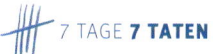

6_Werden Sie Wassertrinker und Wasserträger

ZWEI BIS DREI LITER WASSER sollten wir pro Tag trinken, an heißen Tagen und bei körperlicher Anstrengung noch mehr. Aber viele Leute mögen kein Wasser, verspüren nicht genug Durst und müssen sich regelrecht zum Trinken zwingen.

● Vielleicht motiviert es Sie, dass Wasser auch ein prima Abnehmhelfer ist. Zum Beispiel, wenn Sie Wasser als Nasch-Bremse einsetzen. Bevor Sie zum Schokoriegel greifen, halten Sie kurz inne: Ist es wirklich Hunger, der mich treibt? Würde nicht auch ein Glas Wasser statt Schokolade reichen? Oft ist die Naschgefahr gebannt, sobald das Wasser fließt. Und Sie haben einen Doppeleffekt: Ein Stück Schokolade weniger verdrückt (dafür dürfen Sie wieder was in die Glücksbox zahlen) und gleichzeitig einen Teil Ihres Tagespensums in Sachen Wassertrinken absolviert. Übrigens verbraucht der Körper auch gleich ein paar Kalorien, wenn er das aufgenommene Wasser auf Körpertemperatur bringt!

● Auch vor einer Mahlzeit ist Wasser ein prima Schmacht-Stopper. Nachweislich isst man weniger, wenn der Magen sich mit der Verarbeitung des Wassers beschäftigten muss. Gewöhnen Sie sich also an, vor jedem Essen ein großes Glas Wasser zu trinken.

● Verteilen Sie Ihre Portionen Trinkwasser möglichst gleichmäßig über den Tag. Wenn Sie zu viel auf einmal herunterstürzen, wird die Flüssigkeit schnell wieder ausgeschieden, sodass wichtige Mineralstoffe unverwertet verloren gehen. Stellen Sie sich am besten schon morgens zwei bis drei Flaschen bereit – mit dem Ziel: Bis heute abend müssen die leer sein. Die erste Hälfte sollte schon bis mittags heruntergespült sein. »Ich bin aber dauernd unterwegs. Da geht das nicht.« Diese Ausrede gilt nicht mehr, wenn Sie ein kleines Flaschenlager in der Küche haben. Eine oder zwei Flaschen für jeweils einen halben Liter passen in jede (Hand-)Tasche und kommen einfach mit, wenn Sie weggehen. Ans Fahrrad und auch ins Auto kommt natürlich ein Flaschenhalter für Ihre Dauerversorgung unterwegs.

● Stellen Sie sich grundsätzlich große Gläser mit Wasser hin. Dann trinken Sie auch mehr.

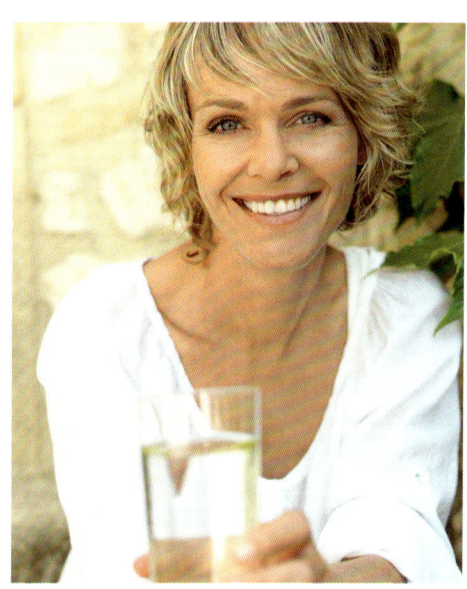

Ein Glas Flüssiges sollten Sie eigentlich immer und überall griffbereit haben.

7_Knacken Sie Ihre Glücksbox

DIESE WOCHE IST »SCHLACHTFEST«. Je mehr schlechte Gewohnheiten Sie in den letzten Wochen abgelegt haben, desto voller ist Ihre Box. Wählen Sie einen besonderen Tag aus, nehmen Sie sich ein bisschen Zeit zum Genießen, schlachten Sie Ihre Glücksbox aus der dritten Woche (siehe Seite 59) und kaufen Sie sich etwas Schönes, zum Beispiel eine entspannende CD. Oder Sie gönnen sich ein tolles Konzert, einen Theaterbesuch, einen Abend im Spa-Bad, eine Wellnessbehandlung, eine Massage. Was Sie sich auch für Ihr Erspartes aussuchen, genießen Sie es in dem Bewusstsein, dass Sie es sich redlich verdient haben. Für jeden Euro aus Ihrer Glücksbox haben Sie schließlich Ihrer Gesundheit zuliebe etwas Ungesundes im Regal stehen lassen, Kalorien oder unnötigen Sprit gespart, bewusst eingekauft, tapfer Nein gesagt ...

Das habe ich in den letzten sieben Tagen geschafft

ERFOLGS-CHECKLISTE FÜR DIE SIEBTE WOCHE

○ Ich habe etwas Neues ausprobiert und mir etwas Leckeres gekocht, das ich so noch nie gegessen habe – durch diese kleinen Anregungen habe ich sechs perfekte Tage geschafft und mich dabei nicht von kleinen Ausrutschern irritieren lassen.

○ Ich habe mir einige Extra-Bewegungseinheiten geholt – in einem Kurs, mit dem Springseil, auf dem Mini-Trampolin ...

○ Ich habe beim Einkaufen auf Bioqualität geachtet oder mir ein paarmal morgens auf dem Markt frisch geerntetes Gemüse und Obst gekauft und es am gleichen Tag gegessen.

○ Ich habe mal einen Gemüsesaft probiert.

○ Ich habe ein bisschen über mein persönliches Zeitmanagement nachgedacht und mir ein Buch über Zeitmanagement gekauft, um langfristig mehr vom Leben zu haben.

○ Ich besitze jetzt Wasserflaschen, die mich daran erinnern, immer viel zu trinken, und achte jeden Tag darauf, dass ich genug Wasser trinke.

○ Ich habe meine Glücksbox geschlachtet und mich mit einem Geschenk von mir an mich selbst belohnt.

Wenn Sie sieben Haken machen können und in dieser Woche täglich an die 8000 Schritte gemacht haben, dann haben Sie Ihre siebte Woche erfolgreich bewältigt – vor allem, wenn Sie auch Gefühle der Lustlosigkeit erfolgreich gemeistert haben.

Wenn es nicht so gut gelaufen ist, starten Sie einfach noch mal neu in die siebte Woche. Denken Sie dran: Es ist nie zu spät.

⫽⫽⫽ 7 TAGE **7 TATEN**

Der Büro-Bernhard erzählt Teil 7

ICH WILL SO BLEIBEN, KANN ABER NICHT

Ich muss aussteigen aus meinem neuen Leben, weil ich nichts mehr schaffe. Doch ich staune: Nichtstun wirft mich nicht mehr zurück, mein Schweinehund schläft, oder er ist geschrumpft – mein schlankes Leben ist für mich normal geworden.

Ich könnte ja jetzt durch die Gegend tänzeln, mein Spiegelbild in allen Schaufenstern betrachten und jedem zurufen: »Ich will so bleiben, wie ich bin.«

Mache ich aber nicht. Denn ich kann im Moment nicht tänzeln. Ich bin froh, wenn ich ächzend vom Bett bis zum nächsten Stuhl komme. Mich hat die Hexe angeschossen! Wie die das immer so machen: plötzlich, ohne Vorwarnung und ganz gemein, nur weil ich meine Muckis anwenden und ein dickes Holzregal unter einer Bank verstauen wollte.

Bewegung? Training? Fitness? Schon bei den Worten tut mir alles weh. Ich muss hexenschussbedingt aussteigen aus meinem normalen Leben. Kann nur noch herumschlurfen – zwei lange Wochen lang. Was wird jetzt aus mir? Ich weiß nur, dass ich keine zusätzlichen Anstrengungen gebrauchen kann. Ich mache also gar nichts. Das ist keine Frage des Wollens, da flüstert mir kein Schweinehund mehr rein – es geht einfach nichts. Einerseits schade, andererseits schön einfach. Mir ist es egal, wenn ich all die Muskeln, die ich mir aufgebaut habe, wieder verliere oder alle meine Kilos zurückkommen. Ich denke nicht mehr darüber nach. Der Weg zur Waage ist

mir in diesen Tagen zu gefährlich. Ich bewege mich nicht und esse das, was ich in den letzten Wochen immer (außer an den ersten vier Urlaubstagen) gegessen habe und inzwischen als normal empfinde. Und ich nehme ab. Ich verstehe das nicht. Arbeiten meine Muskeln weiter für mich, obwohl ich mich wie tot fühle? Ist die Ausnahme zur Regel geworden, ohne dass ich es richtig bemerkt habe? Ich habe mit unperfekten Tagen, Experimenten, Rückschlägen, Hexenschuss und wochenweise Wiederholungen jetzt fast drei Monate gebraucht, um zehn Kilo loszuwerden. Ich wiege 84.

Manche Veränderungsprozesse vollziehen sich ganz allmählich. Warum schleiche ich mich mit meiner letzten Kraft nicht mehr unauffällig zur Nasch-Schublade, obwohl ich doch kapituliert habe? Warum gehe ich abends nicht mehr in die Küche an den Brotkasten und schmiere mir eine Butterstulle wie in alten Zeiten, obwohl ich meinem Schweinehund jetzt alles durchgehen lassen würde? Mein Hündchen scheint zu schlafen oder geschrumpft zu sein.

Es meldet sich nicht mehr. Ich bin nicht sonderlich glücklich darüber, aber auch nicht unglücklich. Es ist eben so.

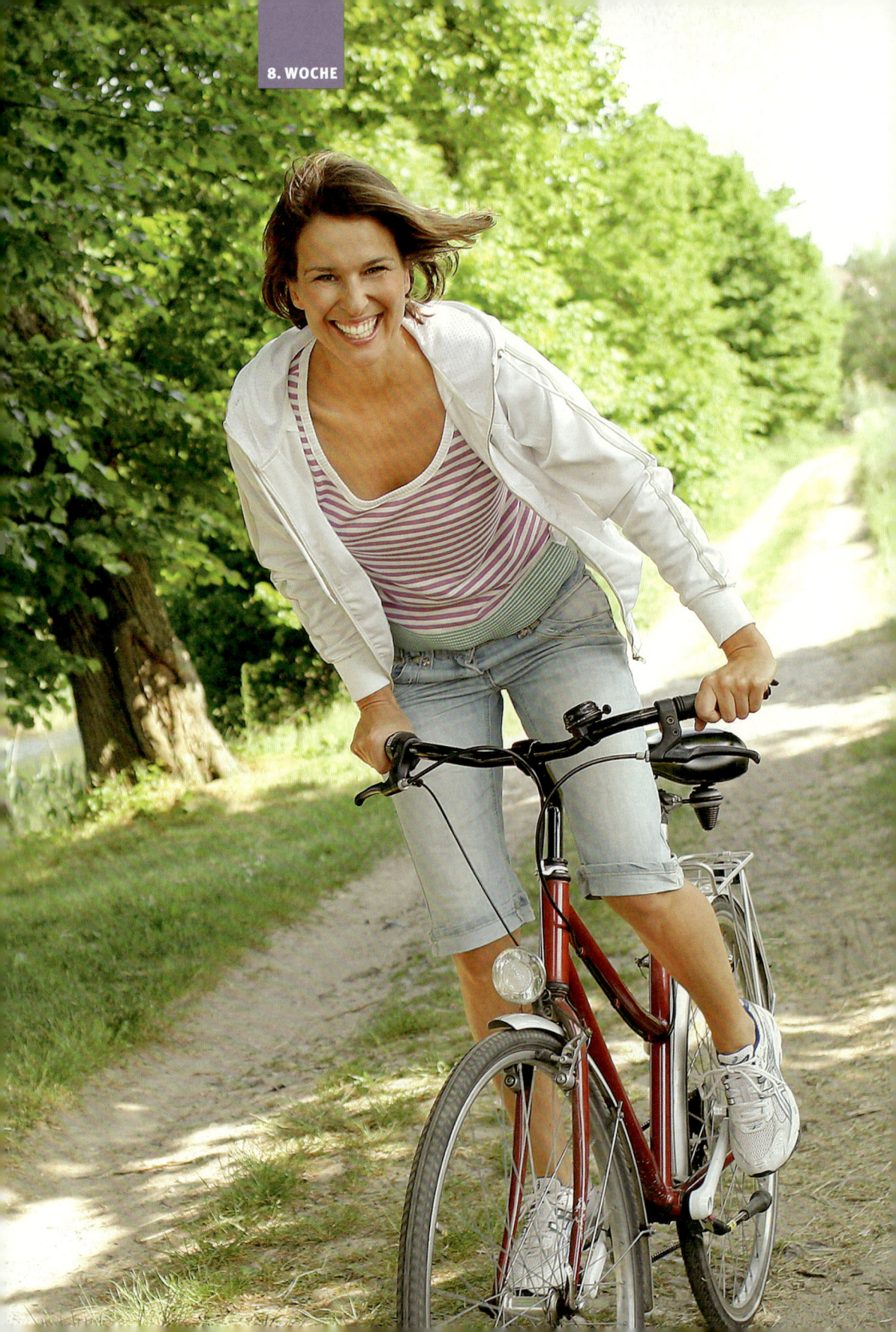

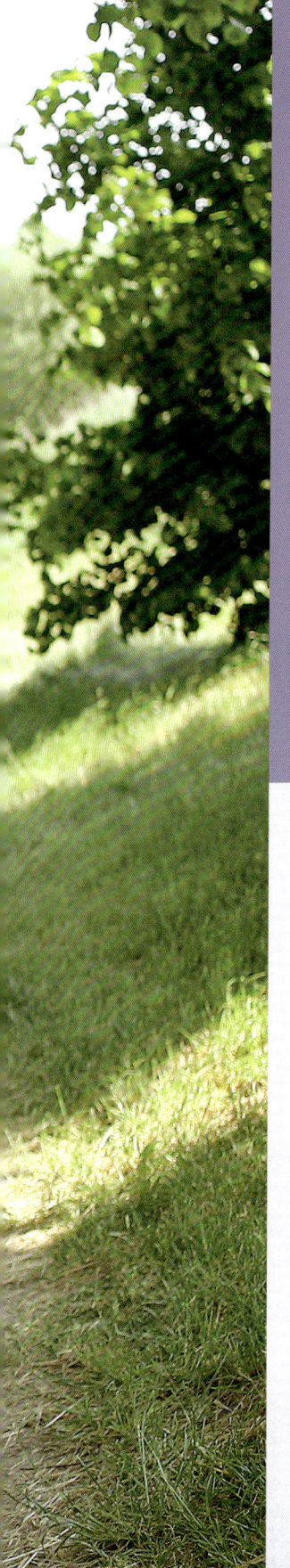

Dran-bleiben für immer

In der achten Woche legen Sie fest, wie es weitergeht

»Sieben Wochen haben mein Leben verändert. Perfekte Tage sind für mich weitgehend normal geworden. Wer hätte das vor zwei Monaten gedacht? Ich weiß nun, wie es funktioniert. Aber werde ich es wirklich schaffen, weiter so zu leben? Oder holt mich doch der berühmte Jo-Jo-Effekt ein?« Nur Mut!
Der Erfolg verleiht Ihnen Flügel.

1_Perfekte Tage, an denen Sünden erlaubt sind

WENN SIE IN DER LETZTEN WOCHE sechs perfekte Tage durchgehalten haben, wird der Übergang zum siebten perfekten Tag kein großer Schritt mehr sein. Denn mittlerweile sind die perfekten Tage für Sie normal geworden. Sie erinnern sich vielleicht noch an Ihre früheren Essgewohnheiten und dürfen sich gerne einmal die Mühe machen, die Vorher-nachher-Unterschiede zu analysieren. Was läuft jetzt anders als früher? Reden Sie ruhig mit anderen darüber – mit Gleichgesinnten, Interessierten und mit Ihrem Partner oder Ihrer Partnerin. Notieren Sie die wichtigsten Erkenntnisse, damit Sie darauf zurückgreifen können, wenn Sie mal einen Rückfall haben. Idealerweise empfinden Sie Gesundes jetzt tatsächlich als Genuss und nicht mehr als bedauernswerte Ausnahme. Ihr Geschmack hat sich verändert. Sie schaffen es, Schluss zu machen, wenn Sie satt sind, und nicht erst, wenn Sie pappsatt sind.

Die Frage »Ich habe gerade Appetit – was könnte ich mir denn mal genehmigen?« stellen Sie sich außerhalb der Mahlzeiten gar nicht mehr. Denn gleichgültig, ob Sie fünfmal oder dreimal am Tag essen: Sie wissen jetzt, dass Sie dabei satt genug werden, um bis zur nächsten Mahlzeit durchzuhalten. Spontane Griffe in den Keksteller, in Süßigkeitenschubladen und Knabberkisten oder die Blitzbesuche beim Bäcker und an der Imbissbude meiden Sie, weil Sie mittlerweile am eigenen Leib erfahren haben: Danach geht's mir eher schlechter als besser, und der Hunger ist nicht weg, dafür ist die Lust auf mehr gleich doppelt so groß.

Sie müssen kein Übermensch sein, um Ihre Figur zu halten

Schauen wir uns doch noch mal an, was so alles zu einem perfekten Tag gehört:
● Sie essen sich an einem gesunden Frühstück satt.
● Sie füllen sich Ihren Teller beim Mittagessen nicht mehr mit viel Fleisch und Nudeln und ein bisschen Gemüsebeilage dazu, sondern mit viel Gemüse, zu dem Sie sich ein bisschen Fleisch aus der Kategorie »Klasse statt Masse« und nur ein paar Kohlenhydrate (Kartoffeln, Reis, Nudeln ...) genehmigen.
● Abends – zu einem Zeitpunkt, an dem Sie früher ein Butterbrot nach dem anderen verschlungen haben, weil's so gut schmeckte – kommen Sie heute mit einer reichlichen, eiweißhaltigen Mahlzeit aus, die kaum Kohlenhydrate enthält. Ob Joghurt, Käse, Wurst, Fisch und Meeresfrüchte, Fleisch, Eier, Tofu, Salat oder Gemüse – Sie essen sich so satt, dass Sie die Küche danach schließen können.
● Beim Fernsehgucken freuen Sie sich inzwischen mehr über den Film als über den Knabberkram dazu.
● Oder Sie gucken sowieso weniger fern und machen stattdessen einen Abendspaziergang, ein gezieltes Entspannungsprogramm oder gehen zum Sport.

Übertrieben? Okay, Sie müssen kein Übermensch sein, um Ihre Figur so zu halten, wie sie in den letzten Wochen geworden ist. Oder um noch mehr abzunehmen. Sie müssen einfach dranbleiben. Nach wie vor dürfen Sie sich Heimwehtage genehmigen und einmal das essen, was Sie am meisten vermissen (wenn Sie überhaupt noch Heimweh nach alten Gewohnheiten haben). Doch – anders als früher – gleichen Sie diese Fehltritte nun aus, weil Sie sich nicht mehr gut danach fühlen, und wiederholen sie nicht mehr aus Frust, versagt zu haben.

Kleine Ausnahmen sind kein Anlass mehr zum Aufgeben

Das dürfte einer der wichtigsten Unterschiede zu früher sein: Sie empfinden die kleinen Sünden jetzt als Ausnahmen, die zum Leben dazugehören, und nicht mehr als Anlass zum Aufgeben. Einmal Schokolade genascht? Das bedeutet für Sie heute: »Okay, ich habe es genossen, und jetzt ist es vorbei.« Früher wäre das Fazit deprimierend gewesen: »Einmal Schokolade genascht? Okay, ich habe versagt, und weil der Tag sowieso im Eimer ist, esse ich jetzt erst recht – und zwar viel zu viel.«

Gehen Sie die Wochen und Monate, die bis zu Ihrem Wunschgewicht noch vor Ihnen liegen, locker an. Sie haben in den letzten sieben Wochen alles erfahren, was Sie dafür wissen müssen. Und Sie haben erlebt, dass es tatsächlich funktioniert – nicht nur bei anderen, sondern auch bei Ihnen. Dieser Erfolg wird Sie beflügeln.

Die Panik, die eine Für-immer-und-ewig-Ansage normalerweise auslöst, überkommt Sie nicht mehr. Sie wissen, dass eine Ernährungs- und Lebensumstellung – anders als eine zeitlich begrenzte Diät – kein Ende hat und auch keins braucht. Und dass sie ohne Verlust an Lebensqualität abläuft.

Sie werden nicht wieder zunehmen, wenn Sie aufhören abzunehmen.

Motivieren Sie sich selbst mit starken Bildern im Kopf

Und wenn doch mal eine unvorhergesehene Krise kommt, können Sie auf etwas zurückgreifen, das Sie stärken wird – nämlich auf einen Erfahrungsschatz, den Sie sich in den letzten sieben Wochen aufgebaut haben und der Ihnen ganz allein gehört. Nutzen Sie Ihre Erlebnisse, verbunden mit den positiven Emotionen, die Sie begleitet haben, um sich selbst zu motivieren.

Das ist übrigens auch das Geheimnis vieler sehr erfolgreicher Menschen auf unterschiedlichen Gebieten: Sie rufen sich Szenen wie aus einem Film ins Gedächtnis und spielen in Gedanken durch, was sie erreichen möchten. Dabei erleben sie die Glücksgefühle, die sie brauchen, um weiterzumachen. Sie erinnern sich ganz bewusst nicht an zurückliegende Misserfolge, sondern führen sich nur ihre Erfolge vor Augen. Nach dem Motto »Wenn ich das schon so toll geschafft habe, dann geht sicher noch mehr« – und zwar auch nach Rückschlägen.

Ob Spitzensportler, Unternehmer oder Kreative – was Prominenten gelingt, das schaffen Sie ebenfalls, wenn Sie starke Bilder und große Gefühle als Motivationsmittel aus Ihrem Kopf abrufen können. Erinnern Sie sich in schwachen Momenten, an schlechten Tagen oder immer dann, wenn etwas nicht so läuft, wie Sie es gerne hätten, an Ihre Erfolge. An den Stolz, mit dem Sie in den letzten sieben Wochen Ihre sieben Punkte auf der Das-habe-ich-alles-schon-geschafft-Checkliste angekreuzt haben. An die Freude, als die Waage tatsächlich weniger Kilos anzeigte. An die Aha-Erlebnisse, die Sie angenehm überrascht haben, als Sie feststellten: Das funktioniert ja tatsächlich, obwohl ich es vorher nie gedacht hätte.

Positive Vorbilder ...

Für viele Menschen sind übrigens auch Vergleiche mit anderen ausgesprochen hilfreich. So können Sie sich zum Beispiel für sogenannte Aufwärtsvergleiche Vorbilder suchen, die das geschafft haben, wovon Sie selbst träumen. Das darf die Kollegin sein, die mittlerweile zwanzig Kilo leichter ist als vor einem dreiviertel Jahr und bewundernswert rank und schlank an ihrem Schreibtisch sitzt. Oder der Kumpel aus der Sportgruppe, der durchgehalten hat, obwohl sich bei ihm am Anfang trotz aller Bemühungen in Sachen Abnehmen fast nichts tat. Eigentlich wollte er schon wieder aufgeben, aber er ist aus dem Motivationstief wieder rausgekommen.

Ganz wichtig: Suchen Sie sich kein unerreichbares Vorbild aus. Denn dann besteht die Gefahr, dass der Schuss nach hinten losgeht. Bilder von extrem dünnen Models aus Hochglanzmagazinen zum Beispiel lösen eher Frust als Motivation aus, ebenso wie die superschlanken »Gazellen«, die uns in der Werbung über den Weg laufen.

... und abschreckende Beispiele

Anstelle eines unerreichbaren Vorbilds ist sogar ein negativer Anhaltspunkt wirkungsvoller: »Im Vergleich zu dem habe ich doch schon ganz viel geschafft« oder »So viel wie die möchte ich nie mehr mit mir herumschleppen« – das spornt an, dranzubleiben und weiterzumachen. Ein unvorteilhaftes Foto von sich selbst, das verkündet »So möchte ich nie wieder aussehen«, vermag ebenso anzuspornen wie ein besonders schönes, das die Motivation beflügelt: »Toll, wenn ich noch ein bisschen durchhalte, sehe ich bald wieder so aus.«

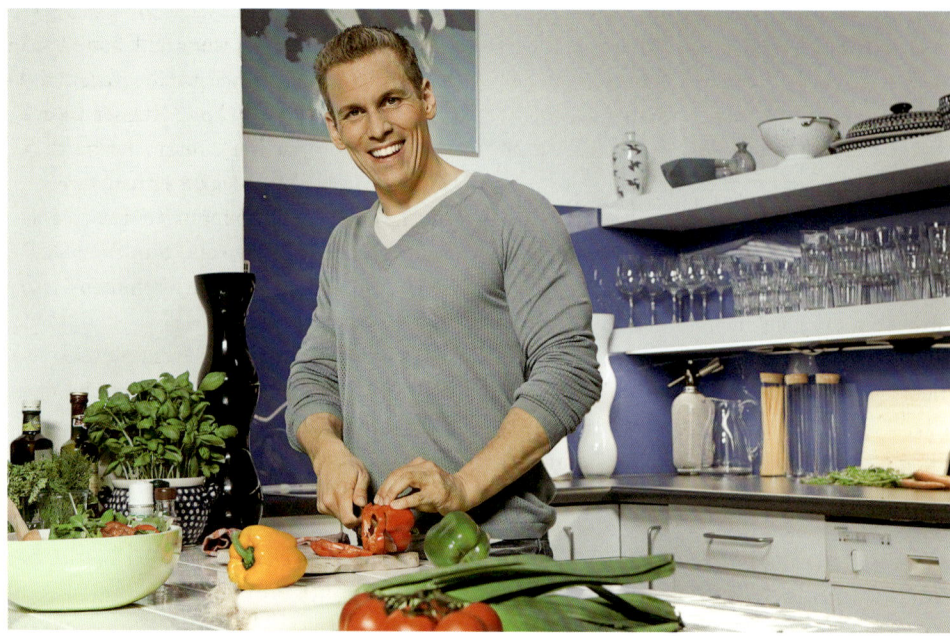

Zeigen Sie »Biss«, wenn Sie ab und zu mal einen kleinen Durchhänger haben! Sie haben schon so viel geschafft, was sollte Sie da noch wirklich umwerfen?

2_Mit einem Trainingspartner bleiben Sie dran

REGELMÄSSIGES TRAINING ist für Sie schon Routine. Sie arbeiten zweimal in der Woche mit den Übungen aus diesem Buch am Muskelaufbau und steigern die Anzahl der Wiederholungen, wenn Sie das Gefühl haben: »Da geht noch mehr.« Solche Steigerungen können Sie natürlich nicht jahrelang durchhalten (das tägliche Training würde dann auch bald zu lange dauern). Wenn Sie mit Ihrer Figur zufrieden sind, reicht es, den Stand zu halten.

Auch beim Ausdauertraining sollten Sie locker bleiben. Sobald Sie ständig zu viel von sich verlangen, werden Sie unzufrieden, weil Sie Ihr Ziel gar nicht erreichen können. Legen Sie lieber ganz klar fest: Zweimal in der Woche eine halbe Stunde Ausdauer reicht. Weitere Einheiten sind ein Bonus auf Ihrem Gesundheitskonto.

Achtung: Wenn Sie merken, dass die Motivation ohne die Checklisten in diesem Buch nachlässt und Sie den Sport doch nicht mehr so wichtig nehmen, sollten Sie sich feste Termine setzen. Melden Sie sich im Fitnessstudio oder Sportverein Ihrer Wahl an. Oder schaffen Sie Rahmenbedingungen, die ein »Keine Lust« verbieten. Zum Beispiel einen Trainingspartner, ob zwei- oder vierbeinig.

Training im Duo verhindert Schweinehund-Ausreden

»Es regnet in Strömen« – »Ich habe einen wichtigen Termin, der geht vor.« – »Meine Jogginghose ist in der Wäsche.« – »Immer diese Überstunden!« – »Es ist einfach zu heiß.« Kennen Sie Gründe wie diese, die es wirklich unmöglich machen, Sport zu treiben? Schade auch, wir bedauern es zwar außerordentlich, aber da kann man halt nichts machen. Oder? Man kann. Die kleinen Fußangeln, die uns weniger das Wetter oder der gemeine Chef stellen, sind eigentlich nur wieder einmal Attacken Ihres inneren Schweinehunds. Und dem rücken Sie auch nach diesen sieben Wochen am besten mit Verstärkung zu Leibe.

Also, wenn Sie demnächst merken, dass Sie die Bewegung sausen lassen wollen, suchen Sie konsequent nach Lösungen. Überreden Sie Gleichgesinnte (zum Beispiel die Nachbarin), morgens mit Ihnen Walking-Runden zu drehen. Vielleicht zeigen Sie Ihrem Partner seine Problemzonen, bis er Sie ins Fitnessstudio begleitet. Versprechen Ihren Kindern, jedes Wochenende mit ihnen eine Stunde Fußball zu spielen. Aus der Nummer kommen Sie so schnell nicht mehr raus.

Es ist nämlich eigentlich ganz einfach. Selbst wenn sich der innere Schweinehund massiv auf die Hinterbeine stellt, eine feste Verabredung mit anderen sagt man nicht einfach ab. Wäre ja eine Schlappe.

Ein Hund hält gesund und treibt Sie regelmäßig raus

Aber es geht auch anders. Sollten Sie wirklich niemanden in Ihrer Familie oder im Bekanntenkreis für mehr Bewegung begeistern können, verschaffen Sie der inneren Nervensäge mit einem echten Vierbeiner Gesellschaft. Ein Hund ist ein genialer Partner bei allem, was Sie draußen auf Trab bringt. Er ist ein verlässlicher kleiner Trainer, denn Ausreden akzeptiert er nicht. Sie müssen mit ihm gar nicht diskutieren, ob das Geschäft draußen oder drinnen gemacht wird. Sie gehen automatisch mit ihm raus, sobald die Zeit dafür gekommen ist. Statistisch gesehen sind Leute, die einen Hund haben, allgemein gesünder als Menschen ohne Haustier.

Wissenschaftler der Sporthochschule Köln fanden heraus, dass ein Drittel aller Hundebesitzer nie zum Arzt muss (bei hundefreien Menschen sind es nur ein Viertel), dass sie bessere Blutwerte und ein fitteres Herz haben. Für ihre Trainer mit der kalten Schnauze machen Millionen Begleit-Menschen täglich bis zu zehntausend Schritte.

Passt ein Hund nicht in Ihr Leben, weil Sie berufstätig sind oder in Ihrer Wohnung keinen halten dürfen, geben Sie nicht auf, leihen Sie sich einen aus – bei den Nachbarn oder im Tierheim. Dort ist man sogar froh, wenn der Hund einem Menschen regelmäßig Beine machen darf.

3_Auch drinnen aktiv bleiben

ZWISCHENDURCH MAL von der Couch aufzustehen, um in die Küche oder zum Fernseher zu laufen, reicht nicht als tägliches Bewegungsprogramm – das wissen Sie ja schon längst. Wenn es aber draußen eisig oder matschig ist oder wenn Sie gerade einfach nicht rauskommen, ist es gut, wenn Ihnen auch zu Hause Trainingspartner zur Verfügung stehen.

Die sind nicht nur wetterunabhängig, sondern sichern auch die Privatsphäre. Sie müssen sich nicht in Schale werfen, um unter die Leute zu gehen. Sie können einfach loslegen und die gemütliche Jogginghose gleich anlassen, die Sie zu Hause tragen. Wie Sie beim Training aussehen, ist Ihnen völlig gleichgültig. Ihre persönliche Lieblingsmusik macht Ihnen gute Laune und hilft, fröhlich in Schwung zu kommen. Das kann übrigens ruhig auch mal vor dem Fernseher sein! (PS: Ihre Couch zählt nicht zu den Trainingsgeräten ...)

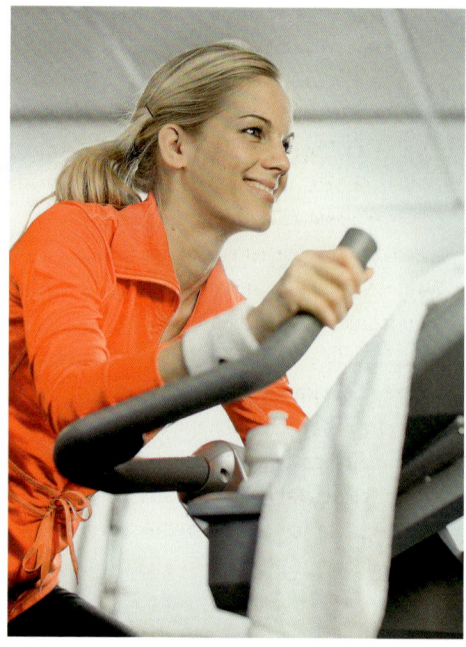

Drinnen geht immer: Es gibt viele Geräte, die ein effektives Indoor-Training möglich machen.

Kleine Warenkunde

SPORTGERÄTE FÜR DEN HAUSGEBRAUCH

Vielleicht haben Sie sich bereits ein Mini-Trampolin (siehe ab Seite 138) fürs Training im Wohnzimmer zugelegt und möchten Ihren »Fuhrpark« an tollen Trainingsgeräten für zu Hause erweitern. Hier finden Sie ein paar Tipps dazu.

Gut für die Motivation ist es bei den folgenden Geräten generell, wenn sie die Möglichkeit bieten, Daten zu speichern, sodass Leistungssteigerungen dokumentiert werden können. Wer sich genauer informieren möchte, findet zum Beispiel bei der Stiftung Warentest umfangreiche Produktvergleiche oder lässt sich im Fachhandel beraten.

● Ein Stepper (ab etwa 40 Euro) braucht nicht viel Platz. Das kleine Gerät bringt Ihre Waden, Ihre Oberschenkel und den Po in Form, indem er das Treppensteigen simuliert. Wer mehr tun will, kann den Stepper mit einem Zugseil ergänzen, damit der ganze Körper gefordert ist.

● Der Klassiker unter den Hometrainern, der Fahrradergometer mit verstellbarem Trittwiderstand und Anzeige der erbrachten Leistung in Watt, ist optimal für Herz-Kreislauf- sowie Konditionstraining. Einfache Modelle gibt es ab 300 Euro; je mehr ein Gerät kann, desto teurer wird es. Für ambitionierte Sportler gibt es auch spezielle Spinning-Räder (auch »Indoor Cycle«), wie sie auch im Fitnessstudio stehen. Man hat darauf ein realistischeres Fahrgefühl, kann sich ehrgeizigere Trainingsziele stecken und diese noch genauer überprüfen.

● Auch die futuristisch anmutenden Crosstrainer sind für den Hausgebrauch geeignet (ab etwa 180 Euro). Die Geräte fordern Überkreuzbewegungen des ganzen Körpers (mit Armeinsatz) wie beim Joggen, Radeln oder Walken und trainieren gelenkschonend viele Muskeln effektiv. Ihr Vorteil: Hier wird aufrecht gearbeitet. Ein echtes Plus für alle, die den ganzen Tag am Schreibtisch hocken.

Nicht alle Trainingsgeräte brauchen viel Platz. Hier noch zwei kleine, superpraktische Muckimacher:

● Wo kein Gerät im Weg stehen soll, können Sie eins aufhängen. An der guten alten Turnstange im Türrahmen bauen Anfänger und Profis gezielt Bauch-, Bein-, Arm-, Schulter- und Gesäßmuskulatur auf (wichtig: hoch genug hängen, damit sich niemand den Kopf daran stößt, und besser verschrauben als nur festklemmen).

● Wer seinen persönlichen Muskelcoach in die Schublade stecken oder mit auf Reisen nehmen will, ist mit einem Thera-Band gut bedient. Damit wird die Muskulatur an Ober- und Unterkörper trainiert. Das Band gibt es nach Farben sortiert in verschiedenen Stärken für unterschiedliche Bedürfnisse. Es kostet zwischen 10 und 20 Euro, und dazu gibt's meist gratis ein Übungsbuch mit Anleitungen.

Noch nicht das Richtige dabei? Dann lassen Sie sich einmal in einem Fachgeschäft oder im Internet inspirieren – vom Fitnesskreisel über Hanteln oder Bälle stoßen Sie dort auf Ideen, die Sie vielleicht noch gar nicht kennen.

4_Schließen Sie einen Vertrag mit sich selbst

WENN SIE WOLLEN und Verträge mögen, besiegeln Sie per Unterschrift, dass Sie sich künftig (oder sicherheitshalber erst einmal für die nächsten acht Wochen mit Option auf Verlängerung?) an sieben goldene Regeln halten wollen. Vielleicht kopieren Sie sich diese Seite und unterschreiben den Vertrag. Dann hängen Sie ihn an einem Ort auf, wo Sie ihn jeden Tag sehen, etwa neben dem Spiegel oder an der Küchentür.

Mein Vertrag mit mir selbst

MEINE SIEBEN GOLDENEN REGELN

1. Ich ernähre mich weiterhin nach den Regeln der Heizmann-Uhr und achte darauf, dass ich mehrmals täglich Eiweiß esse, um satt zu bleiben.

2. Ich verbiete mir dabei nichts. Wenn ich gelegentlich mal abweiche, gleiche ich das später wieder aus.

3. Ich trainiere zwei- bis dreimal in der Woche meine Muskeln mit den Übungen, die ich in diesem Buch gelernt habe. Wenn ich mich dabei nicht mehr richtig anstrengen muss, steigere ich die Zahl der Wiederholungen.

4. Ob Walken, Joggen, Wandern, Trampolinspringen, Schwimmen, Tanzen, Radfahren oder Gymnastik – ich bringe mich zweimal in der Woche mit jeweils mindestens einer halben Stunde Ausdauertraining in Schwung.

5. Ich achte darauf, dass ich nicht weniger als 8000 Schritte pro Tag mache, und versuche möglichst oft 10000 zu erreichen. Wenn es mal nicht klappt, hole ich das am nächsten Tag nach.

6. Ich belohne mich regelmäßig selbst – mit Entspannung, Zeit für mich und gezieltem Stressabbau.

7. Gleichgültig, welche Fehltritte ich gemacht habe: Ich gebe nicht auf.

Unterschrift

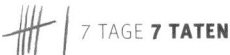
5_Festessen: Ich lade mich ein

EIN TAG IHRER ACHTEN WOCHE ist Ihr persönlicher Feiertag. Der Tag, an dem Sie sich selbst dafür belohnen, dass Sie es bis hierhin geschafft haben. Laden Sie sich (und am besten Ihren Liebsten oder Ihre Liebste) in ein Restaurant ein. Denn Erfolge sind noch schöner, wenn man sie teilen kann. Sie machen selbstverständlich keine Ess-Schlacht wie in alten Zeiten, sondern genie-ßen bewusst, dass weniger mehr ist. Wenn das Festessen mittags stattfindet, haben Sie die freie Wahl zwischen Kohlenhydraten und Eiweiß, abends bestellen Sie kohlenhydratfrei. Auf Kalorienbomben in Form von Nachtisch können Sie verzichten, bestellen sich stattdessen eine Flasche vom guten Mineralwasser und haben nach einem Glas Rotwein oder einem kleinen Bier genug.

6_Erste Hilfe bei kleinen Sünden

KLEINE FEHLTRITTE sind mittlerweile nicht mehr dramatisch – vor allem dann, wenn Sie einen Ausgleich schaffen. Dass selbst der prima schmecken kann, beweisen diese Erste-Hilfe-Rezepte, die satt machen und dabei die Kalorien wieder einsparen.

Auberginen-Schafskäse-Röllchen auf Gemüseragout

Zubereitungszeit: ca. 15 Minuten (ohne Backzeit)
Für 2 Portionen: 1 große Aubergine | 1 EL Olivenöl | ½ TL Garam Masala (indische Gewürzmischung) | 100 g Schafskäse | 1 mittelgroße Zucchini | 1 Knoblauchzehe | 2 Tomaten | 1 EL Rapsöl | Salz | weißer Pfeffer | Currypulver | Kurkuma | Cayennepfeffer | 300 ml passierte Tomaten | 1 TL Gemüsebrühe | 2 EL geriebener Parmesan

1. Den Backofen auf 220 °C (Umluft) vorheizen. Die Aubergine waschen, von Blüten- und Stielansatz befreien und längs in 6 bis 8 dünne Scheiben schneiden. Den Rest klein würfeln und beiseite stellen.

2. Das Olivenöl mit dem Masala verrühren und die Auberginenscheiben rundum damit bestreichen. In der Pfanne von beiden Seiten etwa 1 Minute anbraten. Auf Küchenpapier abtropfen lassen und salzen.

3. Den Schafskäse in dünne Scheiben schneiden, auf den Auberginenscheiben ausbreiten und fest aufrollen (so auf einen Teller legen, dass diese sich nicht öffnen).

4. Die Zucchini waschen, von Blüten- und Stielansatz befreien, längs vierteln und in dünne Scheiben schneiden. Den Knoblauch schälen. Die Tomaten waschen, Stielansatz entfernen und mit dem Knob-

lauch klein würfeln. In der sauberen Pfanne alles etwa 2 Minuten im Rapsöl braten. Mit Salz, Pfeffer, Curry, Kurkuma und Cayennepfeffer kräftig würzen. Die passierten Tomaten und die Brühe unterrühren.

5. Das Gemüseragout in eine Auflaufform füllen und die Auberginenröllchen darauflegen. Auf der mittleren Schiene des vorgeheizten Backofens etwa 15 Minuten fertig garen. Den Parmesan 3 Minuten vor dem Ende der Garzeit darüberstreuen.

Pro Portion (ca. 450 g): 359 kcal | 12 g KH | 17 g E | 27 g F

Gemüsevielfalt: Für das Gemüseragout können Sie das Gemüse nach Geschmack oder Saison auswählen. Wer mag, kann es mit frischen Kräutern wie Basilikum, Kerbel oder Petersilie verfeinern.

Käsevariationen: Statt Schafskäse können Sie auch weißen Kuhmilchkäse, Camembert oder Mozzarella nehmen.

Chinakohl-Geflügelpfanne mit Johannisbeeren

Zubereitungszeit: ca. 15 Minuten

Für 2 Portionen: 1 Handvoll Kaiserschoten (Zuckererbsen, TK) | 2 Putenschnitzel | Salz | schwarzer Pfeffer | Kreuzkümmel | Cayennepfeffer | ½ Kopf Chinakohl | 1 rote Zwiebel | 1 große Möhre | 1 Handvoll Johannisbeeren | 1 EL Sesamöl | 1 TL Tomatenmark | 2 EL Sojasauce | 4 EL Wasser | 1 TL Maisstärke | 1 TL Paprikapulver rosenscharf

1. Die Kaiserschoten auftauen. Die Putenschnitzel waschen, trockentupfen, in dünne Streifen schneiden und mit Salz, Pfeffer, Kreuzkümmel und Cayenne würzen.

2. Den halben Chinakohl noch einmal längs halbieren, vom Strunk befreien und in dünne Streifen schneiden. Die Zwiebel schälen und in dünne Ringe schneiden. Die Möhre mit der Gemüsebürste abbürsten und in feine Stifte schneiden. Die Johannisbeeren vorsichtig waschen, von der Rispe zupfen und auf Küchenpapier trocknen.

3. Das Öl in der Pfanne erhitzen, das Putenfleisch darin anbraten. Nach etwa 2 Minuten das Gemüse zugeben und weitere 2 Minuten mit geschlossenem Deckel dünsten.

4. Inzwischen das Tomatenmark mit der Sojasauce, dem Wasser, der Maisstärke und dem Paprikapulver gut verrühren. Unter den Pfanneninhalt mischen und noch 1 Minute bei geschlossenem Deckel dünsten.

5. Die Chinakohlpfanne nochmals abschmecken, die Johannisbeeren untermischen und servieren.

Pro Portion (ca. 530 g): 397 kcal | 21 g KH | 40 g E | 17 g F

Grüne Abwechslung: Den Chinakohl können Sie durch Eisbergsalat, Endivien, Fenchel, Mangold oder Weißkohl ersetzen. Statt Kaiserschoten schmecken auch grüne Bohnen, Erbsen (frisch oder TK), Porree, Brokkoli, Gurken oder Romanesco.

Statt Putenschnitzel: Chinakohl ist auch lecker zu gebratenem Rinderfilet, Schweinelachse, Kalbsschnitzel, Putenhackfleisch oder Rindertatar, ebenso zu Fischfilet und Meeresfrüchten.

Für Vegetarier: Statt Putenfleisch nehmen Sie Bratkäse, eingelegten Tofu, Nüsse, Seitan oder Shiitake-Pilze – oder Sie braten sich einfach separat knusprige Spiegeleier zum Gemüse.

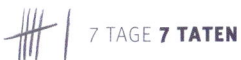
Bunte Gemüseplatte mit Camembertcreme

Zubereitungszeit: ca. 12 Minuten

Für 2 Portionen Gemüse: 3 große Kohlrabi | 3 große Möhren | ½ Salatgurke | 8 Kirschtomaten

Für die Camembertcreme: 125 g reifer Camembert | 5 EL saure Sahne | 1 rote Zwiebel | ½ Bund Schnittlauch | ½ TL Paprika edelsüß | weißer Pfeffer | Kreuzkümmel

1. Den Kohlrabi schälen, die Möhren abbürsten oder schälen. Die Salatgurke waschen, trocknen, wie die Möhren und den Kohlrabi in fingerdicke Stifte schneiden. Die Tomaten waschen, halbieren und die Hälften auf Zahnstocher stecken. Alles ringförmig auf einer Platte anrichten.
2. Für die Camembertcreme den Käse mit den Händen grob zerbröckeln, die saure Sahne hinzugeben und mit dem Pürierstab cremig pürieren.
3. Die Zwiebel schälen und klein würfeln. Den Schnittlauch abbrausen, trockentupfen und in feine Röllchen schneiden. Beides mit dem Paprikapulver unter die Camembertcreme rühren. Mit Pfeffer und Kreuzkümmel würzen und mittig auf der Gemüseplatte anrichten.

Pro Portion Camembertcreme (ca. 160 g): 260 kcal | 2 g KH | 18 g E | 20 g F

Pro Portion Gemüse (ca. 600 g): 101 kcal | 16 g KH | 7 g E | 1 g F

Gemüsevielfalt: Wählen Sie nach Lust, Laune und Saison die Sorten aus. Alternativ zur Rohkost passen auch blanchiertes Gemüse

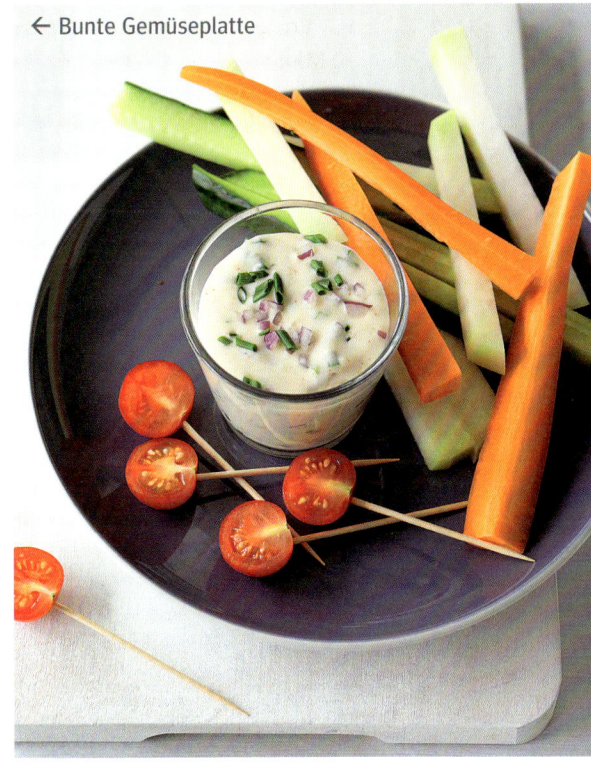

← Bunte Gemüseplatte

wie Blumenkohl, Romanesco und Brokkoli oder Grillgemüse wie Aubergine, Zucchini und Paprika.

Käsevariationen: Statt Camembert schmecken auch Brie, Romadur, Roquefort, Cambozola oder Gorgonzola.

Manche mögen's heiß: Statt die Camembertcreme kalt zu genießen, können Sie sie auch kurz in der Mikrowelle oder in einem kleinen Topf erwärmen und nach Belieben mit Schinkenstreifen verfeinern. Die Käse-Schinken-Saucenvariante passt sehr gut zu einer Gemüseplatte, die aus gedünsteten Kohlrabischeiben, blanchierten Brokkoliröschen Babymöhren und Mais zusammengestellt ist.

Bei Laktoseintoleranz: Nehmen Sie etwas Sojamilch oder weiche Butter und lassen dafür die saure Sahne weg.

Exotisches Müsli mit Couscous und Ingwer

Zubereitungszeit: ca. 8 Minuten

Für 2 Portionen: 3 EL Couscous (Instant) | 4 EL Sojaflocken | 1 TL gemahlener Ingwer | 8 Erdbeeren | 1 Orange | 2 Kiwis | 6 EL fettarmer Joghurt | 3 EL Magerquark | 1 TL Ahornsirup

1. Den Couscous mit den Sojaflocken und dem Ingwer in einer Schüssel vermischen. 200 ml kochendes Wasser darübergeben und etwa 5 Minuten quellen lassen.
2. Die Erdbeeren waschen, vom Stielansatz befreien und vierteln. Die Orange und die Kiwis schälen. Die Orange in Filets zerteilen, die Kiwis halbieren und in dünne Scheiben schneiden. Das Obst mischen und auf Tellern anrichten.
3. Den Joghurt, den Quark und den Ahornsirup unter die Couscousmasse rühren und über den Obstsalat geben.

Pro Portion (ca. 360 g): 190 kcal | 15 g KH | 19 g E | 6 g F

Obstvielfalt: Die Erdbeeren können Sie gegen Brombeeren, Himbeeren, Stachelbeeren oder Kirschen tauschen. Statt Orange können Sie Aprikosen, Nektarinen, Pfirsiche oder Mandarinen nehmen.

Mehr Abwechslung: Auch Kamut, Quinoa und Amaranth passen gut zum Obstsalat – und sie passen wie Couscous gut in eine Low-Carb-Ernährung, da diese pflanzlichen Eiweißträger gut für straffe Muskeln sind und das Abnehmen unterstützen.

Für Gewürzliebhaber: Für einen intensiven Ingwergeschmack nehmen Sie frische, geschälte Ingwerwurzel und reiben sie fein. Wer keinen Ingwer mag, nimmt Zimt, Kardamom, Koriander oder frische Kräuter wie Minze, Zitronenmelisse oder Salbei.

Für Süßschnäbel: Die Joghurt-Quark-Masse können Sie mit einem Teelöffelchen Honig, Agavendicksaft oder flüssigem Süßstoff süßen.

Bei Laktoseintoleranz: Den Obstsalat können Sie auch ohne Joghurt und Quark zubereiten, indem Sie die Couscousmischung mit heißer Sojamilch zubereiten und mit dem Obst vermengen.

Möhren-Hähnchen-Suppe mit Rucola

Zubereitungszeit: ca. 12 Minuten

Für 2 Portionen: 6 mittelgroße Möhren | 1 große Zwiebel | 1 EL Rapsöl | Salz | schwarzer Pfeffer | Currypulver | Koriander | Chilipulver | 800 ml Geflügelbrühe | 1 Hähnchenbrustfilet | 60 g Rucola | 4 TL saure Sahne

1. Die Möhren mit der Gemüsebürste abbürsten, die Zwiebeln schälen und beides klein würfeln.
2. In einem Topf das Rapsöl erhitzen und das Gemüse und die Zwiebeln darin etwa 1 Minute braten. Die Gewürze hinzugeben und noch etwas mitrösten. Die heiße Geflügelbrühe angießen und alles bei mittlerer Hitze etwa 6 Minuten mit locker aufgelegtem Deckel kochen.
3. Die Hähnchenbrust waschen, trockentupfen und in sehr kleine Würfel schneiden.
4. Den Rucola gründlich 4 Minuten in kaltes Wasser legen, um die Bitterstoffe Nitrat und Oxalsäure zu entfernen.
5. Inzwischen die Suppe vom Herd nehmen und mit dem Pürierstab grob pürieren. Die Hähnchenbrust unter die Suppe rühren und weitere 5 Minuten kochen lassen.

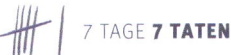
Nochmals mit den Gewürzen abschmecken.

6. Den Rucola trockentupfen, klein schneiden und zusammen mit der sauren Sahne über die Suppe geben.

Pro Portion (ca. 650 g): 261 kcal │ 15 g KH │ 21 g E │ 13 g F

Für Hungrige: Wer richtig großen Hunger hat, der sollte die Suppe am besten nicht pürieren. Warum? Weil der Magen mit den ganzen Stücken mehr zu tun hat und daher länger gefüllt bleibt. Zudem dehnt er sich schneller, wodurch das Sättigungshormon früher aktiv wird.

Cremig und sämig: Wer die Suppe sämiger haben möchte, sollte einfach mehr Möhren hinzugeben. Cremiger wird sie, wenn man

etwas mehr von der sauren Sahne nimmt und unter die Suppe rührt. Zuvor sollte diese etwas abkühlen, sonst gerinnt das Eiweiß in der sauren Sahne. Statt der sauren Sahne können Sie übrigens auch Dickmilch, Speisequark oder Frischkäse nehmen.

Statt Hähnchenfleisch: Zur Suppe schmecken auch Pangasiusfilet, Lachs oder Meeresfrüchte prima.

Kräutervielfalt: Statt mit Rucola können Sie die Möhrensuppe zum Schluss auch mit Koriander, Kerbel, Petersilie oder Liebstöckel bestreuen.

Für Vegetarier: Probieren Sie die Suppe statt mit Hähnchen mit Walnüssen, Erdnüssen, Pistazien, Kürbiskernen, Sojakernen oder Meeresalgen. Auch angebratener Seitan passt gut dazu.

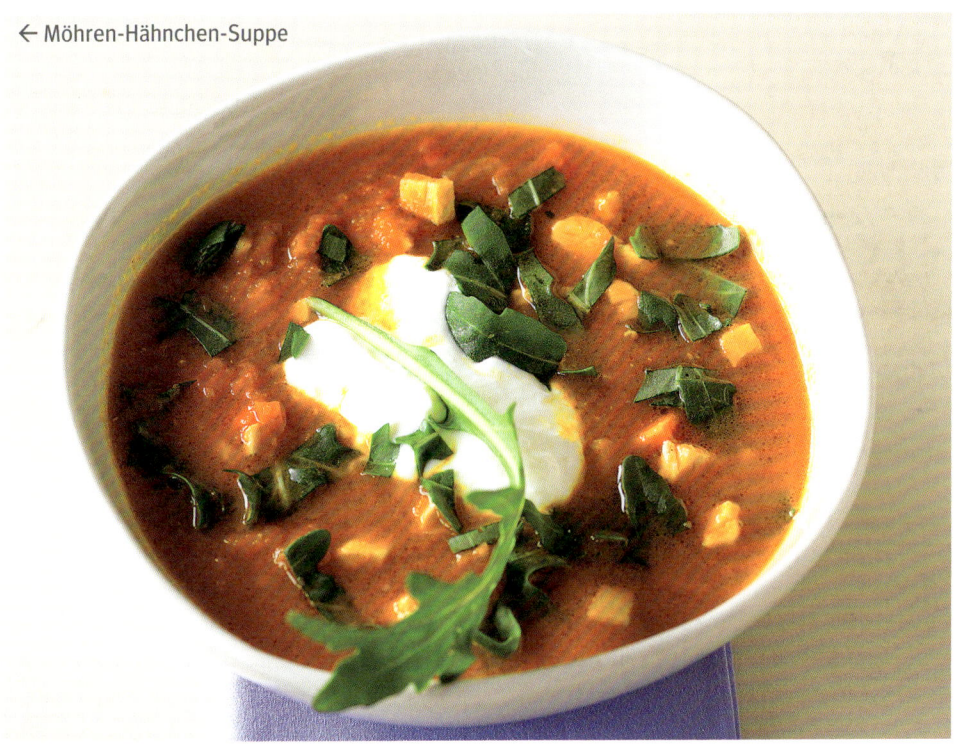

← Möhren-Hähnchen-Suppe

Kohlrabi-Kräuter-Aufstrich mit Shrimps

Zubereitungszeit: ca. 10 Minuten

Für 2 Portionen: 2 kleine Kohlrabi | 1 kleine Zwiebel | 2 TL Olivenöl | 100 ml Gemüsebrühe | ½ Bund Dill | ½ Bund Petersilie | 200 g Shrimps (TK) | Saft von ½ Zitrone | 2 EL fettarmer Frischkäse | Salz | weißer Pfeffer | Muskat | Koriander | 4 Scheiben Knäckebrot

1. Die Kohlrabi schälen und klein würfeln. Die Zwiebel schälen und ebenfalls in feine Würfel schneiden.
2. 1 TL Olivenöl in einem Topf erhitzen, die Kohlrabi- und Zwiebelwürfel darin etwa 1 Minute anbraten. Die Gemüsebrühe angießen und alles mit geschlossenem Deckel bei größerer Hitze etwa 3 Minuten dünsten, gelegentlich umrühren. Vom Herd nehmen und mit dem Pürierstab zu einem Mus pürieren.
3. Den Dill und die Petersilie abbrausen, trockenschütteln, die Blättchen abzupfen und hacken. Das restliche Öl in einer Pfanne erhitzen und die Shrimps darin etwa 2 Minuten unter ständigem Rühren bei mittlerer Hitze braten.
4. Gehackte Kräuter und Shrimps mit dem Zitronensaft und dem Frischkäse unter das Kohlrabipüree heben, mit Salz, Pfeffer, Muskat und Koriander würzen. Die Knäckebrote damit bestreichen.

Pro Portion (ca. 250 g): 282 kcal | 22 g KH | 26 g E | 10 g F

Tipp: Der Aufstrich hält sich 4 bis 5 Tage im Kühlschrank (in eine Dose mit Deckel geben) und ist ideal als gesundes »Fastfood« zu Hause oder im Büro.

Gemüsevielfalt: Statt Kohlrabi können Sie auch Steckrübe, Sellerieknolle oder Kürbis verwenden.

Statt Shrimps: Zum Kohlrabiaufstrich passen auch Räucherlachs, magerer Schinken, Geflügelwurst oder Rindertatar.

Für Vegetarier: Nehmen Sie statt der Shrimps Ziegenkäse, geriebenen Mozzarella, Emmentaler oder gehackte Walnüsse, Pistazien oder Pinienkerne.

Bei Laktoseintoleranz: Bereiten Sie die Gemüsebrühe statt mit Wasser mit heißer Sojamilch zu – sie ersetzt auf diese Weise den Frischkäse.

Blumenkohl-Käsekruste auf Kalbssteaks

Zubereitungszeit: ca. 12 Minuten (ohne Backzeit)

Für 2 Portionen: 2 dünne Kalbssteaks | schwarzer Pfeffer | Paprikapulver edelsüß | 1 TL Olivenöl | ½ oder 1 kleiner Kopf Blumenkohl | 2 Frühlingszwiebeln | 1 Handvoll geriebener Gouda | 4 EL Dickmilch | 100 ml Gemüsebrühe | 2 EL Worcestershiresauce | Salz

1. Den Backofen auf 200 °C (Umluft) vorheizen.
2. Die Kalbssteaks waschen, mit Küchenpapier trockentupfen und rundum mit Pfeffer und Paprika würzen.
3. Das Öl in einer Pfanne erhitzen und die Steaks jeweils von beiden Seiten 1 Minute scharf anbraten. Die Pfanne vom Herd nehmen.
4. Den Blumenkohl in Röschen teilen und diese mit dem Messer klein hacken. Die Frühlingszwiebeln waschen, abtrocknen und in dünne Röllchen schneiden. Das Gemüse in eine Schüssel geben und verrühren. Den Gouda, die Dickmilch, die

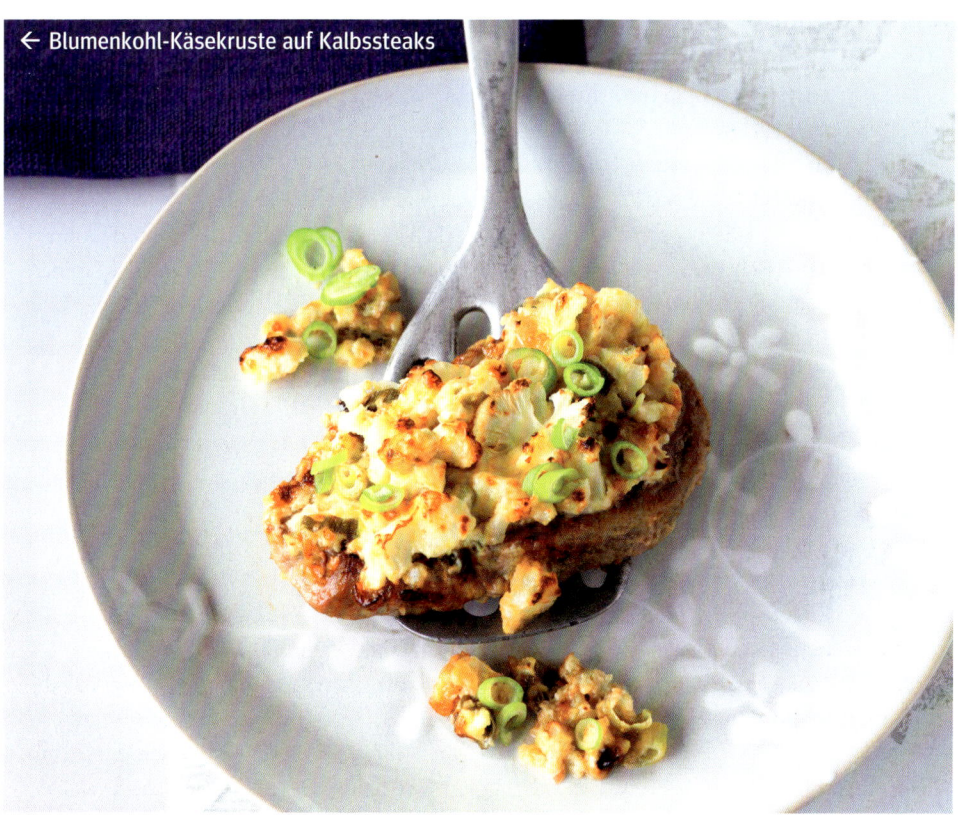
← Blumenkohl-Käsekruste auf Kalbssteaks

Gemüsebrühe und die Worcestershiresauce hinzugeben, alles miteinander verrühren und mit Salz würzen.

5. Die Kalbssteaks in die Auflaufform geben und die Blumenkohl-Käse-Masse gleichmäßig darüber verteilen. Im vorgeheizten Backofen in etwa 20 Minuten goldgelb backen.

Pro Portion (ca. 350 g): 340 kcal | 8 g KH | 41 g E | 16 g F

Gemüsevielfalt: Probieren Sie die Kalbssteaks statt mit Blumenkohl mal mit Brokkoli, Romanesco, Steckrübe oder Kohlrabi. Außerdem können Sie den Käse auch mit Raspeln von Sellerie und Möhren oder von Zucchini und Kürbis ersetzen, in diesem Fall noch 1 TL Olivenöl zugeben.

Käsevariationen: Den Käse können Sie ganz nach Lust und Laune wählen – am besten schmecken zum Blumenkohl neben Gouda allerdings Edamer, Emmentaler, Greyerzer, Parmesan oder Maasdamer.

Ein Hauch von Süße: Wer auch Pikantes gern mit einer süßlichen Note mag, der kann zum Blumenkohl ein paar Mandarinenspalten, halbierte Weintrauben oder Birnenstückchen hinzugeben.

Für Vegetarier: Nehmen Sie statt Kalbfleisch gebratenen Räuchertofu, Getreidebratlinge oder Veggie-Würstchen.

7_Ich gönne mir was zum Anziehen

DIE MEISTEN MENSCHEN, die mit ihrer Figur nicht zufrieden sind, haben einen Traum: Endlich wieder in die Jeans aus der Jugendzeit passen. Beim Shoppen die ausgewählten Stücke zwei Kleidergrößen kleiner mit in die Umkleidekabine nehmen. Hohe Stiefel tragen, die sonst grundsätzlich zu eng waren. Oder mal ein taillenbetontes T-Shirt statt Schlabberlook kaufen, weiße Jeans tragen, im roten Kleid alle Blicke auf sich ziehen. Auf welche Teile haben Sie früher immer mit ein wenig Neid bei anderen geguckt? Genau die werden Sie sich in dieser Woche kaufen. Wenn die Traum-Klamotte bei der Anprobe noch nicht ganz so perfekt sitzt, nehmen Sie das heiß ersehnte Teil doch trotzdem mit – als überaus wirkungsvolle Motivation zum Weitermachen.

Das habe ich in den letzten sieben Tagen geschafft:

ERFOLGS-CHECKLISTE FÜR DIE ACHTE WOCHE

○ Ich habe sieben perfekte Tage absolviert und Bilanz gezogen: Was habe ich in den letzten Wochen erreicht?

○ Ich habe mir einen zwei- oder vierbeinigen Trainingspartner »angelacht«.

○ Ich habe meine Ausdauereinheiten auch bei schlechtem Wetter draußen absolviert oder mir einen Hometrainer angeschafft, weil ich es wohl nicht durchhalten werde, regelmäßig rauszugehen.

○ Ich habe einen schriftlichen Durchhalte-Vertrag mit mir selbst geschlossen.

○ Ich habe meinen persönlichen Erfolg mit einem Restaurantbesuch ohne Reue gefeiert.

○ Ich habe kleine Essfehler, die mir unterlaufen sind, wieder ausgeglichen.

○ Ich habe mir was Tolles zum Anziehen gekauft.

Wenn Sie diese Woche mindestens 8000 Schritte pro Tag getan haben und in der Checkliste sieben Haken machen können, haben Sie Ihre achte Woche erfolgreich bewältigt.

Wenn es nicht so gut gelaufen ist, starten Sie einfach noch mal neu in die achte Woche. Denken Sie dran: Es ist nie zu spät.

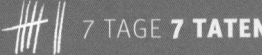 7 TAGE **7 TATEN**

Der Büro-Bernhard erzählt Teil 8

ICH WEISS JETZT, WIE DAS GEHT

Ich sündige mit Seriensystem – wenn, dann auch richtig. Nehme mal zu, danach aber sofort wieder ab, schaffe Ausgleiche und bin kein Kostverächter geworden.

Nach all meinen schönen und merkwürdigen Erlebnissen beim Anders-Essen habe ich immer weitergemacht. Nicht mit eiserner Disziplin, sondern mit dem Gefühl, ein normales, nettes Leben zu führen.

Ich war satt, aber nicht überfressen, habe den Geschmack von Schnitzel mit Pommes und Schokolade nicht vergessen, aber auch nicht vermisst. Ich habe mich nicht mehr extra ums Essen und Sporteln kümmern müssen, es geht nun alles von selbst: Ich mache meine Liegestütze, frühstücke mit Butterbrot wie in alten Zeiten, greife mittags nach allem, was mir über den Weg läuft, bringe aber Fette und Kohlenhydrate nicht zusammen, brutzle auch gerne mal ein paar Würstchen, aber ohne Nudeln. Das Suppekochen am Abend habe ich aufgegeben. Zu anstrengend. Kalt geht's leichter und schneller. Ich hole mir gerne mal einen Hering in Sahnesauce aus der Dose, esse Eier, Schinken- oder Käsescheiben ohne Brot, Joghurt dazu, werfe alles in einen Salat, was ich finde, und komme damit klar. Ich knabbere abends vorm Fernseher ein paar Salzstangen statt Erdnüsse oder Schokolade (ich behaupte nicht, dass die dünnen Stangen besser schmecken, aber sie erfüllen ihren Zweck) und trinke tatsächlich nicht mehr als ein Glas Rotwein. Manchmal fragen mich Leute, welche Diät genau ich denn gemacht hätte,

wie das mit dem Bauch-weg-Trick so gezielt hinhaut und vor allem: wie lange man schmachten muss bis zur Rückkehr in ein richtiges Leben. »Das ist das richtige Leben, es gibt keine Rückkehr«, lautet dann meine Streber-Antwort, die sofort ein gequältes Fragezeichen ins Gesicht meines Gegenübers schreibt. »Nein, nein, du musst kein Mitleid haben. Ich will doch gar nicht anders«, sage ich dann. Manche glauben's nicht, andere wollen es dann ganz genau wissen und sofort nachmachen.

Nur einmal habe ich wieder aufgehört. Plötzlich wog ich nur noch 79,6. Das war nicht geplant. Wir holten wieder Pizza ins Haus, ich hielt mich mit dem abendlichen Rotwein nicht mehr zurück – traumhafter Zustand, muss ich zugeben. Ich bin kein Kostverächter geworden. Aber es ist auch nicht mehr so toll, dass ich diesen Alles-geht-Zustand dauerhaft haben müsste. Ich mampfte mich schnell wieder auf 82 hoch, um da die Bremse zu ziehen. Seitdem schwanke ich zwischen 82 und 84. Mal sündige ich in Serie (wenn, dann auch richtig), danach werfe ich alles mit ein paar perfekten Tagen wieder ab – die Muskeln tun ihren Dienst und verbrennen schön viel Kalorien. Ich kann mein Gewicht damit genau bestimmen und will so weitermachen.

167

Bücher,
die weiterhelfen

Weitere (Hör-)Bücher von Patric Heizmann

Ich bin dann mal schlank: Die Erfolgs-Methode; Draksal Fachverlag

Ich bin dann mal schlank: Hörbuch auf CD, auch als MP3-Download erhältlich; Draksal Fachverlag

Ich bin dann mal schlank. Das Koch- und Rezept-buch; Draksal Fachverlag

Weitere Bücher zum Thema Abnehmen aus dem GRÄFE UND UNZER VERLAG, München

Grillparzer, Marion:
- Die neue GLYX-Diät. Abnehmen mit Glücks-Gefühl
- Mini-Trampolin. Schlank & fit im Flug

Hofmann, Dr. med. Inge: Schlank ab 40. Das Erfolgsprogramm

Pape, Detlef / Schwarz, Rudolf / Trunz-Carlisi, Elmar / Gillessen, Helmut:
- Schlank im Schlaf. Die revolutionäre Formel: So nutzen Sie Ihre Bio-Uhr zum Abnehmen
- Schlank im Schlaf. Der Fitness-Turbo
- Schlank im Schlaf. Das Kochbuch
- Schlank im Schlaf für Berufstätige

Weitere Bücher zu den Themen Fitness, Figur & Gesundheit aus dem GRÄFE UND UNZER VERLAG, München

Das kleine Buch vom Öl (Reihe Teubner Kleine Edition)

Coy, Dr. rer. nat. Johannes / Franz, Maren: Die neue Anti-Krebs-Ernährung. Wie Sie das Krebs-Gen stoppen

Grasberger, Delia: Autogenes Training (Buch mit CD)

Hederer, Markus: Laufen statt Diät

Rüdiger, Margit: Bauch, Beine, Po

Trökes, Anna: Die Yoga-Box. 60 Übungskarten mit Begleitbuch und Poster

Tschirner, Torsten: Fit mit dem Thera-Band

Tschirner, Thorsten / Firus, Anika: Doppelt schnell zur Traumfigur mit zwei Thera-Bändern

Winkler, Nina:
- Bauch, Beine, Po intensiv
- Core-Training für Bauch, Beine, Po (Übungsbuch mit DVD)

Bücher anderer Verlage

Grimm, Hans-Ulrich: Die Suppe lügt. Die schöne neue Welt des Essens; Droemer Knaur

Kettenring, Maria M.: Ätherische Öle für Beauty & Wellness; Südwest Verlag

Küstenmacher, Werner Tiki / Seiwert, Lothar: Simplify your Life. Einfacher und glücklicher leben; Droemer Knaur

Lampert, Werner: 100 Lebensmittel, die Sie glück-lich machen; Ecowin Verlag

Seiwert, Lothar: 30 Minuten für optimales Zeit-management; Piper

Adressen, die weiterhelfen

Patric Heizmann »Ich bin dann mal schlank«
Das Erfolgsprogramm im Internet –
mit Online-Ernährungs-Coach unter
www.ich-bin-dann-mal-schlank.de und
www.patric-heizmann.de/facebook

Deutsche Gesellschaft für Ernährung (DGE)
Godesberger Allee 18, 53175 Bonn,
www.dge.de und www.dge-medienservice.de
Hier finden Sie unter anderem viele interessante
Tipps und Links zu Ernährungs- und Gesundheits-
themen sowie Medien zum Bestellen.

Bundeszentrale für gesundheitliche Aufklärung
(BzgA)
Ostermerheimer Str. 200, 51109 Köln,
www.bzga.de
Mithilfe der Suchfunktion oder einfach beim Stö-
bern können Sie sich auch hier zu vielen aktuellen
Ernährungs- und Gesundheitsthemen schlau-
machen.

Deutscher Turner-Bund e. V.
Otto-Fleck-Schneise 8, 60528 Frankfurt am Main,
www.dtb-online.de
Hier finden Sie unter anderem in der Rubrik »Sport-
arten« die Beschreibungen und entsprechende
Links zu vielen spannenden Freizeitsportarten.

www.natural-running.com
Der Laufexperte Dr. Marquardt stellt hier sein
Wissen zur Verfügung, bietet Kurse und Seminare
an und stellt die von ihm entwickelten Fußtrainer
vor.

www.samentraumgassmann.de
Klein, aber fein: Unter der Rubrik Gemüse › Mini-
Gemüse finden begeisterte Hobby-Balkongärtner
eine Vielzahl köstlicher Gemüsesorten, die sich
problemlos auch auf dem Balkon oder dem Fenster-
brett ziehen lassen.

Slow Food Deutschland e. V.
Luisenstraße 45, 10117 Berlin, www.slowfood.de
Die weltweite Vereinigung fördert das bewusste
Genießen, die Kultur des Essens und des Trinkens,
eine verantwortliche Landwirtschaft und Fischerei,
das traditionelle Lebensmittelhandwerk und die
Bewahrung der regionalen Geschmacksvielfalt.

Klassik Radio, www.klassikradio.de
Auf der Homepage (siehe auch Seite 49) können
Sie die Frequenz abfragen, auf der Sie Klassik Radio
an Ihrem Wohnort empfangen. Außerdem finden
Sie viele Konzerttipps und im Shop CDs mit stim-
mungsvoller oder entspannender Musik, etwa aus
der Reihe »Classic Lounge«.

Österreichische Gesellschaft für Ernährung
Zimmermanngasse 3, 1090 Wien, www.oege.at
Viele Infos zur Ernährung mit Sonderthema Erkran-
kungen und Unverträglichkeiten.

Österreichischer Fachverband für Turnen
Schwarzenbergplatz 10, 1040 Wien,
www.austriangymfed.at
Kurse, Vereine, Sportevents und -nachrichten.

Schweizerische Gesellschaft für Ernährung
Schwarztorstrasse 87, 3001 Bern, www.sge-ssn.ch
Viele Ernährungsratgeber und -tests sowie fundierte
Ernährungsinfos für viele Lebenslagen.

Schweizerischer Turnverband
Bahnhofstraße 38, 5001 Aarau, www.stv-fsg.ch
Viele Infos zu Sportarten, Vereinen und Sportevents

Register

 A

Abendessen 43, 127
Abendrezepte 22 ff.
abends durchhalten 60
Abgewöhnen lernen 99
abschalten 89 f.
Abschiednehmen üben 22
»Abschiedsessen« 95
Acht-Wochen-Plan 12 ff.
Abwechslung 129 ff.
Aha-Erlebnisse 153
Alkohol 14, 22, 89, 100
Alltag 94 ff.
–, fit im 75
–, Fitnesstraining im 58
Alltagssorgen 144 f.
Alpha-Wellen 50
Anfangseuphorie 72, 129 f.
Armmuskeln 17, 40
Atemformel 97
ätherische Öle 67
aufessen 15, 57, 127
Aufwärmen 36
Ausdauer 16
Ausdauersport 36
Ausdauertraining 97 f., 155
Ausnahmen 60, 153
Auspowern 96 f.
Ausreden 155
Ausrutscher 125, 130
Auswahl, zu große 8

 B

Baden 66 ff.
Badezusätze 66 ff.
Bambuskörbchen 74
Bauchmuskeln 18
Bauchspeicheldrüse 35

Beinformer 37
Beinmuskeln 17, 37, 40, 75
Belastungspuls 16
Belohnung 30, 60, 94, 143, 159, 166
Bequemlichkeit 54
»Betthupferl« 60
Beweglichkeit 18
Bewegung 36 ff., 54 f., 96 ff., 113, 116, 137
– im Alltag 75
Bier 100
Bitterstoffe 124
Blutzuckerspiegel 141
Body-Mass-Index (BMI) 20
Brot 14, 78
Brustformer 38
Brustmuskeln 17, 40
Büro, gesund essen im 119 ff.
Büro-Bernhard 31, 51, 69, 91, 109, 127, 149, 167
Butterbot 22, 34, 119

 C

Chaos 144
Chillout-Musik 50
Community 9
Crosstrainer 157

 D

3 : 3-Atemformel 97
Dampfgarer 74
Dehnen 40
Diabetes 141
Diät 5
Diäterfahrungen 31, 57
Döner 115
Dopamin 80
Dreischritt-Atmung 97
drinnen trainieren 156 f.
Durchhänger 130 ff.
durchhalten 130 ff.

 E

Eier 13, 14, 80
Einbeinstand 17
einkaufen 76 ff.
Einkaufsliste 76
Einladungen 101
Eiweiß 13, 79 ff.
Endorphine 96
Endspurt 130
Energiebilanz 41
»Entschleunigung« 145
Entspannung 49 f., 66 ff., 89 f., 125 f., 143 ff.
Erfahrungsschatz 153
Ernährung, gesunde 12
Ernährungs-Uhr 12 ff.
Essen, bewusstes 21
Essensbox 117 f.
Essenssünden 125, 130
Essfehler 15
Essgewohnheiten 15
Esspausen 35
Essplan 15

 F

Facebook 9
Fahrradergometer 157
Familie, einkaufen für die 77
Familienessen 94, 113, 115, 125
Fastfood 73, 114 f., 117
Faulsein 49 f., 54
Fehltritte 125, 130, 159 ff.
Fernsehen 99, 157
Fertiggerichte 73
Feste 69, 94, 100 ff., 115, 125
Festessen 159
Fett 12
Fette, gehärtete 78
Fettgewebe 35
Fettmonitor 20
Fettwaage 20
Figur, ideale 20
Figur-Test 20

Film, innerer 153
Fisch 13, 14, 80
Fitnesstest 16 ff.
Fitnesstraining im Alltag 58
Fleisch 13, 14, 80
Flexibilität 42
Forum 9
freie Radikale 141
Freiräume 145
Frikadellenbrötchen 115
Frischhaltebox 117 f.
Fruchtsaft 99
Frühstück 14, 15, 35
–, gesundes 43 ff.
Frühstücksbüfett 113
Frühstückscerealien 13, 77
Frustessen 72

 G

Gäste, Essen für 100 ff.
Geduld 144
Gehirn 41, 50
Gemüse 13, 14, 141
Gemüse schonend garen 74
Gemüse, Tiefkühl- 78, 141 f.
Gemüsesäfte 146
Gemüsesuppe 51
genetische Veranlagung 56
Genuss 21, 30, 56
Geschäftsessen 112
Geschmacksverstärker 78
Gesundheit 140 ff.
Getränke 13, 14, 35, 88
Gewicht 20
Gewohnheiten 6, 15
– ändern 22, 41 f.
–, neue 21, 72 ff.
Glücksbox 59 f., 77, 148
Glutamat 78
goldene Regeln 158
Grapefruit 124
grillen 26
Grübeln 89

 H

Hähnchenkeule 100
Hamburger 100
Hausputz 98 f.
»Heimwehtage« 112
Heißhungerattacken 15, 34 f.
Heizmann-Ernährungs-Uhr 12 ff.
Herz-Kreislauf-Erkrankungen 140
Hexenschuss 149
Hobbys 130
Hormone 80
Hund als Trainingspartner 155 f.
Hunger 51

 I

Ideen, neue 130 ff.
Imbissbude 114
Immunsystem 140
innere Stimme 54
innerer Film 153
Instantgerichte 73
Insulin 35
Internet 9
italienische Küche 88

 J

Joggen 96 ff.

 K

Kaffee 35, 99
Kalzium 141
Kantine 95, 117
Karotten 141
Kartoffeln 141
Kartoffelprodukte 13
Kekse 14
Kinobesuch 95
Kleidungsstück kaufen 166
Kleiner-Teller-Trick 57
Knabbern 15, 95, 100
Knabbertüte 30

Knochenschutz 141
Kochbananen 135
Kochen, gesundes 73 f.
Kohlenhydrate 12, 13 f., 69
kohlenhydratfreier Abend 22
Koordination 18
Koordinationsfähigkeit 75
Körpergewicht 20
Kraft 17
Kräftigungsübungen 96
Krafttraining 36 ff.
Kräuter 142
Krebserkrankungen 140 f.
Krise 153
Kuchen 14, 15, 54, 69
Kühlschrank umräumen 48

 L

Laufen 96 ff.
Laufschuhe 98
Lebensqualität 144, 153
Liegestütz 17
Lycopin 146

 M

Mahlzeiten 35
Marmelade 13
»Mästen« 56
Milchkaffee 35
Milchmix mit Protein 80
Milchprodukte 77, 80
Mini-Trampolin 137 ff.
Mittagspause 117 f.
Möhren 141
Mononatriumdiglutamat 78
Motivation 129 ff.
Multitasking am Esstisch 21
Musik 49 f.
Muskelaufbautraining 36 ff.
Muskelkräftigung 96, 157
Muskeln 17, 116
Müsli 77

N

Nährwertangaben 77
Naschen 15, 30, 34, 43, 100, 152
Naschrezepte 60 ff.
Naschtüte 30
Nein sagen 59, 145
neue Ideen 130 ff.
Neues lernen 6, 72 ff.
Nichtstun 49 f., 54
Nudeln 14
Nüsse 13, 14, 80

O

Oberkörpermuskeln 38
Obst 13, 14, 142
Öle 13, 74, 78
Öle, gehärtete 78
Online-Ratgeber 9
Osteoporose 141
Ostern 115

P

Partner, Unterstützung durch den
 114
Pausen 145
Pedometer s. Schrittzähler
perfekte Tage 6, 48, 66, 72,
 152 ff.
Pfannen 74
Pflanzenöle 74, 78
Pflichten, lästige 59
Planung, gute 112 ff.
Po-Former 39
Pommes frites 100
Prioritäten setzen im Alltag 144
Probleme lösen 144
Proteine 79 ff.
Protein-Milchmix 80
Proviant fürs Büro 117 ff.
Puls 16
Putzen 98 f.

R

Radikalmaßnahmen 41
Regeln 79
Regeln, sieben goldene 158
Reis 14
Restaurantbesuch 88
Resteessen 127
Rückenmuskeln 40
Rückschläge 153
Ruhepausen 143
Ruhepuls 16
»Runner's High« 96

S

Saaten 80
Salat 13, 14, 141
Salz für die Badewanne 67
satt werden 79 ff.
Sättigungssignale 21
schlafen 88 ff.
Schmerzen 96, 149
Schnellkochtopf 74
Schrittzähler 19, 75
Schultermuskeln 40
»Schwabbeltest« 57
Schwimmen 97
Selbstüberlistung 59
Serotonin 80
Shoppen 166
Siebeinsatz 74
Snack am Vormittag 35
Snacks zwischendurch 117
Soja 80
Sonntagsessen 94, 104
Spiegel-Test 20, 57
Sport 36 ff., 54 f., 96 ff.
Startprobleme 55
Stress 94 ff., 143
Sünden 153, 159 ff., 167
»Suppe danach« 125
Süßigkeiten 14, 22, 60, 100

T

Tage, perfekte 6, 48, 66, 72,
 152 ff.
Tiefkühlgemüse 78, 141f.
Töpfe 74
Trainingsgeräte für drinnen 157
Trainingspartner 155
Trainingsplan 75
 – online 9
Trampolin 137 ff.
Traumgewicht 20
Treppentraining 75
trinken 147

U

Übergewicht 41, 141
umräumen 117
Umstellung 7, 48, 94, 114
Ungeduld 144
unperfekte Tage 51
Unterarmstütz 18
Unterbewusstsein 41 f.
Urlaub 113, 127, 143

V

Veränderung 117
Vergleiche mit anderen 57
Verhaltensänderung 41
Verpflichtungen 143
»Verschieberitis« 56
Versuchungen 54, 59, 114
Vertrag mit sich selbst 158
verzetteln 8
Vielversorger 77
Vitamin D 141
Vitamine 74, 80
Vormittagssnack 35
Vorratskäufe 77
Vorsätze, gute 72, 95

W

Waage 20, 57
Waist-to-Height-Ratio 20
Waist-to-Hip-Ratio 20
Warenkunde 19,
Wasser 147
Wasserkocher 74
Weihnachten 115
Wetter, schlechtes 55 f.
Wiegen 20
Wohlfühlfigur 20
Wohnung umräumen 117

 Y

Yoga 108

 Z

Zähneputzen im Einbeinstand 75
Zeit für sich selbst 143 ff.
Zeitmanagement 145
Zubereitung, schonende 141
Zucker 12 ff., 77
– im Kaffee 99
zuckerfreie Zeiten 34 f.
Zutaten, frische 73
Zutatenliste 77
Zweischritt-Atmung 97

Rezept-register

 A

Auberginen-Schafskäse-Röllchen
auf Gemüseragout 159

 B

Beefsteak alla Caprese mit Kräu-
terquark 26
Blumenkohl-Käsekruste auf
Kalbssteaks 164
Bohnensuppe mit Tatar und
Schafskäse 28
Brattofu auf Möhren-Bohnen-
Gemüse 81
Bunte Gemüseplatte mit Camem-
bertcreme 160
Buttermilchcreme mit Granat-
apfelkernen 85

 C

Chicorée-Gurken-Frikassee mit
Jakobsmuscheln 131
Chinakohl-Geflügelpfanne mit
Johannisbeeren 160
Corned Beef süßsauer auf kör-
nigem Frischkäse 46
Currywurst arrabbiata mit erfri-
schendem Ananas- Melonen-
Salat 134

 E

Eier-Schinken-Ragout 120
Erdnussfleischspieße auf Mango-
Weißkohl-Salat 132
Exotisches Müsli mit Couscous
und Ingwer 162

 F

Fisch-Schinken-Taler mit Senf-
Dill-Dip 86
Früchtebecher mit Beerenobst
und Kekskrümeln 61
Früchte-Quickie mit Käse 44

 G

Gebackene Chinakohl-Hack-
fleisch-Röllchen 28
Gebratene Dorade auf Zucchini-
Curryrahm 24
Gebratenes Mandelgemüse mit
Rucola-Käse-Dip 122
Gemüsechips mit Sesamsamen-
Quarkcreme 64

 H

Hühnchen in Brokkoli-Avocado-
Sauce mit Cherrytomaten 123

 J

Joghurtmilch-Dessert mit Pfirsich
und Sanddorn 106
Joghurtquark-Aprikosen-Auflauf 44

 K

Kalbfleischröllchen mit Rahmto-
maten und Basilikum 102
Kasselerpfanne mit buntem Wur-
zelgemüse 101
Kiwi-Mango-Carpaccio 45
Kleine Thunfischsteaks auf
Avocadosalat mit schwarzem
Sesam 84
Kochbanane mit Honig und Erd-
nusscreme 134
Kohlrabi-Kräuter-Aufstrich mit
Shrimps 164
Krabben in Cocktailsauce 47

L

Lachswürfel in Fenchel-Lauch-
Gemüse 119
Low-Carb-Apfel-Erdbeer-Kuchen
61
Low-Carb-Choco-Cantuccini 63
Low-Carb-Flammkuchen mit Por-
ree 104

 M

Marokkanische Geflügel-Tajine
mit Linsengemüse 136
Melonen-Gurken-Salat mit Cho-
rizo 103
Melonen-Lachs-Tatar 46
Möhren-Hähnchen-Suppe mit
Rucola 162

 P

Pfirsich-Orangen-Quarkeis 63
Pollo Tonnato – Hähnchenbrust
mit feiner Thunfischmayonnaise
26
Püree aus Sellerie und Lauch mit
Zwiebelfleisch 25

 Q

Quark-Walnuss-Eis 106

 R

Radicchio-Bohnen-Salat mit
Thunfischmarinade 102
Radieschen-Möhren-Rohkost 23
Ragout fin mit Spargel und Pilzen
25
Ragout von Rosenkohl und Pilzen
104
Roastbeefröllchen & Käseecken
auf Kräuter-Tomaten 83

 S

Salat aus Kichererbsen mit Bierschinken 121
Schokoladencreme mit Mandelsplittern 62
Spinatlasagne mit Minutensteaks
82

 V

Vollkorncracker mit griechischem
Schafskäsedip 64

 W

Weißkrautpfanne mit Zitrusfrüch-
ten und Schweinelachs 124
Würstchengulasch all'Diavolo 81

 Z

Zucchini-Frittata mit Schinken
und getrockneten Tomaten 133

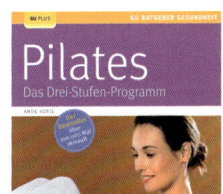
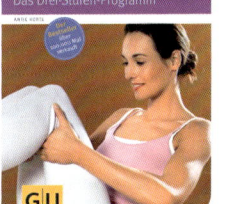
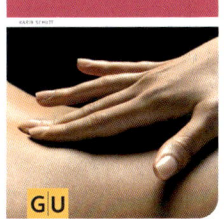
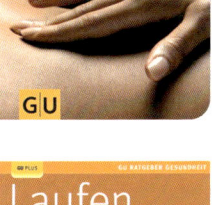
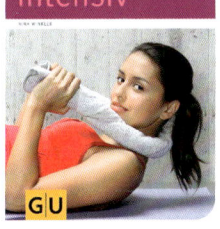
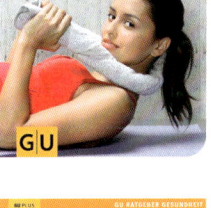
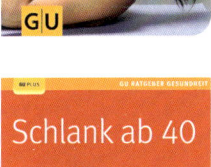
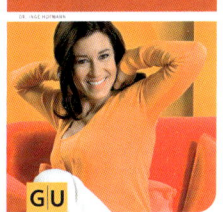
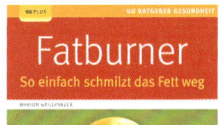
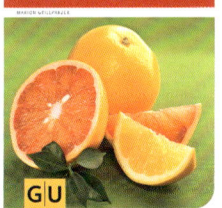
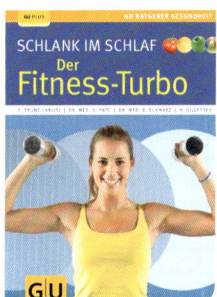

DIE GU RATGEBER GESUNDHEIT

Für Ihr Wohlbefinden nur das Beste

Sie tun etwas für Ihre Gesundheit – wir tun alles, um Sie dabei zu unterstützen. Mit Büchern voll **fundierter** und **praxisnaher Erkenntnisse**, geschrieben von **echten Experten** mit langjähriger Erfahrung. **Motivierende Schreibe** und **klarer Aufbau** gehören zu unserem Markenzeichen und sind uns ein großes Anliegen. Alle Übungen, Tipps und Anleitungen sind **mehrfach geprüft** und so geschrieben, dass jeder sie leicht nachvollziehen kann. Natürlich werden alle Inhalte immer auf dem **aktuellen Stand** gehalten.

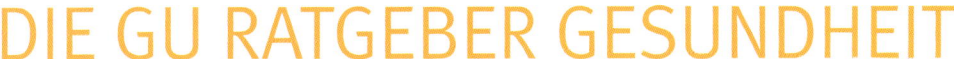

Und jetzt neu:

GU PLUS

→ **Der GU-Folder** bietet einen echten Zusatznutzen – als Poster, Einkaufshilfe oder praktische Übersicht.

→ **Die 10 GU-Erfolgstipps** vermitteln spezielles Praxis-Know-how aus dem reichen Erfahrungsschatz der Autoren, das den Ratgeber einzigartig macht.

Impressum

© 2011 GRÄFE UND UNZER VERLAG GmbH, München
Alle Rechte vorbehalten. Nachdruck, auch auszugsweise, sowie Verbreitung durch Bild, Funk, Fernsehen und Internet, durch fotomechanische Wiedergabe, Tonträger und Datenverarbeitungssysteme jeder Art nur mit schriftlicher Genehmigung des Verlages.

Projektleitung: Reinhard Brendli
Redaktionelle Mitarbeit (Text): Journalistenbüro Hamburg (Franziska Pfeiffer, Martina Radloff)
Rezeptentwicklung: Sebastian Benthe (Heizmann-Fitness-Koch), Bielefeld und Hajo Jäger, Hamburg
Lektorat: Barbara Kohl
Bildredaktion: Henrike Schechter

Umschlaggestaltung und Layout: independent Medien-Design, Horst Moser, München
Herstellung: Renate Hutt
Satz: Lydia Geißler
Lithos: Repro Ludwig, Zell am See
Druck und Bindung: Firmengruppe APPL, Wemding

ISBN 978-3-8338-2083-0

3. Auflage 2011

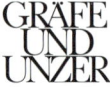

Ein Unternehmen der
GANSKE VERLAGSGRUPPE

Bildnachweis

Udo Bojahr: S. 13; F1online: S. 97, hintere Umschlagseite (o. re.); Getty: S. 58; GU-Archiv (Nick Olonetzky): S. 138; Jump: S. 2, 49, 67, 113, 146, 152; Plainpicture: S. 10, 73, 77, 92, 95, 128, 144, 156, hintere Umschlagseite (o. li.); Johannes Rodach: S. 9, 16-19, 32, 37-40, 70, 154; Holger Roschlaub: vordere Umschlagseite, S. 4, hintere Umschlagseite unten (und weitere Verwendungen); Jörg Rynio: S. 15, 23, 24, 27, 29, 45, 47, 52, 62, 65, 83, 84, 87, 103, 105, 107, 110, 120, 122, 132, 134, 161, 163, 165; Stockfood: S. 117, 142, hintere Umschlagseite (o. Mitte); Vario Images: S. 89

Syndication:

www.jalag-syndication.de

Wichtiger Hinweis

Alle Ratschläge, Anwendungen und Übungen in diesem Buch wurden vom Autor sorgfältig recherchiert und in der Praxis erprobt. Sie sind für Menschen mit normaler Konstitution geeignet. Dennoch können nur Sie selbst entscheiden, ob und inwieweit Sie diese Vorschläge umsetzen können und möchten. Lassen Sie sich in allen Zweifelsfällen zuvor durch einen Arzt oder Therapeuten beraten. Weder Autor noch Verlag können für eventuelle Nachteile oder Schäden, die aus den im Buch gegebenen praktischen Hinweisen resultieren, eine Haftung übernehmen.

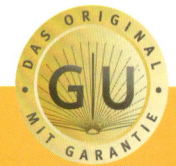

Unsere Garantie

Alle Informationen in diesem Ratgeber sind sorgfältig und gewissenhaft geprüft. Sollte dennoch einmal ein Fehler enthalten sein, schicken Sie uns das Buch mit dem entsprechenden Hinweis an unseren Leserservice zurück. Wir tauschen Ihnen den GU-Ratgeber gegen einen anderen zum gleichen oder ähnlichen Thema um.

Liebe Leserin und lieber Leser,

wir freuen uns, dass Sie sich für ein GU-Buch entschieden haben. Mit Ihrem Kauf setzen Sie auf die Qualität, Kompetenz und Aktualität unserer Ratgeber. Dafür sagen wir Danke! Wir wollen als führender Ratgeberverlag noch besser werden. Daher ist uns Ihre Meinung wichtig. Bitte senden Sie uns Ihre Anregungen, Ihre Kritik oder Ihr Lob zu unseren Büchern. Haben Sie Fragen oder benötigen Sie weiteren Rat zum Thema? Wir freuen uns auf Ihre Nachricht!

Wir sind für Sie da!
Montag–Donnerstag: 8.00–18.00 Uhr;
Freitag: 8.00–16.00 Uhr
Tel.:0180-5 00 50 54* *(0,14 €/Min. aus
Fax: 0180-5 01 20 54* dem dt. Festnetz/ Mobilfunkpreise
E-Mail: maximal 0,42 €/Min.)
leserservice@graefe-und-unzer.de
P.S.: Wollen Sie noch mehr Aktuelles von GU wissen, dann abonnieren Sie doch unseren kostenlosen GU-Online-Newsletter und/oder unsere kostenlosen Kundenmagazine.
GRÄFE UND UNZER VERLAG
Leserservice
Postfach 86 03 13
81630 München*